U0364341

中国医学临床百家

李宏军 / 著

男科疾病诊疗理念
李宏军 2019 观点

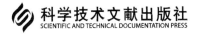

科学技术文献出版社
SCIENTIFIC AND TECHNICAL DOCUMENTATION PRESS

·北京·

图书在版编目（CIP）数据

男科疾病诊疗理念李宏军2019观点 / 李宏军著. —北京：科学技术文献出版社，2019.9

ISBN 978-7-5189-5820-7

Ⅰ.①男…　Ⅱ.①李…　Ⅲ.①男性生殖器疾病—诊疗　Ⅳ.① R697

中国版本图书馆 CIP 数据核字（2019）第 150722 号

男科疾病诊疗理念李宏军2019观点

策划编辑：袁婴婴　　责任编辑：帅莎莎　袁婴婴　　责任校对：文浩　　责任出版：张志平

出　版　者	科学技术文献出版社	
地　　　址	北京市复兴路15号　　邮编　100038	
编　务　部	（010）58882938，58882087（传真）	
发　行　部	（010）58882868，58882870（传真）	
邮　购　部	（010）58882873	
官　方　网　址	www.stdp.com.cn	
发　行　者	科学技术文献出版社发行　　全国各地新华书店经销	
印　刷　者	北京虎彩文化传播有限公司	
版　　　次	2019年9月第1版　2019年9月第1次印刷	
开　　　本	710×1000　1/16	
字　　　数	218千	
印　　　张	23　彩插2面	
书　　　号	ISBN 978-7-5189-5820-7	
定　　　价	128.00元	

版权所有　违法必究

购买本社图书，凡字迹不清、缺页、倒页、脱页者，本社发行部负责调换

序
Preface

韩启德

欧洲文艺复兴后，以维萨利发表《人体构造》为标志，现代医学不断发展，特别是从 19 世纪末开始，随着科学技术成果大量应用于医学，现代医学发展日新月异，发生了根本性的变化。

在过去的一个世纪里，我国现代化进程加快，现代医学也急起直追。但由于启程晚，经济社会发展落后，在相当长的时期里，我国的现代医学远远落后于发达国家。记得 20 世纪 50 年代，我虽然生活在上海这个最发达的城市里，但是母亲做子宫切除术还要到全市最高级的医院才能完成；我患猩红热继发严重风湿性心包炎，只在最严重昏迷时用过一点青霉素。20世纪60—70年代，我从上海第一医学院毕业后到陕西农村基层工作，在很多时候还只能靠"一根针，一把草"治病。但是改革开放仅仅30多年，我国现代医学的发展水平已经接近发达国家。可以说，世界上所有先进的诊疗方法，中国的医生都能做，有的还做得更好。更为可喜的是，近年来我国医学界开始取得越来越多的原创性成果，在某些点上已经处于世界领先地位。中国医生已经不再盲从发达国家的疾病诊疗指南，而能根据我们自己的经验和发现，根据我国自己的实际情况制定临床标准和规范。我们越来越有自己的东西了。

要把我们"自己的东西"扩展开来，要获得越来越多"自己的东西"，就必须加强学术交流。我们一直非常重视与国外的学术交流，第一时间掌握国外学术动向，越来越多地参与国际学术会议，有了"自己的东西"也总是要在国外著名刊物去发表。但与此同时，我们更需要重视国内的学术交流，第一时间把自己的创新成果和可贵的经验传播给国内同行，不仅为加强学术互动，促进学术发展，更为学术成果的推广和应用，推动我国医学事业发展。

　　我国医学发展很不平衡，经济发达地区与落后地区之间差别巨大，先进医疗技术往往只有在大城市、大医院才能开展。在这种情况下，更需要采取有效方式，把现代医学的最新进展以及我国自己的研究成果和先进经验广泛传播开去。

　　基于以上考虑，科学技术文献出版社精心策划出版《中国医学临床百家》丛书。每本书涵盖一种或一类疾病，由该疾病领域领军专家撰写，重点介绍学术发展历史和最新研究进展，并提供具体临床实践指导。临床疾病上千种，丛书拟以每年百种以上规模持续出版，高时效性地整体展示我国临床研究和实践的最高水平，不能不说是一个重大和艰难的任务。

　　我浏览了丛书中已经完稿的几本书，感觉都写得很好，既全面阐述了有关疾病的基本知识及其来龙去脉，又介绍了疾病的最新进展，包括笔者本人及其团队的创新性观点和临床经验，学风严谨，内容深入浅出。相信每一本都保持这样质量的书定会受到医学界的欢迎，成为我国又一项成功的优秀出版工程。

　　《中国医学临床百家》丛书出版工程的启动，是我国现代医学百年进步的标志，也必将对我国临床医学发展起到积极的推动作用。衷心希望《中国医学临床百家》丛书的出版取得圆满成功！

　　是为序。

作者简介

Author introduction

李宏军，教授、主任医师、博士研究生导师。北京协和医院生殖医学伦理委员会委员，中华医学会男科学分会常务委员，北京医学会男科学分会副主任委员，中国医师协会男科医师分会常务委员，北京医师协会男科医师分会会长，中国中药协会男科药物研究专业委员会副主任委员，北京健康教育协会性生殖健康专业委员会副主任委员，北京医学会身心医学分会委员，国家药品监督管理局药品审评中心专家。

兼任《中华男科学杂志》副主编，《中国男科学杂志》《生殖医学杂志》《中国计划生育学杂志》《中华生殖与避孕杂志》《发育生物学电子杂志》《医学综述》《海南医学》《湖北医药学院学报》编委；《中华医学杂志》特约审稿专家；*Chinese Medical Journal* 通讯编委。

从事男科学临床工作30年，诊治数万名男科疾病患者，在健康性咨询及心理咨询、男科疑难杂症诊治等方面有独到的见解，许多临床疾病诊治理念多年保持在国际前沿水平。

承担各级研究课题并获奖多项。以第一作者及通讯作者发表学术论文180多篇,主编及主译学术专著十余部,主编科普著作三十余部,发表科普文章数百篇。

前 言
Foreword

  首先感谢科学技术文献出版社的策划理念，在筹备这套系列作品时被邀请撰写男科专业的学术专著，这也与笔者的想法不谋而合，注重临床探索是医师必备的技能，对知识加以积累和总结是不断巩固技能不可缺少的一步。对于许多从医多年的资深医者来说，能将毕生的行医经验和诊疗理念总结成册是巨大的荣幸和使命。这份经笔者之手整理的成文经验，不仅有助于青年医师参考借鉴和成长，而且也防止了宝贵知识和经验的淡化、流失，更为我们自身行医生涯画上了一个圆满的句号。因此，参与《中国医学临床百家》丛书的撰写，可谓是一举多得。

  我国的临床医学研究正在崛起，中国临床专家的科研成果正在走向世界，在这本书的最后笔者对个人发表过的文章进行了一些总结，从整体和连续的角度，记录和展现笔者的医学临床科研足迹，且本书的出版对笔者从医生涯成长过程进行了比较完整的记载。从 1981 年刚刚步入学术殿堂（进入中国医科大学医疗系），到 1989 年（山西医学院硕士毕业）走上工作岗位，便开启了笔者的从医之路。幸运的是，从医 38 年的历程也是笔者亲历和见证中国男科学从无到有，从小到大的茁壮发展历程。在这 30 多年曲折艰难的医学生涯中，男科学经历了几代人的不懈努力，终收获成果，而这个过程也让笔者有机会承前启后，使自己逐步积累了一系列的临床经验和疾病诊治理念，并将其总结成了许多文章（包括科普文章）和专著，本专著收集的每一篇精选的专业知识和理念都孕育着成长的印记和巨大的努力。

这么多年来，笔者逐渐参悟到临床科研是专家型学者必然发展之路。作为一名临床医师，是否要做科研？做什么样的科研？这些问题一直争议不止。而一名好的医师一定是将工作中的问题，尤其是疑难争议问题，反复进行思考和探索，在工作中不断地实践和验证，并将成功的治疗经验和理念总结出来，然后通过科学研究加以论述，最后将成果通过期刊等媒体进行发表，这样不但可以提高同仁对疾病的认知水平，还可以在造福患者中不断地加以完善。这个实践－研究－总结－发表－升华的过程，也是临床医师实现自我价值和不断完善人生的完美体现。

本书编写过程中所收录的稿件、主要理念均出自于笔者本人，具体的整理工作则是由团队一起完成的，在这个过程中凝聚了许多笔者的老师、同事、事业同道、同学和学生们的智慧与辛劳，在此一并致以衷心感谢。

本书总结了笔者多年男科职业生涯临床和研究工作的经验成果，内容主线之一是对男科疾病的全面理解和经验总结，包括疾病的流行病学、发病机制、疾病诊疗理念、疑难病例分析与临床诊疗经验分享、"指南"解读与挑战权威理念；主线之二是中国男科学从无到有的发展历程，以及隐含在文章中笔者对男科疾病的独到认知及其专业成长之路。如有疏漏或差错，敬请读者给予品评指正。

知识珍贵之处在于永远的不断更新，没有最好，只有更好。期望本书能够达到完整认识我国男科学和男科疾病诊疗理念的较高水平，至少笔者是朝着这条道路奋进的，且一直还在努力，而笔者在男科学专业的职业生涯中走了有多远，还能走多远，是否跑偏了，读者才是最好的见证者与评判者。

谨以此书献给 50 年以来精心教育我的老师，尤其是在专业领域引导和培育我的两位恩师：

北大医院泌尿外科：郭应禄院士

东部战区总医院（原"南京军区南京总医院"）：黄宇烽将军

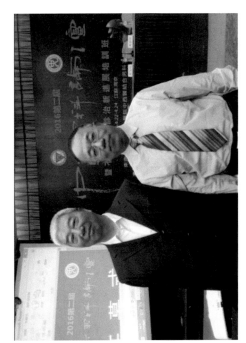

黄宇烽将军（左）

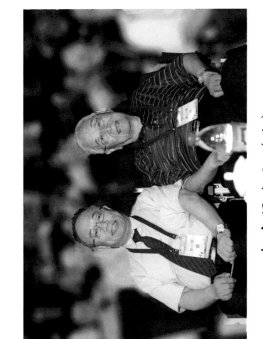

郭应禄院士（右）

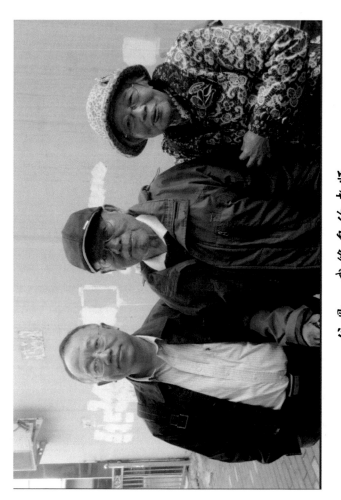

父母，我终身的老师

目 录
Contents

男科疾病的流行病学现状及展望

流行病学是研究人类疾病分布及其发病因素的学科，根据定义将其分为两大类 —— 描述流行病学和分析流行病学。描述流行病学通过人群、地域、时间来描述疾病的发病率、患病率、死亡率及流行情况；分析流行病学则是寻找致病的危险因素以用于疾病的预防。

作为一名临床医师，日常工作繁忙，在许多时候往往会忽视对疾病流行病学的关注和研究，这是错误的行为。实际上，对疾病的流行病学研究非常重要，不仅可以了解疾病的一般情况（发生率、流行特点等），还可以了解疾病的危险因素，为后续的合理防治奠定基础，也是开展临床研究信息和灵感的来源。男科疾病尤其关注流行病学，这不仅在于其发病率高、影响深远，还是在于男科疾病的特点所决定，即与饮食、环境、生活方式、精神心理状态、人际关系及社会进步程度均密切相关。所以，临床医师不应该忽视对临床疾病流行病学的研究。在我的职业生涯中，对这一点体会的特别充分,许多后续研究的灵感,多是来自于临床流行病学研究,并发表了许多开拓性的文章。

1. 男性勃起功能障碍的流行病学研究

由于受到文化、传统、种族、宗教等方面影响非常大,导致对勃起功能障碍(erectile dysfunction,ED)的流行病学研究相对滞后且结果差异很大。本节将系统地介绍 ED 的临床流行病学特点,主要包括发生情况(患病率和发病率)及危险因素,后者还包括年龄、躯体疾病、精神心理因素、药物、不良生活方式等。随着流行病学技术、方法的不断创新和发展,ED 相关的流行病学研究必定会不断扩展并逐步深入,为 ED 的有效防治奠定坚实基础。

ED 是指阴茎不能达到和维持足以进行满意性交的勃起。由于 ED 的发病率高,严重地影响了患者的身心健康及其家庭的和谐稳定,需要全面开展研究,而流行病学研究是开展的基础和前提。

(1)ED 的流行病学研究现状

ED 是男科领域的常见疾病和多发病,但是由于受到地域、文化、道德、宗教等因素的影响,对该疾病的流行病学研究起步较晚,研究难度较大。一方面,因为 ED 涉及个人隐私且不是致命性的疾病,因此很多患者不能坦白病情、坦然面对;另一方面,大多数非泌尿男科专业医师较少关注男性的性功能问题。这两个原因致使大部分 ED 患者未能被有效识别，因此也难以得到合理的诊断和治疗，甚至根本没有接受过诊治，相关的流行病学调查结果也较少见且结果波动较大。

直到近三十年，ED 的研究才有一定的发展，尤其是随着 5 型磷酸二酯酶（phosphodiesterase type 5，PDE5）抑制剂的出现，将 ED 的认知由原来的不入主流，发展到将其看成是一个独立的疾病，并给出了科学的定义、分类及多种主观和客观诊断评估标准，极大地促进了 ED 的研究进展。由于社会的进步、人口老龄化进程的加剧及思想文化开放等因素，世界各国关于 ED 的流行病学研究日益增多，但大多数调查结果来源于欧美白种人，我国甚至亚洲针对一般人群的 ED 普查报道尚少见。在目标人群的选择方面，也大多集中在暴露于特殊环境的人群，基于一般人群的研究罕见。1984 年，Marsey 等曾对美国社区中输精管结扎男性进行过大样本的群体研究，但大多数患者隐瞒了 ED 病情，最终得到的 ED 发病率仅为每年 17 例 /10 万人，低于当时某些常见肿瘤的发病率。十几年后，Derby 再次研究的结果则在相同人群中 ED 患病率高达 59.5%。迄今为止，我国学者报道了老年人、糖尿病患者、慢性肾功能不全、吸毒等特殊人群的小样本研究，尚少见多中心、大规模的人群调查。

ED 的致病危险因素很多，一般包括神经性、内分泌性、血管性、外伤性及医源性等因素，但以上结论均基于特定疾病患者群的调查或实验动物研究，上述这些病因是如何作用于一般人群的，尚未可知。糖尿病、高血压、高血脂、吸烟等因素被普遍认为是 ED 的潜在危险因素，但确切机制需要进一步研究和完善。对于一般人群而言，是否存在上述病因与危险因素之外的其他因素促进或导致 ED 的发生、发展，需要大规模的人群研究给予证实。除此之外，ED 的发生、发展还在很大程度上受到心理因素影响。多年以来，ED 研究一直存在着心理学和生物学两条学术路线，近年来两个领域相互结合和补充后，使得 ED 的研究有了长足的进步，同时男科学领域的研究者更加重视 ED 发生、发展过程中的心理障碍，心理问题已成为 ED 的重要危险因素。

（2）ED 流行病学的基本概念

进行不同时间和地域的 ED 发病率调查比较，依赖于对该疾病的准确定义，但 ED 本身包含了大量的主观因素，目前尚缺少敏感性和特异性一致的定义。目前各种问卷量表常用于 ED 的诊断和流行病学调查，但多数问卷冗长繁琐，不适合临床科研使用。目前国际上比较常用的问卷为性功能指数（sex function index，SFI）问卷和国际勃起功能指数（international index of erectile dysfunction，IIEF）问卷。SFI 问卷共 9 个问题，包含了性欲、勃起、射精三个方面的评价及总体满意度；IIEF 问卷共 15 个问题，囊括了性欲、勃起、性高潮、性交满意度、总体满意度评价。二者均基于详细的统计学分析而设计的，具有高度可靠性和可重复性，为男科学、性学界广泛接受。IIEF 问卷的设计者还提出改良版 IIEF-5，将 15 个问题简化为 5 个问题，因其操作简便，目前被广泛应用于男科临床实践。

ED 流行病学研究的难点还在于，患者对性功能的认识或理解存在较大的差异，导致调查结果的严重偏倚。不同个体对性欲、勃起、高潮、满意度等涉及性问题的认识和理解不同，其受到文化、教育、社会阶层等多种因素影响，有人认为性欲、性活动的减少是老龄化的表现，有人则认为是严重的疾病使然。此外，ED 的研究还必须关注患者性伴侣（包括异性性伴侣和同性性伴侣）的态度，对于自我评估的男性性功能表现，性伴侣可能做出截然相反的评价。

正是因为以上因素均导致 ED 的流行病学研究出现较大的偏倚，因此，在尽可能应用主观性较强的评价量表的基础上，应努力探索可用于 ED 研究和诊治的客观指标。

（3）描述流行病学

ED 在人群中的分布状态是描述流行病学要解决的首要问题，患病率和发病率是描述疾病分布的两个重要指标。患病率指某个时间横断面内某人群患某疾病例数与人群同期平均人口之比，一般是短时间内疾病普查所得数据；发病率指一时期（一般为 1 年）内某人群中某种疾病的新发病例数与同期平均人口之比，一般是对某人群进行随访所得到的数据。

由于前述 ED 的诊断与研究易受到多种因素影响，并且由于文化、宗教等原因，调查、随访难度较大，目前已发表的基于一般人群的研究数量比较少，并且存在大量影响结果的混杂因素，导致迄今尚无统一的 ED 发病率和患病率数据。

最早的 ED 流行病学研究由 Kinsey 于 1948 年完成，该研究描述了 ED 在不同年龄阶段的患病率：30 岁以下＜ 1%，30 ～ 39 岁为 1.9%，40 ～ 49 岁为 6.7%，50 ～ 59 岁为 18.4%，60 ～ 69 岁为 25%，70 ～ 79 岁为 27%，80 岁以上为 75%。但该研究人群各年龄组人数差异较大，55 岁以上仅 306 人，故该研究主要反映了 ED 在 55 岁以下人群中的分布规律。

2004 年，我国学者对北京、重庆、广州的 2226 例成年男性调查结果显示，ED 总患病率为 28.33%，40 岁以上人群患病率为 40.2%。2017 年，我们团队发表了基于社区居民的大样本 ED 患病率和危险因素的研究论文，我们组织了大陆多中心（来自于 30 个省与直辖市）研究，调查了 5210 例 40 岁以上男性，根据 IIEF-5 问卷调查结果确定 ED 的患病率为 40.56%，并随着年龄的增加而增加，主要危险因素包括大量吸烟（每天超过 30 支）、肥胖 [体质指数（BMI）＞ 30kg/m^2]、性伴侣关系不和睦或离异、糖尿病、具有下尿路症状（lower urinary tract symptoms，LUTS）的良性前列腺增生（benign prostatic hyperplasia，BPH）。

各国学者陆续发表了一些一般人群 ED 患病率的研究，由于在人群选择、样本量、调查方法、所在国家或地区文化宗教状态等方面存在较大差异，因此结果也不尽相同（表 1）。

表 1 ED 研究的相关流行病学资料

资料来源	研究样本	患病率
Frank（1978，美国）	100 对白种人夫妻	16%
Slag（1983，美国）	1180 例门诊患者	34%
Schein（1988，美国）	212 例家庭调查，平均年龄 37 岁	27%
Spector（1990，美国）	文献荟萃分析	4%～9%
Feldman（1994，美国）	马萨诸塞州男性增龄研究（MMAS）	52%
Wei（1994，美国）	337 例 25～83 岁美国男性	3.6%
Jonler（1995，美国）	1680 例 40 岁以上男性，包括白种人、非裔、西班牙裔、阿拉伯裔	7.7%
Virag（1997，法国）	1189 例 18～70 岁男性	39%
McKinlay（1998，美国）	600 例 40～70 岁男性	71%
Laumann（1999，美国）	1410 例 18～59 岁男性	31%
Pinnock（2000，澳大利亚）	420 例 40～79 岁男性	25.7%
Akkus（2002，土耳其）	1982 例 40 岁以上土耳其男性	69.2%
Seyam（2003，埃及）	805 例 40 岁以上埃及男性	总患病率 13.2%；50～59 岁 26%；60～69 岁 49%；70 以上 52%
Bai（2004，中国）	2226 例 20～86 岁中国男性	总患病率 28.34%；40 岁以上 40.2%
Zhang（2017，中国）	5210 例 40 岁以上中国男性	40.56%
Selvin（2007，美国）	2126 例＞20 岁的男性	18.4%
Permpongkosol（2008，泰国）	2268 例有性活动的泰国男性	42.18%
Amidu（2010，尼日利亚）	300 例有性活动的尼日利亚男性	59.2%
Ahmed（2011，卡塔尔）	1139 例 30 岁以上阿拉伯男性	56.9%

迄今为止，公认的 ED 流行病学研究领域最有价值的研究为 Feldman 等 1994 年进行的马萨诸塞州男子增龄研究（massachusetts male aging study，MMAS），该研究于 1987—1989 年在马萨诸塞州波士顿地区随机挑选 11 个社区，对社区内 40 ～ 70 岁男子进行健康状态及相关项目的随机抽样，该横断面研究共 1709 例受试者，问卷内容包括性活动频率、完全勃起频率、性交前或性交中是否出现勃起问题、性活动满意度等 9 个问题，1209 例受试者完成问卷。应用差别分析判断 ED 的程度，将其分为：无 ED、轻度 ED、中度 ED 及重度 ED。在 1209 个样本中，ED 的总患病率为（52±1.3）%，轻度 ED、中度 ED、重度 ED 的患病率分别为 17.2%、25.2%、9.6%，ED 的患病率随年龄逐年上升，70 岁患病率已接近 70%。结合当时的美国人口资料，研究者推断美国同期有 1800 万 40 ～ 70 岁老年男性患有 ED，这一结果提示 ED 已成为老年男性的常见病和多发病。随后 Catherine 对 MMAS 中的 1156 人进行随访，平均随访 8.8 年，研究结果提示在 7475 人 / 年中新发 ED 为 194 例，即 ED 发病率为每年 25.9 例 /1000 人，根据此数据，结合美国同期人口资料估计每年近 61 万 40 ～ 70 岁男性罹患 ED。MMAS 研究是迄今为止最为规范可信的 ED 流行病学调查，该研究抽样量较大，具有一般人群代表性，问卷内容符合 ED 的定义，设计合理，但该研究调查对象全部为中产阶级白种人，有一定局限性。

性问题易受到种族、宗教、文化、教育等方面的影响，由此推断 ED 在不同宗族、地区、文化经济背景人群中的分布也应存在差异，目前有关研究较少，还不能给出明确答案。具有代表性的是 Jonler 完成的美国白种人，以及非裔、西班牙裔、阿拉伯裔人群的研究，但结果却提示 ED 在上述人群中分布无统计学差异。

MMAS 研究发现 ED 在不同教育程度、经济收入人群间具有明显差异。高中学历人群 ED 患病率明显高于研究生学历；低收入人群 ED 患病率明显高于高收入人群，估计与经济、社会地位较高者健康情况好，精神压力小，不良生活习惯较少等因素有关。

（4）ED 的危险因素

ED 的危险因素不同于疾病的病因，与疾病的发生无明显必然联系，仅体现为暴露在危险因素下的人群罹患该疾病的可能性增加。流行病学研究得出的危险因素为进一步研究疾病病因、发病机制提供线索，对于临床医师而言，了解疾病的危险因素有助于疾病的诊断和防治。既往研究发现，多种危险因素与 ED 相关。危险因素与疾病病因的关系极其复杂，某种 ED 的危险因素可能与多种疾病或病因相关，而同一个体可能处于多种危险因素暴露之下。文献报道的 ED 危险因素种类繁多，但是否直接导致 ED 发病尚无定论，本部分将重点讨论已获共识的 ED 危险因素及其暴露人群发病的可能性。

①年龄

一般认为，随着年龄的增长发生 ED 可能性增大，但不同研究报道的具体数据不尽相同。澳大利亚南部社区和中国上海调查得到的数据提示 ED 的发生随年龄增加可能性增大。MMAS 研究提示，随着年龄的增加 ED 发病率出现显著增加，每年 40 ～ 49 岁为 12.4 例 /1000 人；50 ～ 59 岁为 29.8 例 /1000 人；60 ～ 69 岁为 46.4 例 /1000 人。

尽管绝大多数的研究发现，随着年龄增加罹患 ED 的风险增加，但有学者认为 ED 并非老龄化过程中必然发生的事件，老年人多合并各种慢性病，服用多种药物，ED 仅由年龄增加引起，还是由其他慢病或药物所致，尚无定论。目前年龄被认为是与 ED 关系密切的间接危险因素，因此分析其他危险因素时需考虑年龄因素影响。

②躯体疾病

与 ED 关系密切的常见躯体疾病包括动脉粥样硬化、高血压、糖尿病等（表 2）。

表 2　与 ED 关系密切的常见躯体疾病

疾病	矫正年龄因素后的相对危险性	95% *CI*
糖尿病	1.83	1.23 ～ 2.73
心脏病（未治疗）	1.54	0.98 ～ 2.42
心脏病（经治疗）	1.96	1.32 ～ 2.91
高血压（未治疗）	1.13	0.77 ～ 1.64
高血压（经治疗）	1.53	1.11 ～ 2.70

A. 心血管疾病：心血管疾病与 ED 发病关系的文献报道较多，两者具有共同的危险因素，即目前认为心血管疾病的危险因素，如高龄、高血脂、吸烟也是 ED 的危险因素。阴茎勃起功能

的改变可能是全身动脉粥样硬化的早期表现，提示诊断 ED 同时应注意评价患者的心血管功能状态。

MMAS 研究发现，经过治疗的心脏病患者，校正年龄因素后重度 ED 的患病率为 39%，显著高于一般人群。后续随访发现，心脏病未治疗者 ED 发病率为每年 38.7 例 /1000 人，经治疗的心脏病患者 ED 发病率为每年 58.3 例 /1000 人，大部分治疗后患者或其配偶担心性活动消耗体力而引发心肌梗死，推测该因素导致了治疗后 ED 发病率反而上升，因此，无论心脏病治疗与否，ED 发病率都显著高于一般人群。

一般认为，高血压患者的 ED 患病率约为 15%，但经过抗高血压的药物治疗之后，ED 患病的可能性增加。MMAS 研究随访结果提示，高血压未治疗组 ED 发病率为每年 26.5 例 /1000 人，治疗后上升为每年 42.5 例 /1000 人。Hotaling 等随访了 31 296 例 ED 患者发现，ED 患者心血管意外发生率较一般人群增高 23%。但近年也有研究发现，ED 人群并未表现出比一般人群更高的发病率，捷克学者 Prusikova 等选择 35 例未合并任何问题的 ED 患者，经随访发现其心血管疾病发病率与一般人群相似，未见明显增加。

B. 糖尿病：糖尿病可以引发组织器官微小血管和神经病变，是与 ED 发病关联最为密切的疾病之一。一般认为糖尿病患者 ED 患病率为 50% 左右。Cavan 等报道，糖尿病和非糖尿病健康人群的 ED 患病率分别为 23% 和 9%。MMAS 研究提示，校正年龄因素后，经过治疗的糖尿病患者发生重度 ED 的可能性为28%，而一般人群仅 9.6%；随访结果提示，未治疗的糖尿病患者ED 发病率为每年 24.8 例 /1000 人，经治疗的糖尿病患者 ED 发病率为每年 50.7 例 /1000 人。

糖尿病患者人群中 ED 的患病与年龄、病程、血糖控制情况、用药等均有一定关系，糖尿病患者各个年龄层均提示受累。有学者报道 9845 例糖尿病患者的 ED 患病率，其中 20～29 岁为 4.6%，30～39 岁为 8.9%，60 岁以上为 50%。McCulloch 的研究提示，糖尿病患者中 ED 患病率，20～34 岁为 11%，35～49 岁为 33%，50～59 岁为 51%。Miccoli 的研究发现，糖尿病 10 年以上患者 ED 患病率可能较 5 年以下病程者高 4 倍。以色列学者 Henis 等对特拉维夫的 100 例犹太人糖尿病患者 [年龄：(64.0±8.2) 岁；患糖尿病时间（14.5±8.9）年）] 进行横断面研究，糖尿病患者的 ED 患病率为 87.5%，高于对照人群的 50%。

C. 高脂血症与肥胖：既往研究提示血清胆固醇和高密度脂蛋白水平与 ED 相关。Wei 等随访 3250 名男性，平均随访 22 个月，研究发现血清胆固醇和高密度脂蛋白每升高 1mmol/L，发生 ED 的危险性分别增加 1.32 倍和 0.38 倍；血清胆固醇高于 6.12mmol/L 时，发生 ED 的危险为正常值的 1.83 倍；而高密度脂蛋白高于 1.55mmol/L 时，发生 ED 的风险较一般人群减少 70%，即血清高胆固醇、高密度脂蛋白的增高使 ED 的发生率增大。

而某些研究并没有得出上述的结论。MMAS 研究认为，胆固醇水平与 ED 发生无相关性。在合并有高血脂的受试人群中应用降脂药干预后，ED 患病率和发病率并未降低反而升高。也有学者报道，将 18 ～ 72 岁的 325 例 ED 患者按体重分组，即标准体重组和超重组，超重组与标准体重组比较，合并有更多心血管病的危险因素，这样的患者因阴茎血管受损而容易出现 ED，但超重组中不含有心血管疾病危险因素的患者，阴茎血供较标准体重组无显著差异，提示肥胖本身并不是 ED 的危险因素。

D. 内分泌疾病：与男性性功能障碍有关的内分泌疾病通常包括垂体功能减退、性腺功能减退、高泌乳素血症、肾上腺疾病、甲状腺疾病等。在 MMAS 研究中，研究者关注了 17 种激素对 ED 发病的影响，但仅有肾上腺素代谢产物碳酸脱氢表雄酮（dehydroepiandrosterone sulfate，DHEAS）与 ED 有较强的相关性。校正年龄因素后 DHEAs 为 $10 \mu g/ml$ 和 $0.5 \mu g/ml$ 时，重度 ED 患病率分别为 3.4% 和 16%。雄激素代谢产物双氢睾酮（dihydrotestosterone，DHT）与轻度 ED 呈弱相关，而睾酮、性激素结合球蛋白（sex hormone-binding globulin，SHBG）、雌激素、泌乳素、垂体促性腺激素 [卵泡刺激素（follicle-stimulating hormone，FSH）、黄体生成素（luteinizing hormone，LH）] 与 ED 无相关性。

雄激素对男性性欲和性行为的促进作用得到一致公认，但对勃起功能的影响则结论不一。Koremm 等的研究认为，老年男性的性腺功能减退与 ED 无相关，其研究还发现肥胖、胰岛素抵抗、总睾酮降低与 ED 发生无显著相关性，总睾酮的降低仅与腹型肥胖有一定关系。

E. 神经系统疾病：脑卒中、多发性硬化病、阿尔茨海默病、脱髓鞘疾病、癫痫病等神经系统疾病与 ED 关系密切。Rosato 等研究发现，系统性硬化患者阴茎局部血液流速峰值降低，其 ED 患病率高于一般人群，由此认为血液流速下降可能是 ED 发生机制之一。Litriller 荟萃分析了 22 例多发硬化病患者的研究，发现 80% 的男性患者勃起功能受损。Zeiss 报道阿尔茨海默病的男性患者 ED 患病率为 53%。上述神经系统疾病多合并抑郁、焦虑等心理问题，或合并精神症状。因此，相关疾病及其治疗方法（包括药物）与 ED 的关系还需进一步研究。

F. 泌尿生殖系统疾病：与 ED 相关的泌尿生殖系统疾病主要包括慢性前列腺炎 / 慢性盆腔疼痛综合征（chronic prostatitis/chronic pelvic pain syndrome，CP/CPPS）、阴茎硬结症（阴茎海绵体纤维化）、泌尿系结石、男性不育症等。Chung 等就 3194 例 ED 患者进行正常人群配对的病例对照研究，发现 ED 组既往罹患前列腺炎比例为 8.6%，而对照组仅为 2.5%；2011 年，梁朝朝团队调查了 15 000 名 15 ~ 60 岁的中国男性居民，在 771 例患有前列腺炎样症状的男性中，自我评估和 IIEF-5 评分诊断的 ED 发生率分别为 39.3% 和 30.1%，远高于一般人群的 12.0% 和 17.1%。阴茎硬结症患者中 30% ~ 75% 因勃起后阴茎弯曲及其他外形异常而导致性交困难；Weridner 调查了 222 例阴茎硬结症患者，其中 70 例（31.5%）无法性交，51 人患重度 ED；Chuang 等对 5620 例 ED 患者进行病例对照研究发现，ED 组中 22.3% 的患者曾罹患泌尿系结石，而一般人群该数值仅为 15.4%，$P < 0.05$。笔者组织国内 29 家医疗机构的泌尿男科门诊或生殖中心就诊的 4299 例男性不育症患者，采用 IIEF-5 问卷调查评估勃起功能，ED 的发病率为 57.8%，其中 34.9% 的患者为轻度 ED，仅 2.6% 的患者为重度 ED，排卵期性交失败（timely ovulatory intercourse failure，TOIF）的发病率为 26.2%，TOIF 是我们首次在国际上提出的新概念。

G. 其他疾病：MMAS 研究提示了多种疾病与 ED 的关系，未治疗的消化性溃疡患者 ED 患病率为 18%，关节炎为 15%，过敏性疾病为 12%，慢性阻塞性肺疾病为 30%。其他与 ED 发病有关的危险因素还需进一步研究。

③精神心理因素

良好的心理状态是进行性活动的前提，不良情绪可加重勃起功能异常并产生不良心理暗示和记忆。精神心理疾病及其治疗药物均与 ED 密切相关，50% ～ 90% 的抑郁症患者对性活动兴趣降低，而性功能障碍也可产生抑郁、焦虑等精神心理问题。MMAS 研究发现，在精神抑郁、易怒和统治欲强烈的患者中，中度 ED 患病率分别为 35%、35% 和 15%；重度 ED 患病率分别为 16%、19% 和 7.9%。严重抑郁患者中的中度 ED 和重度 ED 患病率接近

90%，轻度、中度抑郁患者 ED 患病率也显著提高。

与 ED 发生相关的心理问题通常包括以下几种：

A. 性伴侣的日常关系不协调：配偶之间的彼此关系不和睦、不亲密、不忠贞、缺乏交流甚至相互厌恶，必然导致性生活的不正常，一方对另一方不配合，可导致整个性交过程无法顺利进行。男方可能由于女方的不配合而不能获得应有的刺激，有可能无法满足女方对性生活的期望值而影响勃起功能。Mehler 分析性爱和 ED 的关系，发现长期在无爱条件下性交，可降低勃起功能，促发 ED。

B. 性刺激不恰当或不充分：阴茎的持续勃起需要持续的性刺激来维持，通常的性刺激包括视觉、触觉、情感及幻想。性刺激具有很强的个体差异，可能与该男性先前的性经历或手淫习惯有关。如果在性交中得不到预想的性刺激，便不能达到充分勃起或高潮。

C. 不良的性经历：对性的态度受文化背景、家庭教育、个人体验及配偶性反应的综合影响，早期性体验对男性似乎起到了很重要的作用。对手淫的愧疚感、负罪感，或早期手淫行为受到嘲弄后的羞辱感，均可构成创伤性的不良性经历。儿童成长期间家庭教育中对性问题多持回避或隐晦态度，使得性在孩子的头脑中造成不健康或令人羞耻的印象，长期便造成了对性的否定性认识。在一些有特殊经历，如勃起失败、性格内向的男性中，ED 患病率显著增加，因为不良性经历的影响，这些男性不能主动寻求性刺激，而造成阴茎勃起状态不能维持，并最终发生 ED。

D. 各种抑制因素：a. 压力：在工作、社会、家庭生活的压力下，许多男性会出现生理、情感症状和 ED。压力的易感性和个体差异决定其症状的严重程度，而努力自身调节改变这一状况又可能产生新的压力；b. 焦虑和抑郁状态：焦虑和抑郁可能是非性原因的反应或性观念的产物，一般认为是心理性 ED 的主要危险因素。与性活动有关的焦虑，主要是由于男性担心性功能能否启动和维持所致，也可能由于对疾病、女方怀孕、射精的恐惧而产生。焦虑和抑郁可导致勃起失败，ED 反过来加重焦虑或抑郁，形成性回避的恶性循环；c. 器质性 ED 的心理反应：外伤、疾病、药物、衰老均可引发器质性 ED，并继发引起患者心理异常。轻度的生理改变导致心理障碍常见于情感脆弱的人。有器质性损伤的年轻人易继发心理障碍，以至拒绝性接触，唯恐生理问题被发现，使患者脱离社会，脱离性尝试与康复的努力，造成严重的不良后果，甚至发生 ED。

④药物

与 ED 发生相关的药物多来自医师临床经验、个案报道和药物企业临床试验，尚缺乏严格的对照研究。Slag 等在一组门诊患者调查中发现，药物相关 ED 约占全部 ED 的 25%。MMAS 发现降糖药、降压药、心脏病药和扩张血管药患者，重度 ED 的患病率分别为 26%、14%、28% 和 36%，前三种药物所引起的 ED 患病率几乎与疾病本身引起的 ED 患病率相似。

易引起 ED 的降压药包括 β 受体阻滞剂、噻嗪类利尿药、利血平、肼苯哒嗪、胍乙啶、钙通道阻滞剂等（表3），其机制为降低大动脉血压，导致阴茎血流灌注不足，从而导致阴茎勃起不能维持。Grimm 在一项双盲随机对照研究中观察 557 例 45 ～ 69 岁高血压男性患者，分为服用安慰剂组和降压药组（药物包括盐酸醋丁酰心安、阿洛地平、氯噻酮、多沙唑嗪、依那普利），随访 24 个月、48 个月时 ED 发病率分别为 9.5% 和 14.7%，随访 24 个月时发现氯噻酮组发病率较安慰剂组高，其他药物并未显示与 ED 有明确的相关性。

表 3　易引起 ED 的常用药物

抗雄激素药物及去势药物	抗高血压药物	兴奋类药物	抗心律失常药物	抗抑郁药物
康士得	血管紧张素转换酶抑制剂	酒精	胺碘酮	丁酰苯
福至尔	β 受体阻滞剂	可卡因	普罗帕酮	酚噻嗪
酮康唑	钙通道阻滞剂	海洛因	地高辛	5-HT 再摄取抑制剂
LHRH 激动剂（抑那通、达菲林等）	噻嗪类利尿药	尼古丁		三环类抗抑郁药物

⑤不良生活方式

一些学者认为，吸烟是 ED 的独立危险因素，并可与其他危险因素发生交互作用导致 ED 的发生，但也有学者持不同意见。Condra 等调查提示，ED 患者中 81% 目前或曾经吸烟，19% 从未吸烟，而一般人群中该数据为 58.3% 和 41.7%。国内学者对 213 例 ED 患者与勃起功能正常者配对分析发现，吸烟者分别占 87.8% 和 71.4%。Mannino 调查 4462 名退伍军人发现，从未吸烟、曾经吸烟、一直吸烟者的 ED 患病率分别为 2.2%、2.0% 和 3.7%，吸烟相对风险为 1.8，校正心血管病、精神心理疾病、激素、药物、婚姻、种族和年龄等相关因素后，吸烟的相对危险性为 1.5，提示吸烟量的多少和吸烟史长短与 ED 无关。

MMAS 研究提示，吸烟者和不吸烟者 ED 患病率分别为 11% 和 9.3%，二者无统计学差异。随访结果提示，吸烟者、戒烟 1 年以上和不吸烟者的 ED 发病率无统计学差异，但吸烟可能放大某些危险因素的作用。

经验认为酒精可提高性欲但降低勃起功能，Malley 报道 54% 的慢性酒精中毒者存在 ED，Cornely 报道酒精和非酒精性肝病患者 ED 患病率分别为 70% 和 25%，Lemere 报道了 17 000 名饮酒 37 年以上者中有 8% 的人患有 ED，且戒酒多年不能恢复勃起功能。

⑥外伤、手术及医源性损伤

阴茎勃起主要依靠神经反射和阴茎局部血管系统的功能完整性，任何造成神经、血管的外伤和手术均可影响阴茎的勃起功能，常见原因包括脊髓损伤、骨盆骨折、泌尿生殖系统损伤、盆腔大手术（如腹会阴直肠癌切除术、腹膜后淋巴结清扫术等）。

美国学者 Elliott 等随访了 53 例后尿道断裂，并外伤后 6 小时内行尿道会师术的患者，平均随访 10.5 年后 11 例出现 ED，其中 7 例患者不寻求治疗。Ham 等随访了 2511 例前列腺根治术患者，231 例（9.2%）发生 ED，与性功能恢复相关的因素为年龄、临床和病理分期及术中是否保留神经血管束，50% 以下保留一侧神经血管束组术后勃起功能可接近正常，50% 以上保留双侧神经血管束组对性功能的保护明显优于保留一侧组。Stanford 统计 1291 例 39～79 岁的前列腺癌患者经根治术 18 个月后 60% 发生 ED，保留双侧神经血管束、保留单侧与不保留组 ED 发生比例分别为 56%、58.6% 和 65.6%。

Soleomani 等回顾分析了 246 例因前列腺增生行手术治疗的病例，经尿道前列腺电切手术（transurethrue resection of prostate，TURP）与开放手术术后 ED 患病率分别为 24.6% 和 25.9%。Hanbury 等报道，术前勃起功能正常者 TURP 术后部分或完全 ED 的可能性分别为 14.6% 和 2.9%，其相关危险因素为前列腺薄膜穿孔。Tscholl 调查了 98 例术前勃起功能完全正常的患者，术后第 4 天 34 例完全无夜间勃起，其中 26 例在 3 个月内恢复，8 例未恢复。

前列腺癌放射治疗方面，Roach 等对放射前勃起功能正常的 158 例患者的研究发现，阴茎受放射的中位剂量大于 52.5Gy，5 年后发生 ED 的风险就会显著提高（$P=0.039$）。Wernicke 等的研究也表明，阴茎球部组织受到的放射剂量越小，术后性功能的保留越好。但也有学者认为尿道海绵体的损伤才是导致 ED 的原因，而不是阴茎球部，因为尿道海绵体受到的照射剂量更大。前列腺癌近距离治疗后 ED 的发生与肿瘤的分级也有关系，肿瘤级别越高，术后发生 ED 的风险也越高。

总之，因手术或各种医源性损伤导致的 ED 并非少见，外科医师应不断改进术式和治疗方法，提高手术技巧，减少各种医源性 ED 的发生。

（5）ED 的流行病学研究展望

既往的 ED 流行病学研究均局限于某个国家或城市，因为 ED 受到文化、种族、宗教等方面影响非常大，各家的研究结果差异很大，故世界各国研究方式、方法未能得到较好的统一。为此，明确 ED 定义并设计统一的研究方式、方法极为重要，未来的 ED 研究将更加强化不同国家、地区、种族、宗教背景人群的比较，以减少偏倚。随着流行病学技术、方法的不断创新和发展，ED 相关的流行病学研究必定会不断扩展并逐步深入。未来的 ED 流行病学将不仅仅着眼于 ED 的患病率、发病率、相关危险因素等描述性研究，而是随着研究技术水平的提高（如分子生物学、分子免疫学、影像学的进展），以及研究方法和理念的改进（如循证医学、精准医学、整合医学及个体化的原则），寻找更加深入的 ED 危险因素，为临床诊治和预防 ED 提供更新的思路。

随着生活水平的日益提高及健康知识的普及，人们对涉及性的问题不再回避，甚至有极高的追求；随着我国进入老龄社会进程的不断加剧，ED 的易发人群不断扩大，这些都将成为专业人员研究 ED 的动力，并将推动我国 ED 流行病学研究。目前我国完成的 ED 流行病学的大样本研究尚少见，亟需同仁通力协作，取得具有中国人口和民族特色的数据资料，从中发现危险因素，为我国 ED 的科学防治奠定坚实的理论基础。

参考文献

1. Hao ZY，Li HJ，Wang ZP，et al. The prevalence of erectile dysfunction and its relation to chronic prostatitis in Chinese men. J Androl，2011，32（5）：496-501.

2. Li H，Zhang X，Wang H，et al. A Chinese Cross-Sectional Study on Symptoms in Aging Males：Prevalence and Associated Factors. Am J Mens Health，2019，13（2）：1557988319838113.

3. Yang B，Xu P，Shi Y，et al. Erectile Dysfunction and Associated Risk Factors in Chinese Males of Infertile Couples. J Sex Med，2018，15（5）：671-677.

4. Zhang X，Yang B，Li N，et al. Prevalence and Risk Factors for Erectile Dysfunction in Chinese Adult Males. J Sex Med，2017，14（10）：1201-1208.

5. 李宏军，李汉忠. 应加强勃起功能障碍临床诊治的规范化. 中华泌尿外科杂志，2011，32（3）：157-159.

6. 李宏军. 勃起功能障碍的诊治进展与共识. 中国性科学，2011，20（1）：4-6，22.

7. 李宏军，杨彬. 勃起功能障碍治疗理念的深化. 中华男科学杂志，2017，23（4）：291-295.

8. 邱智，刘保兴，李宏军，等. 北京地区老年男性性生活现状初步调查. 中华男科学杂志，2010，16（3）：223-226.

9. 张新宇，李宏军. 勃起功能障碍的流行病学. 3 版. 北京：人民卫生出版社，2014.

2. 女性性功能障碍的流行病学研究

世界卫生组织（WHO）对性功能障碍（sexual dysfunction，SD）的定义是：个体（男人或女人）不能参与自己期望的多种方式的性行为。女性性功能障碍（female sexual dysfunction，FSD）是指女性个体不能参与她所期望的多种性行为、在性行为过程中不能或难以得到满足，并造成人际关系紧张，是一种与年龄相关、渐进性发展的严重影响女性生活质量的常见病和多发疾病。FSD 已日益引起人们的重视，早在远古时代的《内经》中就有"梅脱""阴痿病"的描述，以往也将其称为"女性性冷淡"，但因每个名词的含义不确切且含有贬义，现已经统一称为 FSD。FSD 的分类方法较多，基本上都是依据性反应周期来划分，均包括了性欲障碍、性唤起障碍、性高潮障碍和性交疼痛，其中以性欲障碍最为常见。

对于绝大多数家庭来说，和谐满意的性生活是健康生活方式的完整且是不可分割的部分。人群中的性问题广泛存在，与健康状况和社会心理因素相关，并可影响到与配偶的相互关系。ED 影响到男性及其配偶的生活质量，但是有效治疗 ED，重新建立起男性满意的勃起能力，却并不一定能够重新建立与配偶满意的性关系，这是因为女性也可能存在性功能障碍，或者由于男性的ED带来了女性的性问题，这也增加了人们对女性性功能和性功能障碍的研究热情。社会观念和医学研究的进步，带动了性医学的进步，当然也包括对女性性问题的探索，相关的研究结果和新闻报道不断出现在医学刊物和新闻媒体，女性患者在与医师讨论性问题时也比以往更加自然和容易接受。Berman等在2003年进行的调查结果显示，有性问题的女性中有42%的人会寻求妇科医师帮助，而没有寻求帮助的女性中也有54%的人表示乐于接受帮助。

女性人群中的性问题广泛存在，与健康状况和社会心理因素相关，并可影响到与配偶的相互关系及家庭稳定。一些流行病学调查结果显示，成年女性中有18%～76%承认存在性功能障碍，但是却从来也没有引起她们经治医师的注意。可能是由于宗教和封建传统意识的影响，对女性的性功能障碍研究起步较晚，研究较少，有待深入研究，并提倡多学科之间的通力合作。

（1）FSD 的发病率

尽管普遍认为女性的性功能障碍是一个具有普遍性的健康问题，但有关 FSD 的发病率方面仍然存在着一些矛盾结果，使得相关研究结果无法进行比较。这可能是由于性问题的敏感性、每个研究者所使用的评估系统或标准的不同、对 FSD 定义的不同所致。

①总体发病率

Laumann 等在 1999 年进行的临床流行病学调查发现，女性性功能障碍的发病率很高，约 43% 的妇女受到影响。根据年龄组的不同，FSD 可能影响到 22% ～ 93% 的女性。根据美国的统计资料（Michael，1994）显示，30% ～ 50% 的成年女子患有性功能障碍。据美国非临床来源的资料估计，18 ～ 59 岁女性中 FSD 的发生率为 27% ～ 33%。Fisher 等在 1999 年报道，加拿大育龄（18 ～ 44 岁）妇女有 39% 存在性欲问题。1998 年 Goldmeier 等报道在泌尿生殖门诊患者中 FSD 的发生率约为 20%。Addis 等在 2006 年随机选择 2109 例 40 ～ 69 岁 [平均（55.9±8）岁] 女性进行问卷调查，结果发现多数中老年女性可以有满意的性生活，仅 33% 存在性问题。在 50 ～ 74 岁的美国女性中，约有 970 万人主诉有阴道润滑度减少及性高潮缺乏。英国的 Mercer 等在 2003 年调查结果显示，在近两年内，有 53.8% 的妇女至少有一种以上且持续 1 个月以上的性功能障碍。国内早期的研究结果显示，FSD 的总发生率已经达到 70% 左右。Xin 等在 2000 年对国内 540 名 23 ～ 55 岁健康女性进行女性性功能简明指数（brief index of sexual function for women，BISFW）评定，发现性生活不满意、达到性高潮困难、每月性交少于 2 次者分别为 55.5%，39.7% 和 31.8%。

②不同类型 FSD 的发病率

美国国立卫生研究院（national institutes of health，NIH）

Laumann 等 1999 年发表的调查结果是最为广泛引用且具有权威性的，他们对 1749 名女性和 1410 名男性（18 ～ 59 岁）性健康及生活质量评估的研究发现，女性较男性容易发生性功能障碍（分别是 43% 和 31%），其特点与年龄相关，呈现进行性发展，并以性欲低下为最常见（51%），其次是性唤起障碍（33%）和性交疼痛（16%）。Oksuz 等在 2006 年对 518 例居住在土耳其首都安卡拉的 18 ～ 55 岁女性性功能指数（female sexual function index，FSFI）问卷以筛查 FSD，根据 FSFI 总积分（< 25 分）结果诊断有 48.3% 存在 FSD，其中性欲问题占 48.3%，性唤起问题占 35.9%，润滑问题占 40.9%，高潮问题占 42.7%，满意度问题占 45.0%，性交疼痛问题占 42.9%。其最重要的危险因素包括年龄、吸烟、饮食等生活方式的改变，此外还包括更年期和婚姻状况。Rosen 等在 1993 年对来到健康中心接受检查的女性调查，发现有 13.6% 的人在性生活中缺乏润滑作用，11.3% 的人存在性交疼痛，16.3% 的人缺乏性愉悦，15.4% 的人难以达到高潮，52% 的人偶尔存在性问题，在半数以上的性交中存在阴道干燥。

由于对 FSD 研究起步较晚且研究较少，导致其远远落后于对男性性功能障碍的研究，现存的一些流行病学调查结果也可能对 FSD 的实际发生情况有所低估。

（2）FSD 的相关危险因素

根据美国健康和社会调查署的一项资料分析表明，FSD 通常与年龄、教育、生理、情绪和健康状况不佳等因素有关，同时也受到各种假性老化及其他生理因素的影响。Nyunt 等在 2005 年研究了 29 例性欲低下的更年期前（18 ～ 45 岁）女性，结果认为单纯具有性欲丧失的原因与夫妻关系、抑郁、心理因素、配偶性功能障碍等有关。Cayan 等在 2004 年的调查发现，年龄老化、低下的教育程度、失业、慢性疾病和更年期是 FSD 发生的高危因素。根据现有的资料认为，FSD 的危险因素主要包括年龄、性淫乱、性虐待、性传播疾病史、抑郁、低下的教育程度，此外身心愉悦状况、一般健康状态、生活方式和性经验等也会受到影响。

①年龄因素

年龄老化是 FSD 的首要危险因素。女性的性功能状态会随着年龄的逐渐老化而呈现衰退趋势，年龄因素在 FSD 研究中是必不可少的，年龄对各种类型的 FSD 影响不尽相同，女性性功能开始减退的年龄还没有确切答案。

年龄是引起女性生理改变的主要生物学原因。随着年龄老化和更年期的到来，血清雌激素和雄激素水平下降，器官功能逐渐减退（盆底肌肉收缩力降低、神经传导速度减慢、血管弹性降低），腺体分泌不足，性敏感度下降，绝大多数妇女将经历不同程度的性功能变化，主要表现为性欲缺乏、性活动频度减少、阴道润滑不足、性交疼痛、性反应降低、性高潮困难等。普遍认为，女性＞ 40 岁后容易发生阴道润滑问题和性高潮障碍，＞ 50 岁后性交疼痛发生率增加。Avis 等在 2000 年进行的研究发现，更年期可能仅与性欲低下有关，而不会造成其他方面的性功能改变。Oksuz 等在 2006 年对 518 例 18 ～ 55 岁女性进行 FSFI 问卷调查，其中 18 ～ 30 岁女性的 FSD 发生率为 41%，31 ～ 45 岁女性的 FSD 发生率为 53.1%，46 ～ 55 岁女性的 FSD 发生率为 67.9%，更年期是其危险因素之一（*OR*=1.7，95% *CI*：2.7 ～ 10.2）。但 Laumann 等在 1999 年进行的调查结果提示，年龄偏小（18 ～ 39 岁）者也存在 FSD 的高发情况。此外，老年人更容易罹患许多慢性疾病，从而造成整体健康状况下降，也对性功能产生显著的不良影响。

②健康和情感状况

一些疾病和手术不仅会引起女性性反应能力的生理基础改变，同时也会带来精神心理方面的焦虑、紧张、抑郁及在性活动中的不自信，进而对性功能造成不利影响。女性躯体的整体健康状况不佳者，可因虚弱、疼痛、形象、生存等问题而对性欲有不良影响，并为多个调查结果所证实。如 Addis 等在 2006 年的调查结果认为，健康状况不佳者 FSD 多发。

绝经是年龄老化的一个显著特征，绝经对女性性功能的影响是渐进性的，可能会因为性反应能力下降、性交频度减少、阴道润滑不足、性交疼痛等而影响性功能，但其对女性性功能的确切影响尚无定论。

③生活制度与饮食习惯

长期大量的吸烟和饮酒对性功能有一定的负面影响。研究发现，女性酒精中毒者中 30%～40% 存在性兴奋困难。Oksuz 等在 2006 年进行的问卷调查证明，吸烟（*OR*=2.4，95% *CI*：6.8～18.1）和饮食（*OR*=1.2，95% *CI*：1.9～5.5）是 FSD 的危险因素。但是 Cayan 等在 2004 年的调查没有发现吸烟对 FSD 的发生有不良影响。

④文化教育程度

女性受教育程度是衡量其发展和社会参与力的基础，是评价女性社会和经济地位的重要标志。文化教育水平决定女性对相关知识的接受程度和性问题的观念。同时，文化教育程度还决定患者在选择治疗手段过程中主动参与决策的能力及疾病的预后。

目前多数的流行病学调查结果发现，女性的受教育程度越高，FSD 的发生率越低，Echeverry 等在 2010 年进行的调查结果发现，接受初中教育的女性发生 FSD 的危险性是接受大学以上教育女性的 2.9 倍，这可能与接受高等教育的女性更加注重性意识和性权利、能够勇于表达自己的诉求和不满有关。Laumann 等在 1999 年进行的调查结果就提示，教育程度低者容易发生 FSD。但是 Addis 等在 2006 年的调查结果却不同，他们发现 FSD 多发生在具有大学和大学以上学历者。

⑤婚姻、生育状况

Oksuz 等在 2006 年的问卷调查证明，婚姻状况（*OR*=0.8，95% *CI*：1.5～3.2）是 FSD 的危险因素。成年未婚女性的 FSD 较多，被 Laumann 等在 1999 年进行的调查结果所证实。Fisher 等在 1999 年报道加拿大育龄（18 ～ 44 岁）妇女中已婚者和未婚者性欲问题发生率分别为 21% 和 53%。但是，Cayan 等在 2004 年进行的调查未能发现婚姻状况对 FSD 的发生有不良影响。

Cayan 等报道，多子女是 FSD 发生的主要危险因素，在有效避孕措施问世以前，女性的精力主要被多次生育、抚养子女、处理繁杂家务等占据，女性还会因为害怕妊娠而减少性交频度。

Ishak 等报道，口服避孕药及宫内节育器等避孕措施，可以让女性对生育具有自主权、减少孕产数量、降低 FSD 的发生，有效避孕成为 FSD 的保护因素，并可以降低 FSD 的发生。

⑥配偶性能力及两性关系的影响

Jiann 在 2009 年的报道显示，男性配偶是否患有性功能障碍对女性的性功能障碍具有重要影响。许多丈夫患有 ED 的女性伴侣主诉有某种形式的性功能障碍，主要表现为高潮障碍和性欲低下，并导致其性满意度的下降。Safarinejad 在 2006 年的调查发现，女性认为自己出现 FSD 的原因依次为性伴侣技巧问题（87%）、性伴侣的性功能障碍（82%）、两性关系不和睦（72.3%）、个人躯体疾病（66.4%）、对个人身体和性敏感地带知识的缺乏（49.3%）、生殖系统和妇科疾病（42.6%）。Greenstein 等在 2006 年分析了男性伴侣有 ED 的 113 例女性的性功能状态，结果发现 51 例（45%）女性自认为性功能状态良好，而其他的 62 例（55%）女性均有不同程度的符合国际诊断标准的性功能障碍，其中 40 例（40/62，65%）同时具有多种性功能障碍，包括

35 例（56%）性欲低下、23 例（37%）性唤起障碍、39 例（63%）性高潮障碍、19 例（31%）交媾困难、3 例（5%）阴道痉挛，未见到主诉为性厌恶和非接触性性交痛病例。因此，要想获得治疗FSD 的满意结果，应该将男性与女性的性功能障碍作为一个整体来评价和治疗，并且最好在同一个性医学诊室内完成。

女性更容易把性与情感联系在一起，良好稳定的两性关系与女性的性健康密切相关。亲密融洽的两性关系是女性性功能的保护因素，而两性关系不和睦、有矛盾和冲突、缺乏信任和亲密行为都显著影响女性的性反应，甚至超过了激素水平变化和年龄等的生理因素。在性生活过程中，男性伴侣的负面情绪会造成女性的苦恼，这个作用远远超过了女性自身的性反应，女性与配偶在日常生活和性生活中的情感亲密程度是FSD强有力的预测因素。

⑦其他因素

不同种族之间FSD 的发生率不同，被认为与文化背景有关。亚洲文化中对性比较传统和保守，并常常将性与生育紧密挂钩，因此中国女性的性欲障碍和性交痛的发生率远远高于西方的白种女性。

（3）结语

由于封建观念和宗教色彩的影响，女性的性功能障碍状况常常被忽视，对中老年女性的性生活给予的关注明显不足，FSD 研究资料更加缺乏，远不如对男性性功能障碍的关注程度，甚至对女性性反应的基本生理过程和变化也缺乏系统研究。此外，由于性问题的敏感性，目前的流行病学调查结果在研究方法上存在较大的异质性，如人群选择、研究对象的年龄群、诊断标准等方面都存在一定的差异，使研究结果具有较大的差异，彼此之间的结果难以进行准确比较，因此确切的流行病学资料和该病对公共健康事业造成的巨大经济负担、对患者本人及其配偶的身心负担都还难以准确估计，也难以制定 FSD 研究、治疗及预防的医疗相关计划。许多医师并不知道 FSD 也是患者病史的重要组成部分，可能与医师工作繁忙或缺乏必要的培训有关。因此，有必要加强宣教，并深入开展 FSD 的临床流行病学研究，以此来指导临床工作。

参考文献

1. Li HJ, Bai WJ, Dai YT, et al. An analysis of treatment preferences and sexual quality of life outcomes in female partners of Chinese men with erectile dysfunction. Asian J Androl, 2016, 18 (5): 773-779.

2. Li H, Gao T, Wang R. The role of the sexual partner in managing erectile dysfunction. Nat Rev Urol, 2016, 13 (3): 168-177.

3. Maiorino MI, Bellastella G, Esposito K. Diabetes and sexual dysfunction: current perspectives. Diabetes Metab Syndr Obes, 2014, 7: 95-105.

4. Neto MS, de Aguiar Menezes MV, Moreira JR, et al. Sexuality after breast reconstruction post mastectomy. Aesthetic Plast Surg, 2013, 37 (3): 643-647.

5. 陈波, 朱兰. 女性性功能障碍影响因素的流行病学研究进展. 中华妇产科杂志, 2013, 48 (5): 385-387.

6. 李宏军 . 女性性功能障碍 // 田秦杰，葛秦生 . 实用女性生殖内分泌学 . 2 版 . 北京：人民卫生出版社，2018.

7. 李宏军 . 女性性功能障碍的常见病因 . 生殖医学杂志，2014，23（8）：609-613.

8. 李宏军 . 女性性功能障碍的流行病学研究现状 . 中国计划生育学杂志，2014，22（5）：352-355.

9. 李宏军 . 女性性功能障碍的治疗进展 . 中华男科学杂志，2014，20（3）：195-200.

3. 男性不育症患者中勃起功能状况的研究

男性不育症患者由于传统观念的影响，以及长期诊治不育过程中所带来的心理与社会压力，会显著影响性生活质量，可表现为不同类型的性功能障碍，如 ED、早泄、性欲下降、性生活次数减少，这可能对不育的治疗带来不利影响，甚至使辅助生殖技术（assisted reproductive technology，ART）治疗周期失败。但是男性不育症患者中性功能状况并没有引起足够的重视，许多细致情况尚不明确。笔者团队曾经采用 IIEF-5 调查门诊男性不育症患者的勃起功能状况，并利用自行设计的信息收集表，调查可能影响勃起功能患者的一般信息，分析勃起功能状况的相关影响因素。根据调研结果得出以下结论：在不育夫妻中，不育因素中20% 归因于男性，38% 归因于女性，27% 与夫妻双方有关，还有15% 属于难以归属的不明原因的不育，故认为男性因素所致不育不少于 50%。

（1）男性不育症患者中 ED 的发生率

有研究表明，在夫妻双方计划怀孕时，伴随的一系列不良心理及行为方式（包括性生活）的改变，有可能影响患者性功能的正常发挥，使其在男性不育症患者中有较高的 ED 发生率。Song 等调查了 236 例男性不育症患者，其中 8.9% 患者存在轻至中度 ED，42% 患者存在轻度 ED。Khademi 等采用 IIEF 量表调查了 100 对不育夫妻，发现在男性不育症患者中总 ED 发生率为 61.6%。在笔者团队研究所调查的 278 例患者中，有 71.6% 的男性不育症患者存在不同程度的 ED，其中绝大多数患者为轻度和轻至中度，重度 ED 的发生率很低，仅 8 例（2.9%）与 Jungwirth 等报道的不育症患者中重度 ED 发生率 2.4% 比较接近，这也是以往临床工作中忽视了勃起功能障碍的重要原因。

（2）男性不育症患者中 ED 的病因及危险因素

男性不育症患者中的 ED 病因及相关危险因素尚不清楚，有文献报道，生活方式、饮食习惯、环境因素、精神心理因素、不育症病情及治疗方法等与其可能存在一定的相关性。目前公认的与 ED 发生存在相关性的因素有教育程度、经济收入、肥胖、吸烟及不育等。在本研究收集患者诸多信息中，在进行构成比的 x^2 检验时，结果仅发现不同勃起状态的收入分布差异有统计学意义（$P=0.005$），其余因素的分布差异无统计学意义。我们考虑可能与本研究调查的人群样本量过少有关，难以在错综复杂的因素中筛选出明确因素。即使是发现了与收入有一定的相关性，其

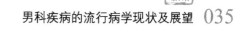

结论的基础也不是很牢靠。我们将在进一步的研究中扩大调查样本量，期望能明确导致男性不育症中 ED 的相关危险因素。

（3）男性不育症患者中 ED 的应对策略

在男性不育症患者中，尽管重度 ED 的发生率比较低，我们报道为 2.9%，但这部分患者在临床工作中仍需要高度关注，因为重度 ED 患者往往由于不能维持充分阴茎勃起，性交时难以插入阴道，不能在阴道内射精而直接导致不育。通过改善患者的勃起功能使其恢复性交能力，这部分患者多可与配偶自然受孕。尽管在 ED 的规范化治疗等方面存在一些问题，但是现有的技术条件完全可以为患者提供较高满意度的治疗手段。

在女性易受孕期通过正常性交将精液射入阴道内是完成受孕过程的前提，为了提高性交的受孕率，一般不育患者常常采用易受孕期性交的策略。通过笔者团队的研究发现，在所调查的患者中，有 27.3% 的患者不知道女性易受孕期的具体含义，也没有采取通过易受孕期性交提高孕育率的策略，这无形中降低了配偶受孕的成功率，应该加强相关宣教工作，以此提高患者家庭内自然怀孕概率。尽管 72.7% 的患者知道配偶的易受孕期及尝试在易受孕期性交以达到怀孕的目的，但有 22.8% 的患者也会因为在易受孕期尝试性交而存在紧张、焦虑情绪，导致了不同程度的 TOIF，43.5% 的患者性交失败率达到半数及以上，其中 6.5% 的患者性交完全失败。应该对这些 TOIF 患者应给予有效处理，以尽可能预防和减少易受孕期尝试性交失败。

轻度和轻至中度 ED 的危害也不容忽视，其不仅可能成为家庭不和谐的重要因素，还可能存在某些潜在疾病，毕竟 ED 是男性整体健康的晴雨表，也可能是许多病的前驱症状。进行全面的科普宣教、配合有效的抗 ED 药物（PDE5 抑制剂）干预，必要时可以预先冷冻保存精液，这都可以有效预防生育问题，确保体外受精联合胚胎移植技术（in-vitro fertilization，IVF）治疗周期男性能够成功地提供精子。此外，轻度和轻至中度 ED 还容易发生应激性 ED，男性不育症者中勃起功能状况对 TOIF 发生的影响应引起关注。笔者团队的研究发现，在勃起功能正常的不育患者中，TOIF 的发生率为 7.6%；而在合并 ED 的不育患者中，则有 20.1% 的比率存在 TOIF。因此，对于不育患者中合并 ED 的患者，要高度警惕在易受孕期性交过程中发生 TOIF 的可能，并最好做出一定的预防处理，如心理咨询与疏导，必要时可以采用 PDE5 抑制剂来改善患者的勃起。

（4）对排卵期性交的再认识

排卵期性交是为了增加怀孕概率，这是不育患者都应该了解的生育常识。但是为了这个排卵期进行性交，也给准父母双方都带来了太多的额外负担和焦虑，甚至还可能使一部分人发生 ED，甚至出现 TOIF 这样尴尬的情况，给美满的家庭生活造成了很大的负担，甚至是伤害。那么为了既能够满足生育的需求，又不至于增加太多的负担，准父母们该怎么做呢？以下是一点建议。

A. 不建议女性刻意地去准确监测排卵。可以紧密围绕排卵期附近进行性交，也就是以最可能的排卵日为中心，隔日同房就可以了。因为无论是精子和卵子，都是在排出后的 24 小时内有较高的自然怀孕率，而隔日同房就基本上可以满足这个要求，即覆盖住了最容易受孕的机会。但是对于少精子症患者，则这样的做法有些不利，可以寻找药物治疗来提高精子浓度，或者集中优势兵力（多禁欲几天，可以让精子浓度增加）一举获胜。

B. 对于存在无论是轻度 ED，还是重度 ED，均可以采用现代的抗 ED 药物治疗来有效对抗 ED 和 TOIF 的发生，这样可以预防关键时刻掉链子。不仅可以满足生育对性交的需求，还可以让性交更完美，生活更幸福。

C. 当前述的一切努力均失败时，排卵日不能进行性交，还可以在排卵日进行手淫取精，采取适当的措施，直接将精液送入到妻子的阴道内，一样可以达到怀孕的目的，而完全不必为了关键时刻不能性交而忧心忡忡。

（5）论文选题的思路及撰写亮点

①从临床实践和需求中提出科学问题并努力解答

依据欧洲泌尿外科指南，男性不育症患者发生性功能障碍的概率仅仅为 1.7%，而既往国内外发表的以社区调查为基础的研究结果显示，男性 ED 的发生率远远高于这一概率。依据我院泌尿外科门诊的小样本第一期试验结果（278 例）显示，男性不育症患者中 ED 发病率甚至达到了 71.6%，这是令人难以置信的，但也是无法回避的事实！为了进一步验证和评价男性不育症患者的 ED 发病率及因 ED 而导致不育发生 TOIF 的发生率，我们组织进行了多中心大样本量的临床研究，结果显示在不育症患者中 ED 的发生率为 57.8%，仍然是比较高的。由于研究选择的方法和判断标准不同导致了两个研究结果发病率的不同，但也进一步验证了我们前期报道的结果还是有一定基础和可信度的，毕竟来北京协和医院看病的患者，可能疑难重症者会更多一些，其中的 ED 发病概率（71.6%）高一些也是可以理解的。

②**如何进行科研设计**

首先要明确研究目的。这很简单，只是要回答一个科学问题，即男性不育症患者的勃起功能到底怎么样。多中心大样本量的研究可较准确地反映不育症患者中 ED 及 TOIF 的发病率。我们选取了国内不同地区共计 30 家医疗机构进行临床研究，广泛征求研究设想及意见，并对研究方案精益求精，反复修改。最终 29 家医疗机构参与研究，纳入样本为自 2016 年 7 月至 9 月就诊的符合纳入标准的所有患者。

③**课题实施中的心得体会**

研究的开展及最终的完满结局让我们的自信心大增，也让我们深刻体会到不要迷信所谓的权威和国外学者的观点，在有真实、客观数据的前提下，应该勇于挑战国际权威，提出自己的观点。只要认为是正确的，就一定要坚持下去，早晚会得到认同的。

④**研究结论的临床意义**

笔者团队的研究为新分析方法和判断标准下完成的国际上

最大样本的不育 ED 发病率调查研究，颠覆了传统对不育症患者 ED 情况的认识，并首次提出了 TOIF 的概念，极大地带动了相关（临床科研、疾病诊治思路、把药物推广给最恰当的适应证患者使用）领域的发展，促进了多方面的共赢。同时证明了，没有基金和基础条件下，一样可以搞科研，写 SCI 论文，而且解决的是临床迫切问题，为临床医师树立了一个研究典范。

⑤研究的局限性及展望

遗憾的是，由于研究时间短，各医疗机构体检、实验室检查的设备、检查标准不尽相同，所以并未对患者的体检结果及性激素进行检测，也没有对女性伴侣的情况进行分析，未来可进一步分析相关因素对男性不育症患者 ED 及 TOIF 的影响，尤其是可以启动药物和其他干预方法的有效性。

总之，通过本研究的调查，我们发现在男性不育症患者中存在较高的 ED 和 TOIF 的发生率，尤其是已经合并存在 ED 的患者，更加容易发生 TOIF，这对患者的生育能力康复十分不利。因此，对于男性不育症患者不能仅局限于对其生育能力的诊断和治疗，还需要关注患者的勃起功能情况，在治疗不育的同时改善患者的勃起功能，一方面可能有利于增加其配偶的受孕率，避免易受孕期性交失败或 IVF 治疗周期中的取精失败，另一方面可以提高患者及其配偶的性生活满意度，改善其生活质量。

参考文献

1. Li HJ, Bai WJ, Dai YT, et al. An analysis of treatment preferences and sexual quality of life outcomes in female partners of Chinese men with erectile dysfunction. Asian J Androl, 2016, 18 (5): 773-779.

2. Li H, Gao T, Wang R. The role of the sexual partner in managing erectile dysfunction. Nat Rev Urol, 2016, 13 (3): 168-177.

3. Song SH, Kim DS, Yoon TK, et al. Sexual function and stress level of male partners of infertile couples during the fertile period. BJU Int, 2016, 117 (1): 173-176.

4. Wincze JP. Psychosocial aspects of ejaculatory dysfunction and male reproduction. Fertil Steril, 2015, 104 (5): 1089-1094.

5. Yang B, Xu P, Shi Y, et al. Erectile Dysfunction and Associated Risk Factors in Chinese Males of Infertile Couples. J Sex Med, 2018, 15 (5): 671-677.

6. Zhang X, Yang B, Li N, et al. Prevalence and Risk Factors for Erectile Dysfunction in Chinese Adult Males. J Sex Med, 2017, 14 (10): 1201-1208.

7. 白双勇, 王剑松, 赵庆华. 不同体重指数男性不育患者国际勃起功能指数调查. 中国性科学, 2014, 9: 9-11.

8. 李宏军, 黄宇烽. 实用男科学. 2版. 北京: 科学出版社, 2015.

9. 李宏军, 李汉忠. 应加强勃起功能障碍临床诊治的规范化. 中华泌尿外科杂志, 2011, 32 (3): 157-159.

10. 李宏军. 加强对男性不育的认识及诊治规范化. 中华泌尿外科杂志, 2013, 34 (6): 406-409.

11. 潘伯臣，邢鑫，李萍，等.不育事件对男性阴茎勃起功能的影响.中华男科学杂志，2013，19（12）：1087-1090.

12. 徐鸿毅，邓锴，罗清炳，等.手术取卵日偶发 ED 男性不同取精方式对助孕结局的影响.中华男科学杂志，2015，21（12）：1093-1097.

13. 杨彬，祁玉霞，李宏军，等.男性不育患者中勃起功能状况的初步研究.生殖医学杂志，2016，25（9）：799-804.

4. 慢性前列腺炎与大便异常改变的相关性研究

慢性前列腺炎一直是一种常见且让人十分困惑的疾病。由于引起前列腺炎病因的性质、病理变化、患者机体的生理状态及其对病原体感染的反应性等不同，使前列腺炎患者常可以有不同的临床表现，其治疗转归及预后也明显不同。多数患者均有排尿异常、腰骶及会阴等部位疼痛不适，且合并自主神经功能紊乱等临床表现，绝大多数医师对患者的排尿异常及下腹会阴部疼痛不适等症状十分熟悉，认为是慢性前列腺炎的典型表现之一，但对于其他相关症状的认知和重视程度不够，且不够完整。

慢性前列腺炎的发病机制还不清楚，目前认为这不是一个独立的疾病，而是具有各自独特形式的综合性疾病或综合征。这种综合征各自有独特的病因、临床特点和结局，严重影响患者的生活质量，因此有学者建议使用前列腺炎综合征（prostatitis syndromes，PS）的概念，这是一种值得广泛深入研究的疾病。NIH主要根据患者的临床症状和前列腺液的检查结果将非细菌性的慢性前列腺炎确定为慢性盆腔疼痛综合征（CPPS），并进一步区分为炎症型的 CPPS（ⅢA 型或慢性非细菌性前列腺炎）和非炎症型的 CPPS（ⅢB 型前列腺炎或前列腺痛）。

前列腺和射精管内的尿液反流造成"化学性"前列腺炎可能是前列腺炎发生的诱因，也是导致前列腺炎难以治愈和易于复发的原因之一。正因如此，有人认为慢性前列腺炎和前列腺痛是同一病理过程的不同病理阶段，它们往往具有相似的临床表现、治疗原则和转归，往往作为一种疾病进行研究，在我们的研究中也是如此处理的。在临床诊断中，以往很强调对前列腺液的细菌培养和药物敏感性实验，但是由于常规的前列腺液细菌培养特别容易受到来自尿道和包皮内的细菌污染，传统的尿四杯法培养又十分复杂、耗时，所以临床医师采用抗生素治疗慢性前列腺炎时常根据自己的经验而不是前列腺液的细菌培养和药物敏感性实验结果，因此临床上往往不使用尿四杯法诊断慢性前列腺炎，而往往仅根据患者的临床症状、简单的前列腺肛诊、前列腺液检查来排除其他相关疾病，从而做出诊断。

慢性前列腺炎的临床症状十分复杂多样，为了将其临床症状进行客观准确的评价，并应用于统一分析和科学研究，NIH 提出了慢性前列腺炎临床症状的客观评分标准：慢性前列腺炎症状指数（chronic prostatitis symptom index，CPSI），并提出可以用来研究前列腺炎的三个重要症状：疼痛、排尿异常和对生活质量的影响，其具有客观、简单、方便、快速为患者接受等特点，医师可以在科研和临床工作中参考。然而要在一般人群中推广使用这个客观研究方法，还有待补充和完善。

在以往的临床工作中，我们发现有一些慢性前列腺炎患者有大便习惯改变等消化道症状，表现为大便稀频、干燥或干稀交替，经过有效治疗后，随着前列腺炎症状的好转，大便异常改变也往往获得了显著性的改善，这种现象引发了我们对这一临床症状的全面研究，并可作为今后完善 CPSI 的参考。本组通过对 379 例慢性前列腺炎患者的观察分析发现，有大便异常者 119 例，占 31.40%，个别患者可能以肠道改变为唯一症状而就诊于综合医院的消化内科，久治不愈后检查前列腺液才得以确诊，并获得治愈。因此，慢性前列腺炎患者的大便异常现象应该引起临床医师的重视。

慢性前列腺炎患者出现大便异常改变的现象早就为临床医师所熟悉，但是并没有引起足够的重视，对其产生的原因也缺乏系统分析。多数医师认为这与慢性前列腺炎患者长期大量应用抗生素有关，是由于抗生素的使用导致患者出现胃肠道反应，如恶心、呕吐和大便异常。但是我们观察到很多患者在初次就诊，在还没有应用过任何药物的情况下也存在大便的异常改变；在前列腺炎得到有效控制后，即使仍然在使用抗生素，绝大多数患者的大便异常也明显改善或完全恢复，表明大便异常的发生与抗生素使用没有直接的相关性，而是存在其他影响因素。本组对那些前列腺炎临床症状和（或）前列腺液细菌培养获得明显改善的患者随访其大便异常的改变情况，绝大多数患者的大便异常获得了显著性的改善，相当部分患者的大便异常症状完全消失，有效治疗半个月后的随访结果表明 78.79% 的患者大便异常明显改善或完全恢复，3 个月与半年的随访改善率也均在 60% 以上。

有学者推测，慢性前列腺炎患者大便异常改变的产生还可能与终末器官功能失调有关，这是由于精神心理因素和自主性神经系统所诱导产生的。我们观察的结果表明前列腺炎患者的大便改变与患者的病程、前列腺液内的炎症程度及自主神经功能紊乱均没有显著相关性，而与前列腺的解剖位置及毗邻器官等因素有关。前列腺位于直肠之前，我们可以通过肛诊来检查前列腺的病变，因而前列腺的病变必然会对直肠造成一定的影响。对慢性前列腺炎诊断的前列腺局部肛诊检查十分重要，通过检查我们可以得到很多其他途径无法获得的信息，如可以了解到前列腺的大小、质地、纤维化程度、中央沟、触痛及前列腺表面结节等情况，还可以通过按压前列腺明确其充血肿胀程度。慢性前列腺炎患者往往具有不同程度的前列腺血流和组织压力增加，可以通过彩色多普勒和前列腺内压力测定仪检查以明确，但由于这两项检查需要特殊仪器设备，检查费用较高，且前列腺内压力测定还具有一定的侵袭性，因此临床上很少进行这些检查，或者仅仅将其作为研究手段，而肛诊前列腺检查其充血肿胀程度则可以简单、方便、间接地了解前列腺血流的情况和前列腺内压力的变化，因此，该检查可以作为前列腺检查的重要项目，在临床上广泛应用。慢性前列腺炎患者明显充血肿大的前列腺可能对直肠造成压迫，出现肠蠕动减慢、排便困难和大便干燥；当前列腺对直肠造成明显刺激时可以出现肠蠕动亢进，而造成大便稀频；一些患者还可以因为前列腺局部情况的改变而定期或不定期地出现大便干燥和稀频的交替变化。

笔者团队的数据显示：前列腺充血肿胀明显患者组的大便异常症状发生率为40.57%，明显高于轻微充血/不充血患者组大便异常症状发生率（23.53%）。推测前列腺肛诊的触痛情况也会明显影响患者的大便情况，前列腺肛诊存在触痛患者组的大便异常症状发生率（37.08%）也高于无触痛组（29.66%），但两者结果的差异没有统计学显著性，前列腺肛诊触痛在前列腺炎患者大便异常改变中的作用还有待深入研究。因此，建议将大便异常改变也作为慢性前列腺炎患者的临床症状而进行询问和观察，并作为治愈的参考指标之一。同时提示临床医师，如果患者以无明显原因的长期大便异常而就诊，除胃肠道疾病外还应想到慢性前列腺炎也是其常见原因之一。

在我们完成上述研究之后，由于各种原因，没有关注该领域的进展，直到有一天，接到了英文SCI杂志刊物的审稿邀请，而且一而再，再而三地邀请，才让我猛然清醒过来，这是一个多么好的原创、开拓性研究领域呀！国外有过相关研究，其直接研究灵感来源就是笔者团队研究的前列腺炎患者与大便异常相关性流行病学研究结果，而我们自己却错失良机，最后还要去审阅这些

SCI 文章，可悲呀，后悔莫及。由此看来，进行研究是一个系列工程，要做"连续剧"，进行系列研究，切忌四面出击，难以形成品牌与合力。

参考文献

1. Li HJ, Kang DY. Prevalence of sexual dysfunction in men with chronic prostatitis/chronic pelvic pain syndrome：a meta-analysis. World J Urol, 2016, 34 (7)：1009-1017.

2. Liang CZ, Li HJ, Wang ZP, et al. The prevalence of prostatitis-like symptoms in China. J Urol, 2009, 182 (2)：558-563.

3. Liao CH, Lin HC, Huang CY. Chronic Prostatitis/Chronic Pelvic Pain Syndrome is associated with Irritable Bowel Syndrome：A Population-based Study. Sci Rep, 2016, 6：26939.

4. Vicari E, La Vignera S, Arcoria D, et al. High frequency of chronic bacterial and non-inflammatory prostatitis in infertile patients with prostatitis syndrome plus irritable bowel syndrome. PLoS One, 2011, 6 (4)：e18647.

5. Vicari E, La Vignera S, Castiglione R, et al. Chronic bacterial prostatitis and irritable bowel syndrome：effectiveness of treatment with rifaximin followed by the probiotic VSL#3. Asian J Androl, 2014, 16 (5)：735-739.

6. Vicari E, Salemi M, Sidoti G, et al. Symptom Severity Following Rifaximin and the Probiotic VSL#3 in Patients with Chronic Pelvic Pain Syndrome (Due to

Inflammatory Prostatitis）Plus Irritable Bowel Syndrome. Nutrients，2017，9（11）．

7. 李宏军，刘军生，郭广，等．慢性前列腺炎与大便异常浅析．中华男科学，2002，8（5）：338-340.

5. 早泄的流行病学研究进展

一般认为，健康成年男性的平均阴道内射精潜伏期在 2 ～ 6 分钟，但由于年龄、体质等的不同，健康男性的性交（从阴茎插入阴道到射精结束这一全程）时间，即阴道内的射精潜伏期（intravaginal ejaculatory latency time，IELT）差异很大。一般来说，青年人的性交时间稍短；随着年龄的增长，性兴奋的降低，性经验的增加，多数人的性交时间逐渐有所延长。

（1）早泄的概念

早泄（premature ejaculation，PE）是男性疾病患者常见主诉之一，其特征为 IELT 缩短、延迟或控制射精的能力下降，并引起患者的痛苦与烦恼。

人们对早泄的认识经历了漫长曲折的过程，目前尚无公认的定义。1970 年，Masters 和 Johnson 将性交时射精持续时间维持到能使配偶满足的频度低于 50% 为早泄；1974 年，Kaplan 认为由于男性缺乏随意调节射精的能力，以致不能如愿以偿地达到性高潮为早泄；1997 年，美国泌尿外科学会认为，男女双方中某一方对 IELT 不满意，或企图延长 IELT，均可以认为早泄。1984 年，美国精神病协会颁布的第 3 版《精神病诊断和统计手册（DSM- Ⅲ -R）》

中国医学临床百家

书中，将不如所愿地阴茎插入阴道即发生射精，或者在性刺激最小的情况下就射精确定为早泄；此外，有人认为阴茎尚未接触女方就射精，才是真正意义上的早泄。早泄的诸多定义均遭到攻击，即使是第 4 版的《精神病诊断和统计手册（DSM-Ⅳ-TR）》中给出的早泄定义标准也在诸多方面遭到批评。2010 年，在复习了 1990 年以来循证医学相关文章后，Segraves 等认为早泄的定义应该改变，推荐终生性早泄应该定义为至少在半年内有 70%以上的射精发生在插入阴道约 1 分钟内，但是还需要探索这个标准是否同样适用于获得性早泄，并建议将早泄的名称转变成快速射精，与病因相关的亚型分类不应该被采用。

（2）早泄的发病率及易感因素

早泄是最常见的射精障碍，约占射精障碍中的 90%，也是常见的男性性功能障碍，2010 年欧洲制定的男性性功能障碍诊治指南中认为，健康成年男性中早泄的患病率为 20%～30%。许多国家都进行了相关的流行病学调查，并与其结论一致。2010 年，在 Corona 等研究的 2652 例患者中，报告早泄和射精延迟发生率分别为 25.5%和 7.3%。2010 年，采用韩国男科学会设计的网络问卷，根据年龄和居住地随机抽样韩国的 2037 例 20 岁以上的青年和中年男性进行早泄相关调查，结果 IELT＞10 分钟者为 29.9%、5～10 分钟者为 38.6%、2～5 分钟者为 23.6%、1～2 分钟者为 5.4%、＜1 分钟者为 2.5%；参与调查的青年和中年男性中有 27.5%自我认为存在早泄。

以往将早泄区分为原发性早泄和继发性早泄，而目前普遍接受的早泄分型包括原发性早泄（终生性早泄）、继发性早泄（获得性早泄）、自然变异性早泄和早泄样射精障碍。2010年，Serefoglu等在对自我认为患有早泄并接受治疗的261例患者进行研究，发现原发性早泄、继发性早泄、自然变异性早泄和早泄样射精障碍这四个类型所占比例分别为62.5%、16.1%、14.5%和6.9%，其中占绝大多数的是原发性早泄，继发性早泄患者的年龄高于其他三种类型患者，四种类型早泄患者的教育状况及经济状况没有差别。

2010年，Jern等研究2633例芬兰18～48岁的孪生兄弟及同胞兄弟的射精功能，认为年龄因素对早泄的影响几乎可以忽略不计，而环境因素对早泄的影响作用更大。

（3）早泄的相关疾病

早泄是男性常见病和多发病，也与许多其他疾病相关，尤其是与男性疾病密切相关，包括慢性前列腺炎、精索静脉曲张、肥胖、糖尿病、单纯性遗尿症等。探索彼此的相互关系，有助于全面了解疾病，并为合理治疗奠定基础。

①前列腺炎

2010年，Liang等组织国内的学者进行大规模的流行病学调查，研究前列腺炎与早泄的关系，结果发现12 743例成年男性的前列腺炎样症状和慢性前列腺炎的发生率分别为8.4%和4.5%；慢性前列腺炎患者中的早泄发生率较高，在前列腺炎样症状和慢性前列腺炎患者中的早泄发生率分别为64.1%和36.9%。

②精索静脉曲张

2009 年，Lotti 等对 2448 例研究对象进行问卷调查及查体，在排除了年龄影响因素后发现，精索静脉曲张患者早泄的发生率为 29.2%，而非精索静脉曲张者的早泄发生率为 24.9%，两者具有统计学差异，早泄是唯一与精索静脉曲张有相关性的性功能障碍。

③肥胖及糖尿病

2010 年，Gökçe 等的研究发现，终生性早泄与肥胖负相关，终生性早泄患者往往比较瘦，健康者中的肥胖人数是早泄组的 3 倍。2007 年，Larsen 等的研究发现，在肥胖和糖尿病人群中，PE 发生率较正常人群高。

④单纯性遗尿症

2010 年，Gökçe 等发现，原发性早泄患者中单纯性遗尿症的发生率较高，在 51 例早泄患者中发现 19 例（37.2%）有单纯性遗尿症病史，而 106 例对照病例中仅 16 例（15.1%）有单纯性遗尿症病史。

（4）早泄对生活质量的影响

早泄的男性更有可能报道性交满意度低、性交时难以放松、性交频率降低、性欲低下等。然而，早泄的不良影响除了体现在性功能方面外，还对自信心、性伴侣关系产生不利影响，可导致患者精神苦闷、焦虑、尴尬和抑郁，性伴侣的性关系满意度会随着男性功能状态严重程度的加重而进一步下降。2005 年，美国的一项大宗病例研究发现，PE 合并 ED 的患者较单纯早泄患者总体性功能差、自信心低。2008 年，英国的一项研究也有类似结果。

尽管早泄可对患者的心理和生活质量产生严重影响，但主动寻求治疗的男性却很少。2007 年，由美国、德国和意大利完成的早泄发病率和态度（premature ejaculation prevalence and attitudes，PEPA）调查结果显示，仅 9% 的自我报告早泄患者咨询过临床医师。不愿意接受医疗帮助的主要原因在于，早泄患者觉得尴尬且确信该病无法治疗；而专业医师也经常因为缺乏训练或不能提供专业的治疗意见，以致在与患者讨论早泄问题时感觉不自在。

总之，早泄是发生率较高的男性性功能障碍，严重影响着人们的生活质量，早泄的病因复杂多样，包括器质性因素和心理因素，但目前对其认识不全面也不深入，在一定程度上阻碍了对其有效治疗，需要深入研究。

参考文献

1. Liang CZ，Hao ZY，Li HJ，et al. Prevalence of premature ejaculation and its correlation with chronic prostatitis in Chinese men.Urology，2010，76（4）：962-966.

2. 黄宇烽，李宏军 . 解读我国首个《早泄诊断治疗指南》. 中华男科学杂志，2011，17（11）：963-965.

3. 李宏军，黄宇烽 . 实用男科学 .2 版 . 北京：科学出版社，2015.

4. 李宏军 . 早泄的流行病学与病因学 . 医学新知杂志，2010，20（5）：413-416.

5. 李宏军 . 盐酸舍曲林在男科疾病中的应用 . 中国男科学杂志 .2013，27（7）：66-69.

6. 张建中，李宏军. 早泄治疗的新进展. 中华男科学杂志，2018，24（10）：933-936.

7. 中国性学会性医学专业委员会男科学组. 早泄诊断治疗指南. 中华男科学杂志，2011，17（11）：1043-1049.

6. 迟发性性腺功能减退症的流行病学研究

男性更年期是人体由成熟走向衰老的过渡阶段，多数男性没有任何临床症状，在不知不觉中度过，但部分中老年男性也会出现与女性围绝经期综合征相似的临床症状和体征，并对多器官系统的功能造成不良影响，生活质量降低，即男性更年期综合征。该综合征是多病因、多因素性疾病，在对雄激素部分缺乏（包括雄激素水平和雄激素作用）引起该综合征的机制研究比较深入后，命名为迟发性性腺功能减退症（late-onset hypogonadism，LOH）。LOH 是一种出现在生命后期的获得性性腺功能减退的表现形式。学者们正在努力探索治疗 LOH 有效、安全的办法。

由于目前关于 LOH 的研究资料较少，流行病学筛查标准难以统一，尤其是国内针对公众和社区居民大范围的普查工作更是少见，难以准确估计 LOH 的实际发病率和危险因素。初步证据表明，社区居民中雄激素缺乏的中老年男性绝大多数未得到准确诊断和有效治疗，尤其是在那些长期存在抑郁和性欲低下的中年男性中广泛存在，许多内在因素与环境因素均可影响 LOH 的发生，如教育程度、文化背景、精神心理状态、生活方式、健康状况、家庭环境和经济情况等。某些特殊人群中，如老年人口、糖尿病患者、人类免疫缺陷病毒（human immunodeficiency virus, HIV）感染的男性和勃起功能障碍患者等 LOH 的发生率可能异常增高，并对其生活质量产生明显的不良影响。

（1）LOH 的发病率

由于 LOH 的定义还不明确，不同学者根据自己的经验或参照不同的实验室检测项目和标准制定了许多不同标准参照值，造成了研究结果的明显差异。LOH 一般发生于 40～55 岁，也可以早至 35 岁或延迟到 70 岁。国内外研究报道，近 40% 的中老年男性可能出现不同程度的更年期症状和体征。申素琪等报道，江苏省一般人群中 LOH 的发生率约为 35%，但仅有 2.3% 与雄激素缺乏（＜ 9.4 nmol/L）相关。有调研结果认为，仅有 2% 的老年男性患有 LOH，因此引发了学者对 LOH 作为临床综合征的疑义。有学者估计，如果以低于正常青年男性血清睾酮的基线值作为标准来确定雄激素部分缺乏，那么有 1/4～1/3 的 65 岁以上的白种男性存在雄激素部分缺乏。根据美国食品和药品管理局（FDA）估计，400～500 万的美国男性可能患有 LOH，因此研究标准不同将导致 LOH 的诊断率出现显著差异。根据美国马萨诸塞州男性衰老研究的结果，如果将老年男性性腺激素缺乏定义为低于健康年轻男性的正常血清总睾酮低限值作为标准，而血清 LH 为健康成年男性的最高值，则仅有 4% 的 40～70 岁中老年男性在所定义的范围内；如果仅以健康年轻男性的正常血清总睾酮低限值作为标准，则将有 20% 的中老年男性被认为 LOH；如果以血清睾酮及生物可利用睾酮（bio-available testosterone，Bio-T）值作为标准，则该研究中的 415 例健康老年男性有 50% 存在 LOH。

Harman 等在巴尔的摩的纵向研究，在 30 年的跨度内对 890 例男性进行了连续 5 年的研究，证明中老年男性血清睾酮水平随年龄增加而下降，80 岁以上男性 LOH 的发生率是 50 岁以下男性的 5～10 倍。如果以血清总睾酮＜ 11.3nmol/L（3250 ng/L）为界限值判定中老年男性 LOH，则 50～59 岁、60～69 岁、70～79 岁和 80～89 岁各组的 LOH 发生率分别为 12%、19%、28% 和 49%；如果以游离睾酮指数＜ 0.153 nmol/L（第 2.5 百分位数值）为界限值，各年龄组的 LOH 发生率分别为 9%、34%、68% 和 91%；当采用生物可利用睾酮做标准时，LOH 的发生率更高。其他有关 LOH 的研究结果均类似。Feldman 等根据血清总睾酮为基础的研究结果表明，55 岁以上男性中有 22% 存在性腺功能低下，但采用生物可利用睾酮水平做标准时，50 岁以上男性中有 50% 存在性腺功能低下。T'Sjoen 等检测 161 例健康、可行走的老年男性（74～89 岁），总睾酮、游离睾酮和生物可利用睾酮水平分别是 13.94nmol/L、0.24nmol/L、5.26nmol/L，分别有 24.7%、32.4% 和 52.2% 的老年男性雄激素值低于健康青年男性的低限临界值。

Tajar 等对欧洲 8 个中心的 3369 例 40～79 岁男性进行研究

发现，LOH 的发生率达到 23.3%，其中继发性、原发性和代偿性的 LOH 发生率分别为 11.8%，2.0% 和 9.5%。值得注意的是，LOH 并不一定与男性更年期的临床症状和体征直接相关。表 4 是综合目前多个研究结果提出的 LOH 发生率的粗略估计。

表 4 不同研究结果男性 LOH 的发生率

年龄（岁）	Baltimore 纵向研究（%）	Mayo 诊室（%）	加拿大医师（%）
40 ～ 59	2 ～ 9	2 ～ 6	5 ～ 30
60 ～ 69	34	20	45
70 ～ 79	68	34	70
＞ 80	91	—	—

（2）LOH 的危险因素

老龄化是 LOH 发生与发展的直接和必然因素。Tajar 等将 LOH 区分为继发性、原发性和代偿性因素，其中继发性 LOH 与肥胖密切相关，原发性 LOH 主要与老龄化相关，而代偿性 LOH 可以看作是与年龄相关的独特临床状态。除年龄因素外，还有众多的 LOH 危险因素，并可能造成 LOH 的发病年龄提前，主要包括如下几个方面。

①疾病和药物的影响

很多常见的急、慢性疾病和药物都可加快中老年男性雄激素水平下降的速度，某些疾病本身就可促进人体衰老而诱发或促进 LOH 发生并加剧其症状，患病男性的雄激素水平降低速度比健康男性要快 10% ～ 15%。代谢综合征严重威胁着公众健康，并成为睾酮缺乏的重要原因，Tan 等调查 302 例美国男性 LOH 患者主要症状中的勃起功能障碍和虚弱症状发现，这些症状可因同时存在糖尿病和高血压而加重。

先天性或获得性睾丸损伤，如睾丸下降不全、睾丸扭转、睾丸炎和精索静脉曲张等可导致睾酮分泌减少，睾丸癌的治疗、为进行试管婴儿多次多处进行睾丸活检和抽吸精子都可能损伤睾丸组织，使雄激素缺乏的临床症状提前出现。男性患有某些急重症疾病或慢性疾病时睾酮水平可降低，尤其是抑制中枢的下丘脑 – 垂体轴系统疾病。

影响睾丸内分泌功能和血清睾酮水平的药物十分常见，药物对睾丸功能的影响受到药物的种类、剂量、疗程和患者年龄等因素影响。一般使用药物的剂量越大、疗程越长、患者年龄越小，损害越严重，睾丸内分泌功能恢复所需要的时间也越长。

②**过度肥胖**

中老年男性肥胖强烈提示存在雄激素缺乏，即使是健康状态良好的肥胖男性，血清中的睾酮水平也会随着体质量的增加而逐渐降低。肥胖时，脂肪细胞内的芳香化酶活性明显增强，可以将雄激素转变为雌激素的作用增加，是导致肥胖男性体内雌激素水平升高、雌 / 雄激素比例明显增加的重要原因，并因此改变中老年男性的下丘脑 – 垂体 – 肾上腺轴的调节功能。雌激素水平增高反过来对抗雄激素的作用，促进脂肪组织形成和男性乳房发育。此外，肥胖者常伴有睡眠 – 呼吸暂停综合征，导致组织缺氧也是睾酮分泌水平下降的重要原因。

③不良生活方式、环境与遗传因素的影响

不良的生活方式与环境因素，如吸烟、酗酒、营养状态不佳、环境污染、食品添加剂、着色剂、防腐剂、农药、某些重金属、环境内分泌干扰物、激素调节干扰物和环境中的化学物品等可直接影响睾丸分泌睾酮，或对促性腺激素释放激素（gonadotropin-releasing hormone，GnRH）和促性腺激素（gonadotropins，Gn）的分泌起到不良影响，从而影响性腺功能，或通过影响 SHBG 水平来间接影响男性雄激素水平的高低，这些影响均可以造成睾酮水平和作用降低。一些学者推测，LOH 的发生与遗传因素有关，但 Tan 等的调查结果并没有发现种族与 LOH 的危险因素相关。值得注意的是，一定量的运动可缓解 LOH 患者的临床症状，Di Luigi 等发现老年运动员的 LOH 症状表现不明显。

④精神心理因素

LOH 主要发生在那些肩负重任的中老年男性，他们往往需要比一般人有更加充沛的体力、更健康的体魄和更加良好的心态，因此容易造成精神心理压力、不同程度的焦虑或体力负担过重，而这些精神心理因素可导致继发性或低促性腺激素型 LOH。

⑤家庭经济条件和文化教育水平

家庭经济条件可以决定患者接受保健、预防和就诊的难易程度，而文化教育水平可以影响患者获得与疾病相关知识的途径和能力，因此推测家庭经济困难和文化教育水平低成为 LOH 的危

险因素，但目前还缺乏相关研究证实该观点。

总之，随着人口老龄化进程的不断加剧，严重威胁中老年男性身心健康的 LOH 受到广泛关注，与整体健康密切相关，其发病率高，危险因素多而复杂，病因涉及雄激素水平、雄激素受体及复杂的影响因素，但具体尚未研究清楚，这也成为准确诊断、合理治疗和有效预防 LOH 的障碍，值得我们深入探索。

参考文献

1. Jannini EA，Nappi RE. Couplepause：A New Paradigm in Treating Sexual Dysfunction During Menopause and Andropause. Sex Med Rev，2018，6（3）：384-395.

2. Li H，Zhang X，Wang H，et al. A Chinese Cross-Sectional Study on Symptoms in Aging Males：Prevalence and Associated Factors. Am J Mens Health，2019，13（2）：1557988319838113.

3. Mulhall JP，Trost LW，Brannigan RE，et al. Evaluation and Management of Testosterone Deficiency：AUA Guideline. J Urol，2018，200（2）：423-432.

4. Wheeler KM，Smith RP，Kumar RA，et al. A Comparison of Secondary Polycythemia in Hypogonadal Men Treated with Clomiphene Citrate versus Testosterone Replacement：A Multi-Institutional Study. J Urol，2017，197（4）：1127-1131.

5. Wu FC，Tajar A，Beynon JM，et al. Identification of late-onset hypogonadism in middle-aged and elderly men. N Engl J Med，2010，363（2）：123-135.

6. 李宏军 . 男性迟发性性腺功能减退症的发病机制与流行病学 . 国际生殖健康 / 计划生育杂志，2011，30（1）：10-13.

7. 李宏军 . 进一步关注男性更年期综合征的诊治与研究 . 中华全科医师杂志，2017，16（6）：417-420.

8. 李宏军 . 男性更年期综合征的治疗与预防 . 中华全科医师杂志，2017，16（6）：427-430.

9. 李宏军 . 雄激素与男性生命质量及心理健康 . 中华全科医师杂志，2017，16（8）：585-588.

10. 王晓峰，朱积川，邓春华 . 中国男科疾病诊断治疗指南 . 北京：人民卫生出版社，2013.

男性生殖疾病的发病机制及研究进展

  临床医师要面对患者，解决病痛，而疾病诊断和治疗的基础是对其发病机制的认识和深入研究，任何疾病的产生都具有独特的规律性和特点，在我们明确了这个机制后，许多疾病的诊断和治疗就会变得水到渠成和得心应手。

  由于工作分工和特点的差异，临床医师对疾病发病机制的研究可能会很少且很困难，且更加乐于接受别人的理念，尤其是照搬国外的学说和理论。但是这并不表明可以忽略对发病机制的全面了解和深入探索，尤其是对于我国患者疾病独特特点及个体化差异的认识。我们可以借助于专家的研究方法和研究结果，来深入探索和解释，甚至解决临床疾病中的疑难问题，至少我们可以将那些已经获得明确结果和结论的疾病发病机制进行学习和吸收，并指导我们的临床实践，这种"拿来主义"的做法，尤其适合于工作繁忙的临床医师。实际上，任何疾病诊断与治疗的重大突破和进展，都是来自于对其发病机制的认识。理念的更新至关重要，你是仅仅满足于做一个熟练工作的"匠"，还是做一个满怀韬略的"大师"，两者的区别就在于对疾病发病机制和进展的认识，而好医师的价值就在于胸有成竹，理论与实践并行。

7. 应加强我国男性生殖医学的基础性研究

男性生殖健康是指男性生殖系统发育及其功能状态在生理、心理和社会等方面的健康状态，这是近年来国际社会日益关注和倡导的理念，而这一切均有赖于男性生殖医学的发展，尤其是基础研究领域的发展，生殖医学基础性研究是合理治疗男科疾病的前提和保障。目前我国男性生殖医学基础研究相对滞后，主要表现在以下几个方面。

（1）男性不育症的基础研究薄弱

近年来男性不育症的发生率呈现逐年增长的趋势，对男性不育症的治疗需求也在增加。各种诊治男性不育症的医疗机构风生水起，呈现出异常活跃态势。但是许多正在应用的临床技术均存在不同的缺陷，即使是目前蓬勃开展的各种显微手术和显微取（冻）精等，也都是属于比较肤浅的操作，没能够在疾病理论和临床实践上取得重大突破。

现代医学在对常染色体异常、雄激素受体异常、Klinefelter综合征、先天性双侧输精管缺如、Y染色体微缺失、精子DNA损伤，以及众多潜在男性不育症的遗传病因研究进行了不懈的努力，希望发现有效的方法以回避或克服这些遗传异常对生殖健康的不良影响。目前，初步结果展现了良好前景，但距离生殖医学的理想境界甚远，男性不育症的遗传病因研究还需要进一步完善。

生殖细胞分离、培养、鉴定和纯化是研究生殖细胞生物学行为和进行细胞治疗的重要手段，目前尚缺乏统一公认的标准方法，尤其是难以重现体内细胞相互作用的复杂内环境，使基于此类模型所进行的众多研究结果难以进行横向比较，造成了医学资源的浪费和研究结果的多样化。

ART 的快速发展，体现了男性不育症临床治疗的重大突破，但也存在诸多问题，如配子不受精、胚胎不着床、胚胎发育停滞、不明原因早期流产等，这些问题是否与男性有关，精液质量异常是否影响生育过程，这些都还没有明确答案，亟需我们加强以下研究。

①不受精研究

不受精是导致男性不育症治疗失败的常见原因，迫切需要大量相关研究来了解生育的早期事件，深化对受精的认识，尽可能地发现影响受精能力的途径和机制，探索新的受精理论和相关蛋白，这必将带动生殖医学的全面发展。

②精子功能状态的改善

如何在体内外改善精子的功能状态，如何识别活精子以提高助孕技术的成功率，始终是生殖医学研究的热点。精子活力对于男性生育力的维持至关重要，而精子蛋白及其功能状态是精子运动特性的物质基础，目前相关领域的基础研究较为薄弱，但已经获得的

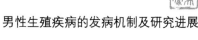

一些信息和结果显示了良好的应用前景，可设想通过对特定阶段的精子蛋白表达进行调控，如高压氧、微量元素、抗氧化应激等来改善精子的活力特性，以提高自然受精或辅助生殖的成功率。

③冷冻保存技术

冷冻保存在生殖医学中具有重要意义，包括建立人类精子库及胚胎库。目前，冷冻保存技术已经广泛开展并形成规范模式，但是诸多技术并不成熟，研究者正在不断探讨冷冻方法、冷冻保护液的改进、冷冻技术的安全性及对冷冻与复苏的各个环节中危险因素的控制。

④干细胞技术及不成熟生殖细胞培养

虽然经过多年努力，但仍然没有突破性进展，与临床解决非梗阻性无精子症的治疗问题相距甚远。

（2）勃起功能障碍的治疗方法亟待突破

目前常用的 ED 治疗方法有 5 型磷酸二酯酶抑制剂、阴茎海绵体内血管活性药物直接注射、阴茎动脉重建或静脉阻断、阴茎海绵体假体植入等，但这些在有效性、安全性等方面存在诸多缺陷，因此需要研究新的治疗策略。即使是近年来出现的微能量技术在治疗 ED 上有了一点进步但也还存在争议，有待后续更多的实践以检验。

治疗 ED 的理想方法应该具备良好效果，能够显著改善性功能；效果持久，不需要反复治疗；合乎自然，不违背机体的生理反应；同时还要具有简单、方便、局部应用和不良反应少的特点。而基因疗法的优势主要表现在：a. 阴茎的局部定位准确，且治疗时可以在阴茎根部结扎止血带，减少目的基因进入血液循环，减少不良反应；b. 阴茎海绵体细胞之间存在缝隙连接，使其成为一个功能性的合胞体，只要少数细胞转染目的基因成功就可以产生有效地生理反应；c. 阴茎血管平滑肌细胞的代谢率较低，可以使目的基因表达时间较长，新转染的基因可起效数周，甚至数月，ED 患者可以每年接受 3 ～ 4 次基因注射，无需其他治疗就可以保持勃起功能。人们在 ED 的基因治疗研究中，发现许多基因与阴茎的勃起调控有关，如一氧化氮合酶、磷酸二酯酶、K^+ 通道、胰岛素样生长因子、血红素氧合酶、血管内皮细胞生长因子、环磷酸鸟苷酸（cyclic guanosine monophosphate，cGMP）依赖性蛋白激酶 I、血管紧张素转换酶、生长因子等，并大胆地探索了基因修饰基因治疗、基于细胞的基因治疗、反义核酸基因治疗等技术，初步结果显示了良好的前景，可能开创 ED 治疗的全新领域。但由于 ED 的基因治疗刚刚起步，在推广到临床应用之前还存在许多技术上的困难，治疗的持久性和可控性是需要关注的重要问题，转染基因的长久表达需要深入研究，而且这种治疗也往往需要性刺激才能发挥作用，如外源性基因表达的不稳定性和不准确性及基因导入可能的毒性伤害也是人们关注的；载体的选择十分重要，如何获得使目的基因高效转染、长期表达且不发生免疫反应的载体，目前还没有满意的答案。

（3）对慢性前列腺炎发病机制的研究有待突破

过往的许多研究发现，慢性前列腺炎的发生也可能与遗传易感性有关，并确实存在一些慢性前列腺炎患者与健康男性遗传差异的证据。近年来，有关前列腺炎发病机制的研究出现了一些令人鼓舞的新进展，采用现代的分子技术更加容易发现病原微生物，前列腺炎的诊断和分类已经重新确定，临床特征被充分、客观地描述，而针对尿路上皮功能、细胞因子、氧化应激、局部神经－肌肉功能、基因多态性、疾病相关基因等的研究，表明前列腺炎将再次成为重要的研究领域，或许可能有所突破。

慢性前列腺炎的病因学十分复杂，尽管对其众多的发病机制都已经有了相当程度的认识，但均没有突破性进展，是否可以从另外一个角度考虑这个问题，值得深思。慢性前列腺炎到底是病，还是一个症状？我们还不确定，因为有太多因素可以导致男性出现排尿异常和下腹会阴部不适的类似症状，但近年来前列腺炎的分型变化也倾向于将其按照症状学划分，治疗的目的也以改善症状为主，很少谈到疾病治愈的问题，这一切的表象都似乎在淡化慢性前列腺炎的疾病属性。

（4）男性更年期综合征的基础研究面临机遇与挑战

男性更年期是人体由成熟走向衰老的过渡阶段，部分中老年男性可出现与女性围绝经期综合征相似的临床症状和体征，称之为男性更年期综合征。目前对男性更年期综合征的认识还有待提高，诊治技术水平有限，使得临床工作难以顺利开展。

通过对雄激素作用的深入研究发现，更年期男性雄激素水平的改变导致的许多问题目前仍然没有肯定的答案，这些问题主要包括：a. 中老年男性的雄激素需求量与青年男性是否有差异；b. 全身靶组织器官对雄激素感受性是否存在差异及是否随着年龄的增长而改变，是否老年男性及其所有的组织脏器对雄激素的需求水平都是相同的；c. 是否存在因年龄老化而导致对雄激素敏感性改变的证据；d. 雄激素水平低下的男性对雄激素的敏感性是否高于雄激素水平较高的男性；e. 存在着从青年时期较高的雄激素水平降低到老年阶段较低的雄激素水平（仍然在正常水平范围内）的这类男性是否真正出现了性腺功能低下。

希望以上问题在相关领域的研究中能出现大量有价值的资料和经验，加深对男性更年期及更年期综合征的认识，可望通过药理学研究，发现一种或几种药物、激素、微量元素、营养素的长期补充治疗，来改善中老年男性的生活质量，尽量预防那些可以预防的更年期综合征。

（5）男性计划生育缺乏理想药物

男性避孕药的研究虽已有数十年的历史，激素避孕研究也取得了一定的进展，但迄今尚无理想的男性节育药品供临床使用。虽然男性激素避孕药是目前男性避孕的研究热点，且已有一些激素避孕药已进入临床试验，并可望短期内有商品化的产品出现，但还有不尽人意之处，需要加强基础研究来改进，包括开发长期有效的睾酮种类以减少给药剂量；改善给药途径，利用高分子材料制成可降解的皮下埋植剂，减轻受试者的痛苦，使其更易为人接受；研究雄激素与孕激素类药物、促性腺激素拮抗剂的最佳配伍方案，以减少药物剂量和不良反应，从而真正满足男性对避孕药的需求。

作为一门新兴学科，男科学已经取得了突飞猛进的发展，但同样面临许多新问题和挑战，探索并发扬光大我国的男科学事业迫在眉睫。加强我国男性生殖医学基础性研究将有利于提高男性的生活质量，促进身心健康、民族发展、社会进步和人类文明进步。

参考文献

1. Bai G, Yang B, Tong W, et al. Hypobaric hypoxia causes impairment of spermatogenesis in developing rats at pre-puberty. Andrologia, 2018, doi: 10.1111.

2. Cai Z, Zhang J, Li H. Selenium, aging and aging-related diseases. Aging Clin Exp Res, 2019, 31 (8): 1035—1047.

3. Cai Z, Zhang J, Li H. Two Birds with One Stone: Regular Use of PDE5 Inhibitors for Treating Male Patients with Erectile Dysfunction and Cardiovascular Diseases. Cardiovasc Drugs Ther, 2019, 33 (1): 119-128.

4. Li H, Gao T, Wang R. The role of the sexual partner in managing erectile dysfunction. Nat Rev Urol, 2016, 13 (3): 168-177.

5. Yang B, Wang X, Zhang W, et al. Compound heterozygous mutations in CFTR causing CBAVD in Chinese pedigrees. Mol Genet Genomic Med, 2018, 6 (6): 1097-1103.

6. Zhang J，Li X，Cai Z，et al. Association between testosterone with type 2 diabetes in adult males，a meta-analysis and trial sequential analysis. Aging Male，2019，16：1-12.

7. Zhang J，Yang B，Cai Z，et al. The Negative Impact of Higher Body Mass Index on Sperm Quality and Erectile Function：A Cross-Sectional Study Among Chinese Males of Infertile Couples. Am J Mens Health，2019，13（1）：1557988318822572.

8. 李宏军，曹兴午.精液检测中临床医生与检验技师的互动.中华男科学杂志，2015，21（5）：387-390.

9. 李宏军.男性激素避孕方法研究进展.国际生殖健康/计划生育杂志，2010，29（5）：340-342，373.

10. 李宏军，杨彬.勃起功能障碍治疗理念的深化.中华男科学杂志，2017，23（4）：291-295.

11. 李宏军.迟发性性腺功能减退症的药物治疗.中华泌尿外科杂志，2014，35（11）：870-872.

12. 李宏军.芳香化酶抑制剂在男性不育治疗中的应用.生殖医学杂志，2015，24（7）：597-600.

13. 李宏军.辅助生殖技术前应重视男性不育患者的常规处理.中华生殖与避孕杂志，2017，37（4）：343-346.

14. 李宏军.复发性流产的男性因素及治疗.中国实用妇科与产科杂志，2013，29（2）：118-122.

15. 李宏军.进一步关注男性更年期综合征的诊治与研究.中华全科医师杂志，2017，16（6）：417-420.

16. 李宏军 . 女性性功能障碍的治疗进展 . 中华男科学杂志，2014，20（3）：195-200.

17. 李宏军 . 人类精子发生中的遗传异常 . 发育医学电子杂志，2014，2（3）：173-177.

18. 李宏军 . 重视我国男性生殖医学基础性研究 . 中华医学杂志，2008，88（24）：1657-1658.

19. 王海 . 芳香化酶抑制剂及其在男科领域的应用 . 中国男科学杂志，2018，32（2）：63-66.

8. 应加强我国男性更年期综合征的研究

衰老是自然界一切生命现象的共同特征，表现为形态结构和生理功能的退行性变化。更年期是由中年步入老年的过渡时期，是人体由成熟走向衰老的过渡阶段，这是生命活动的客观规律，是不以人的意志为转移的自然现象。

（1）男性更年期综合征的定义

1939 年，Werner 首次提出这个概念，50 岁以上的部分男性可以出现与女性围绝经期综合征相似的临床症状，如神经功能紊乱、抑郁、记忆力减退、注意力不集中、容易疲劳、失眠、潮热、出汗和性功能减退等，但在当时并没有能力提供内分泌激素（雄激素）水平改变及其他确凿的证据。自从男性更年期及男性更年期综合征的概念问世以来，对于这个名词及其含义的争论就从来没有停止过，争论的关键问题是男性是否如同女性那样存在更年期，随着年龄老化所引发的雄激素缺乏是否对男性有不良影响。引起争论的原因是男性的生殖功能不像女性那样有一个相对明确的终止界限；雄激素水平是随着年龄的增长而逐渐下降的，但有较大的个体差异，而且并不是所有的老年男性都会演变成具有临床意义的睾丸功能减退。争论了半个多世纪以后，学者们普遍接受了这个事实，认为男性也有更年期，只不过划分标准不如女性那样明确。

多数男性可以没有任何临床症状而在不知不觉中度过更年期，部分中老年男性则出现与女性围绝经期综合征相似的临床症状和体征，并有多器官系统功能受到不良影响，生活质量降低，是一组与老龄化相关的临床和生化、生理综合征。男性更年期（male climacteric）这一生命现象，曾经被不同的学者分别称为男性更年期综合征（male climacteric syndrome）、男性绝经期（male menopause）、绝茎（penopause）、雄激素缺乏（andropause）、男性活力终止（viropause）、迟发性性腺功能减退（LOH）和老年男性雄激素水平低下（androgen decline in the aging male，ADAM）等，是一组与老龄化相关的临床和生化、生理综合征。前面提到的这些名词概念仍然在广播、电视、报纸、杂志、专业书籍等多种媒介中使用，但是其含义具有一定的差异，不能完全等同或混用，而且直到目前为止仍然没有一个定义来作为这种临床现象的"金标准"，年龄相关的激素水平降低和中老年男性临床症状之间的相互关系也没有完全清楚。

①中老年男性雄激素部分缺乏综合征

中老年男性雄激素部分缺乏综合征（partial androgen deficiency of the aging male，PADAM）是指中老年男性随着年龄的增加而雄激素生成进行性下降，血清睾酮水平低于健康青年男性的正常范围（可以伴有或不伴有基因组对雄激素及其活性代谢产物敏感性的降低，即靶组织器官对雄激素的敏感性降低），并出现一系列雄激素部分缺乏的相应临床症状和体征的一组综合征。由于中老年男性的雄激素水平降低通常是轻、中度的，而不是完全性缺乏的，因此 PADAM 客观地反映了中老年男性体内睾酮水平的变化，以及由此引起的多方面功能不足，且较为贴切地反映了事物的本质，并为众多学者所接受。但是 PADAM 的概念同样存在缺陷和广泛争议，仍然不能充分、全面地反映中老年男性生命过程中这个特殊时期所发生的全部事件，许多学者仍然在怀疑中老年男性的这种躯体和情感方面的症状和体征是否真的与雄激素缺乏有关。近年来的西方一些学术团体制定的指南也对其进行了广泛的质疑，中老年男性出现的许多临床症状（疲乏、抑郁、容易激怒、潮热、大脑敏感度降低、瘦体量和肌力减少、胰岛素敏感性降低、骨矿物质密度减少与骨质疏松、性欲减退和阳痿等）也经常出现在正常睾酮水平的男性中；尽管雄激素补充治疗（testosterone supplement therapy，TST）已经被国际泌尿外科疾病咨询机构所提倡，为许多学术机构和著名的医学专家所赞许，并出现了大量的综述性文章和专家观点，但仍然缺乏良好的实践基础，缺乏大样本的、长期的、前瞻性的、随机研究的循证医学基础。况且，该名词本身也比较深奥，难以为大众所接受，甚至对于多数医学工作者来说也难以理解。目前在学术界上更加倾向于将其命名为 LOH，而公众中则更加直接地称其为男性更年期综合征。

②LOH

LOH 是目前临床和研究中广泛使用的术语，是指中老年男性随着年龄的增加，下丘脑和垂体分泌的 FSH、LH 减少，和（或）LH/FSH 比例异常，和（或）SHBG 水平增加，也可由原发性的性腺（睾丸）功能衰竭所致，从而导致雄激素生成进行性下降，血清睾酮（总睾酮 / 生物可利用睾酮）水平低于青年男性的正常范围（可以伴有或不伴有基因组对雄激素及其活性代谢产物敏感性的降低），游离睾酮指数低下可以出现或不出现一系列雄激素部分缺乏的相应临床症状和体征的一组综合征。出现相应临床症状和体征的 LOH 患者属于临床型性腺功能低下，学者们已经进行了广泛深入的研究并取得了许多重大的进展。

对于无明显临床症状和体征的亚临床型 LOH（尤其是睾酮水平低于 200ng/dl）者（明确提示存在性腺功能低下）的意义及其可能对人体的影响还不十分清楚，长期的低睾酮水平可能对骨骼、肌肉及其他组织器官构成潜在的威胁，而这部分老年男性将随着年龄的进一步老化而数逐渐增多，这需要深入研究来确定。由于人们普遍接受老年男性的性腺功能比较低下，60 岁男性约有 30% 存在性腺功能（游离睾酮指数）低下，而 80 岁时则有

80%，在激素水平缺乏但症状并不明显的情况下，往往被认为是年龄增高的自然现象。

对于老年男性来说，采用青年男性的血清总睾酮正常值低线来判断中老年男性的睾酮水平缺乏，往往没有进行年龄相关的调整和个体化对待，由于可能存在睾酮水平的正常范围具有明显的个体差异，患者可以具有偏低的睾酮水平，但是仍然在正常范围内，具有雄激素部分缺乏的临床症状和体征，并可以通过 TST 而获得症状改善，应该属于 LOH 的特殊情况，有学者将这种现象称之为相对性腺功能低下。相对性腺功能低下概念的提出，意味着进行 TST 主要根据患者的临床症状来进行，而不是睾酮测定结果。

③男性更年期综合征

对中老年男性出现更年期综合征，比较全面、科学的定义来自于 Morales 和 Lunenfeld 于 2001 年进行的研究，该研究得到国际老年男性研究协会（international society of the study of the aging male，ISSAM）的认可和推荐，他们认为 ADAM、PADAM、雄激素缺乏或 LOH 是一种临床症候群，主要特征是：a. 性欲和勃起功能减退，尤其是夜间勃起；b. 情绪改变并伴有脑力和空间定向能力下降，容易疲乏、易怒和抑郁；c. 瘦体量减少，伴有肌容量和肌力下降；d. 体毛减少和皮肤改变；e. 骨矿物质密度（bone mineral density，BMD）下降，可引起骨量减少和骨质疏松；f. 内脏脂肪沉积。上述症状不一定全部出现，其可能以某一种或某几种症状更为明显，可伴有或无血清睾酮水平减低。

由于中老年男性更年期这一生命现象的病因多种多样，患者的临床症状和体征也繁多，因此我们体会到，它不是单一的疾病，就如同男科疾病中的慢性前列腺炎一样，是一组疾病现象的总称，因此在"男性更年期"的概念中增加"综合征"这三个字就显得比较合理了，于是"男性更年期综合征（male climacteric syndrome；andropause）"的概念顺理成章地出现了，成为全面理解该疾病的现代概念，是从更年期疾病（climacteric disease）演化而来的现代概念，并为许多专家和学者所认同。

当开展一个新的知识和研究领域时，科学术语的定义不精确，常常会造成许多理论和实际上的混乱。因此，清晰地给相关术语下定义是非常重要的。男性更年期综合征、PADAM 和 LOH 三者都在临床和研究中广泛使用，曾经用来笼统地代表男性生命过程中这一种特殊现象，但是从严格意义上讲，它们彼此之间是存在差异的，代表不同的生理、病理现象。男性更年期综合征是中老年男性生命过程中的特定时期所出现的一种临床候症群，可伴有或无血清睾酮水平减低。尽管雄激素部分缺乏是男性更年期综合征的重要原因之一，也是目前研究最多和认识最深入的原因，但它绝对不是唯一的原因，毕竟有众多的激素水平改变，许多相关的疾病、精神心理、环境及其他因素均参与了男性更年期综合征的发生与发展，而 PADAM 只是男性更年期综合征的重要组成部分之一，病因为雄激素部分缺乏所造成的男性更年期综合征。LOH 的发生率是随着年龄的老化而逐渐增加的，但是可能出现的相关临床症状和体征的中老年男性（男性更年期患者）发生率却并不会随着年龄的增长而无限度地增加，相反它会逐渐减少直至消失，这些临床症状和体征只是他们生命过程中的阶段性事件，况且并不是所有性腺功能低下的中老年男性都会出现相关的临床症状和体征。因此，从严格意义上讲，PADAM 是指男性更年期综合征和 LOH 的相互重叠部分，只有伴有血清睾酮水平低下的男性更年期综合征患者才支持 PADAM 的临床诊断。与 PADAM 相比，男性更年期综合征和 LOH 均属于一个大概念范畴。

研究者出于不同的研究目的，在设计试验或总结相关资料时可能会选择某些概念，但在使用相关概念前，务必要明确自己的真实意图和研究对象的具体特点，准确地选择概念，不可混淆彼此的区别。

由于没有相关临床症状和体征的中老年男性一般不会主动寻求医疗帮助，只有在他们觉得身体不适或异常时才会接受医师的诊治，并经过适当的检查而确定或排除男性更年期综合征的诊断，而这才是早期朴素意义上的男性更年期综合征的含义，现存的研究报道也多是围绕这些临床患者来进行的，所以临床症状和体征是中老年男性这种生命现象的核心和关键性要素，是需要引起患者和医师关注的主要问题。而性腺功能低下的中老年男性并不一定都会出现相关的临床症状和体征，而出现临床症状和体征的中老年男性中的许多人并不存在雄激素部分缺乏，临床症状和体征与睾酮水平缺乏之间的相关性存在较大的差异。因此，LOH和 PADAM 均不能完整地覆盖人们认识中的男性更年期综合征现象。

（2）男性更年期综合征的研究现状与展望

对于专门从事男性更年期临床工作的临床医师而言，发生在男性身体上的某些改变是显而易见的，多数医师将这种改变看作是心理上的，而另外一些医师则认为是生理或病理性的，实际上当男性从中年进入老年阶段时，其内分泌及生理上会出现诸多改变，心理上同样会出现非常显著的变化，因此男性更年期的这些变化应该属于一种身心改变或异常。这个时期的男性，许多人可能正处于事业的顶峰，对社会和家庭都肩负着重要的责任，但由于其生理功能开始了逐渐衰退过程，出现了许多生理和心理上的危机而容易诱发多种疾病。因此，全面深入地了解激素及其他生理改变，可以帮助男性更好地处理生命中这个特殊阶段，让他们尽量避免、推迟或减轻更年期综合征的干扰，预防更年期综合征的出现，使他们身心健康、延年益寿，为社会和家庭继续做出应有的贡献，这也是每个医务工作者义不容辞的职责。如果不能科学合理地认识这些改变，将给男性及其家庭带来极大的危害。

①对男性更年期综合征的基本认识

A. 是疾病，还是生理现象？

目前对于男性更年期综合征的认识还存在许多相互矛盾的态

度，主要包括两种观点：中老年男性的这个过渡时期是否为老龄化生理适应阶段，这应该属于"正常"的老化过程，还是一种病理过程？

随着年龄的增加，中老年男性的下丘脑－垂体－性腺功能进行性下降。女性的卵巢功能衰竭是可以预见的且临床上较明显，与女性不同的是，男性的情况是有较大差异的，并不是所有处在这个年龄阶段的中老年男性都出现相关的临床症状，影响面要比女性围绝经期小很多，且可能有许多不明确的症状出现。但是，男性在中老年以后雄激素水平随着年龄的老化而逐渐下降是客观存在的自然现象和事实，已经被横向和纵向研究所证实。目前认为，男性更年期是指男性由中年期过渡到老年期时一个特定的、必经的年龄阶段，中老年男性只有经过它才能达到人生的另一个阶段，没有哪个男性能够逃脱更年期。从许多方面来看，男性更年期阶段几乎可以影响到男性生活的各个方面，是男人走下坡路的时光，它让男性感受到痛苦、焦虑、软弱和无奈，不得不断挣扎以获得解脱，是一种伴有心理、人际关系、社会和精神等诸多领域的巨大生理改变，但这也是一段获得新生的时光，可以让男性开始人生的另外一段美好时光。

B. 基本特点与临床表现

男性更年期一般发生在 40～55 岁年龄段，也可以早至 35 岁或延迟到 65 岁，据国外研究报道约 40% 的中老年男性可能会出现不同程度的更年期症状（男性更年期综合征），是以男性体内的激素水平、生化环境和心理状态由盛而衰的转变时期，男性常因生理和情感方面的失调而备受煎熬（抑郁、缺乏自信、头痛、失眠、性功能障碍等），如果这个变化过程比较缓和平坦，可以没有任何明显的临床异常；如果表现得过于激烈，并表现出一定程度的身心异常和（或）体征时，则称之为男性更年期综合征。当然，真正具有明显男性更年期症状的患者也经常发生于某种疾病状态下，如前列腺癌患者进行手术去势或化学去势后。

由于男性更年期综合征是一种涉及全身多器官多系统的疾病，具有复杂多样的临床症状（主要包括体能、血管舒缩、精神心理和性功能方面的症状），且症状的出现往往是比较缓慢的，初期的表现为模棱两可和不确定的，因此需要全面了解和综合分析。男性更年期综合征患者的这些症状不一定都同时存在，而且并非所有表现都会显现，有明显的个体差异。临床上使用以自我报告为基础的症状量表，对可疑的患者进行筛查，应用较多的症状量表有老年男性症状量表和中老年男性雄激素缺乏问卷调查表（androgen deficiency in the aging males questionnaire，ADAM）。一些研究报告提示，它们对于诊断 LOH 的特异性不高，与雄激素的直接相关性差，不能作为疾病的诊断使用，而仅作为症状严重程度和疗效判断的指标。此外，精神心理状况评估也十分重要。

C. 体格检查

对于 LOH 患者可能存在着健康状况和体能的全面下降，因此进行详细、全面的体格检查是十分必要的，有助于诊断和鉴别诊断，重点应该观察和检查：身高、体重、计算 BMI；测量腹围和臀围、计算腰臀比率、体脂分布；注意脱毛现象，包括头发、胡须、腋毛、阴毛等体毛生长速度、生长状态及其分布情况；观察皮肤有无痤疮；是否存在脊柱弯曲（驼背）；观察乳腺发育及溢乳情况；心脏功能检查；注意肝脏大小及肝区有无叩痛；重点检查生殖系统，包括阴茎、睾丸（大小、质地）、附睾、输精管、精索和前列腺，小且软的睾丸是 LOH 男性较常见的表现，而经直肠前列腺指诊检查可以明确前列腺的状况并筛查可能存在的疾病。

D. 辅助检查与诊断

辅助检查以生殖内分泌激素及血清学指标为主。血清睾酮测定主要包括总睾酮（total testosterone，TT），尤其是游离睾酮（free testosterone，FT）和生物可利用睾酮，以及在实验室指标基础上得到的游离睾酮（calculated free testosterone，CFT）。由于年龄相关的血清睾酮水平下降是一个缓慢而逐渐变化的过程，而且个体差异很大，因此确定任何切点值都有很大难度，但切点值是临床诊断的重要指标之一，多数实验室将 300ng/ml 设定为正常血清睾酮水平下限，这也是美国最新指南中的推荐阈值。目前国内测定生物有效性睾酮水平还很困难，所以一般都以血清总睾酮、推算的游离睾酮和游离睾酮作为雄激素缺乏的判定指标。国际男科学会（international society of andrology，ISA）、ISSAM、欧洲泌尿学协会（european association of urology，EAU）、欧洲男科学会（european academy of andrology，EAA）和美国男科学会（american society of andrology，ASA）于 2009 年推荐当总睾酮低于 8 nmol/L（230 ng/dl），或总睾酮在 8 ～ 12 nmol/L，同时游离睾酮低于 225 pmol/L（65pg/ml）或 Bio-T 水平＜ 5 nmol/L 来协助诊断 LOH。

此外，全面的常规临床生化检查（血尿常规、脂代谢、肝肾功能）、骨密度检测、前列腺评估（经直肠前列腺指诊、PSA 测定、B 超）均有助于疾病的诊断和鉴别诊断、判断病情和预后、指导治疗方案的选择。

睾酮补充的诊断性治疗试验可以最终确定诊断。患者出现症状并伴有血清睾酮水平低下或在可以低下范围，在排除其他疾病或药物影响后，提示症状可能与血清睾酮降低有关，3 ～ 6 个月试验性睾酮治疗（testing testosterone therapy，TTT，俗称"3T"治疗），可以进一步确定症状与睾酮水平的关系。一旦证明 3T 治疗有效时，可确立 LOH 的诊断，避免了单纯依靠实验室检查结果和临床症状进行诊断的不足。

E. 鉴别诊断

由于 LOH 的年龄阶段也是许多年龄相关疾病的高发阶段，许多疾病的临床症状可能与其相互重叠、彼此影响，容易造成误诊。因此要做好鉴别诊断，必须除外明确疾病或异常引起的勃起功能障碍、精神心理疾病（抑郁症、阿尔茨海默病）、肺结核、风湿病、晚期肿瘤、前列腺癌、白血病、甲状腺功能低下、糖尿病及其他内分泌系统功能紊乱。

F. 治疗

中老年男性 LOH 的病因明确与雄激素低下直接相关，因此其治疗是以补充雄激素为核心和基础，但是由于其病因的复杂性，单纯使用雄激素补充治疗，或者单纯使用任何一种治疗药物都不可能完全奏效。因此，需要针对具体情况仔细分析病因和病情，并采取个体化的综合治疗措施。

由于中老年男性 LOH 病因及发病机制中的许多因素是以复杂的方式与社会、经济、文化及心理过程紧密相关，因此需要进行全面的管理和治疗，毕竟这是一种多维的生命过渡时期，只有通过调动男性生命中的全部功能，包括内分泌、生理、心理、人际关系和社会关系、精神状态及性欲变化等，才能有效地战胜 LOH 的各种不适和病症，同时要掌握个体化的原则且没有捷径，这也是我们能够提供给 LOH 患者最好的治疗。

中老年男性 LOH 患者可以通过多种方式和途径获益，这不仅包括到医院里接受并使用药物治疗，还包括运动、饮食、精神沟通、个人和集体的心理治疗与调整、教给男性如何获得已经丧失或从未得到的社会援助、教给男性热爱生活和热爱人，并努力接受自我的健康现状。对于那些正在经历明显或严重 LOH 的中老年男性，在经过雄激素补充治疗及大量的草药、自然激素、心理调整及众多的综合疗法治疗后，他们将会发现原本十分艰难的生活逐渐变得可以忍受。事实上，绝大多数男性更年期综合征患者对治疗的疗效比较满意。

②**男性更年期综合征的研究意义**

由于生活条件的改善和医疗水平的提高，全世界范围内的人口平均寿命普遍延长，且生育率下降，人口中老年人的比例也在上升，世界正在步入老龄化，我国的情况也是如此。因此，对于老年男性健康的关注成了泌尿男科医师的重任，老年男性构成了泌尿外科患者的主要来源，泌尿外科医师应该熟悉男性更年期综合征的临床表现，尤其是男性更年期症状的不确定性、非特异性和常常是在不知不觉中出现的特性。1998 年联合国指出，到2050 年 60 岁以上的人口将首次超过 15 岁以下的儿童人口，13个国家 80 岁以上人口将超过总人口的 10%。年龄老化使更多的男性将有机会经历更年期阶段，会给他们的身体和生活带来诸多烦恼和不适，但它是人生旅途的必经之路。因此，全社会应该给予老年男性更多的关怀，提高他们的生活质量，以便更好地发挥他们具有丰富的社会阅历和宝贵的工作经验的优势，让老年人充分发挥余热。过去，无论是从医疗、宣传媒体或男性本身来说，对中老年男性的关注都是不够的。现代的医疗水平和对男性更年期的认识，使我们可以提供一种综合治疗方案，为男性更年期患者服务，同时通过生活方式和心态的调整和对自己身体的珍爱来避免衰老过程中人为的加快，防止或减少男性更年期综合征的产生，使已经患有该病的患者，尤其是具有明显更年期症状的男性及各种疾病状态下合并更年期症状的男性治疗效果得到改善，使其晚年生活不至于遭受更多的痛苦。

当前男科学发展的一个重要动向，是从单纯以疾病为主导走向，以健康为主导的男科学，其重要任务之一就是树立男性生殖健康的整体观，全面关注男性的身心健康问题。中老年男性在其生命的旅途中存在着这样一个特定的生命阶段是无可争议的事实，属于一种身心健康问题，并严重地影响了部分中老年男性的生活质量，尽管在现代学术界对男性更年期综合征的认识存在着某些分歧，但无论最终是否将其确定为一种独立的疾病，还是仅属于年龄老化相关的生理过程，关注中老年男性的身心健康都应该成为男科学研究和发展的新领域，并可以有效预防、延缓或减轻男性更年期综合征的出现及其对中老年男性生活质量的影响，从而改善其生活质量。

③男性更年期综合征目前存在的主要问题

目前，有关男性更年期综合征的科学研究还存在许多内在的问题，如不可避免地需要较长的临床研究周期；有多种病因和多种临床表现存在；目前的医学诊断男性更年期综合征的方法限定于临床症状和生化分析，尽管比较简单，但在结果的解释上还存在一定的困难；诊断方法费用过高，需要将其降低到可以进行大规模普查所能负担的限度；需要研究更加科学、准确的诊断（男性更年期综合征的辅助临床症状和体征）问卷；目前治疗手段比较有限，主要集中在雄激素补充方面；在使用雄激素治疗男性更年期综合征时，不仅应该单纯分析激素生化水平改变，还应该观察男性更年期症状对睾酮补充的多方面复杂的治疗效应等。男性更年期综合征是一种十分复杂的问题，难以明确诊断、难以合理地治疗，临床医学和药理学的联合介入将在男性更年期综合征的治疗中大有前途。Wick 等在 2000 年引起争议的综述性文章认为，加强对老化和更年期阶段的密切关注有益于社会，并提出了一些具体研究方案和个人观点。尽管一些学者对其观点还有争议，但是他的许多观点是有价值的，提供了今后有意义的研究方向和蓝图，与以往那些紧紧围绕雄激素所进行的各种流行病学、内分泌生物学、雄激素作用是明显不同的。

由于男性更年期综合征的临床症状没有特异性，容易与很多疾病相互混淆，如肺结核、风湿、晚期肿瘤、老年抑郁、阿尔茨海默病等，应该认真鉴别。此外，中老年阶段也是许多疾病高发阶段，各种疾病合并性腺功能低下的患者将会加重各种原发疾病的症状和体征，激素补充治疗可以使多数患者的生活质量得到不同程度地改善，以体能症状和精神心理症状改善最明显，有助于其原发疾病的康复，可以将其看作是共病来一体化治疗。研究者和医务人员需要加强对男性更年期的认识，并应该掌握（至少做到了解）目前男性更年期综合征的诊断和治疗的基本情况，这样才能做到科学合理地处理复杂的临床工作。

④有关男性更年期综合征的政治和经济问题

男性更年期综合征是一个相对独立的研究领域，也是一个年轻、极其有可能获得重大突破的新领域，它不仅需要回答和澄清许多医学科学问题，还包括许多社会问题，如谁应该负责解决男性更

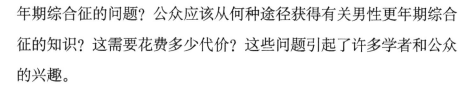

年期综合征的问题？公众应该从何种途径获得有关男性更年期综合征的知识？这需要花费多少代价？这些问题引起了许多学者和公众的兴趣。

近年来，作为一个多学科问题，尤其是人口老龄化问题的加剧，男性更年期综合征问题引起了极大的关注，并引发了各界的强烈反响。目前已经了解到，与其有关的特殊专业学者包括内分泌学家、泌尿外科学家、老年学家、全科医师等，一些社会团体和政府机构也不断地加盟，均有利于在该领域内广泛开展相关研究。

世界范围的人口迅速老龄化，要求在制定相关政策时应该特别关注性问题。同时，由于疾病的进程、对疾病的处理和社会对疾病的反应均存在性别差异，并导致不同的治疗和健康护理。因此 ISSAM 主席 Lunenfeld 教授提出，提高中老年男性的健康水平和预防、降低相关疾病（男性更年期综合征等）的发病率，应该成为许多国家制定健康和社会政策的中心部分。他还指出：应该强调对生命从开始到终结的全过程重视，并关注在生命每一个时期内的适当干预，包括从基因和分子决定扩展到环境、经济、技术和文化的影响力。特定的评价应该包括适当营养的健康生活方式，如适当的锻炼，避免吸烟、酗酒和吸毒，参加社交以保持良好的精神健康，以及包括控制慢性疾病在内的医疗健康护理。能够在制定政策和实际行动中有效做到上述几点，将明显减少健康问题和社会开支，减少病痛，提高老年男性的生活质量，这也是保持老年男性为社会继续做出贡献的基础和前提。

我们应该对围绕男性更年期综合征的众多特殊性问题有所了解，而不应该回避。在完成雄激素治疗费用分析中（主要是治疗ED）结果显示，很少有人会认为睾酮是治疗ED的首选药物，以往使用睾酮治疗ED的作用是过分夸大了，其重要性遭到了质疑，因此从药物经济学角度不太支持采用睾酮来治疗男性ED。但是从改善男性更年期综合征患者生活质量方面来看，睾酮治疗的经济支出是否值得还有待探讨。在进行了充分的TST风险和益处论证后，根据美国国家科学院医学研究所专家组的意见认为，继续进行睾酮治疗的临床试验应该以中小规模进行，来继续探讨睾酮是否对老年男性的健康产生了重要的临床益处。这个委员会建议，只有在这些最初试验结果证明是有益处的领域，才可以考虑进行大规模试验以确定长期TST的风险和益处。遗憾的是，这个医学研究所给出的"指南"意味着，对于老年男性行长期睾酮治疗的有效性和安全性的临床研究结果至少要十年以后才能够获得，而这是指导临床医师具体工作所必须做的。

⑤**男性更年期综合征将来需要研究的领域**

A. 需要大规模的临床研究

到目前为止，还缺乏足够规模的大样本、长周期、随机试验来检查TST治疗对中老年男性的作用，以及TST治疗对中老年男性的潜在危害，如前列腺疾病、心血管疾病等。因此，ISSAM认为，目前对于怀疑存在男性更年期综合征的患者提供诊断、治疗和监测的规范为时尚早。由于存在众多的不确定性和未知因素，学术团体一致认为需要进行大规模的临床研究以解释现存的疑问。对比之下，在对男性更年期综合征的科学认识这个领域里，新闻媒体、制药公司和公众似乎已经走在了学者们的前面。因此迫切需要科学团体尽快拿出睾酮治疗的效益和安全性一致的意见。如果公众不断地增加睾酮的使用，这将为建立 TST 的风险 / 效益比率打下良好的基础，临床医师和患者因此可以根据获得的信息进行有益的选择。目前的研究都还没有大样本的结果，也没有很好地进行系统评价，需要进行大规模针对老年男性 TST 研究，以告知公众和临床医师采用睾酮治疗的真正风险和益处。

B. 需要跨学科的合作

处理男性年龄老化问题需要医学（基础医学和临床医学）、行为学和社会科学等众多方面的通力合作，而在这方面的工作长期以来都被不同程度地忽略，导致力量分散、研究缺乏连续性和全面性，因为缺乏跨学科的合作和缺乏全社会的理解与支持。

C. 需要进行翔实的临床流行病学研究

由于目前对男性更年期综合征的研究资料相对缺乏，还难以准确估计它的实际发病率及内在因素与环境因素对男性更年期综合征的影响，如教育程度、文化背景、精神心理状态、生活方式、健康状况、家庭环境、社会经济情况等。缺乏对男性更年期综合征的发病机制和病理生理过程的了解，以及男性更年期综合征临床症状的复杂多样性且不具有特异性等，都为临床流行病学研究制造了难以想象的障碍。现有的研究结果具有较大的差异，彼此之间难以进行准确的比较，因此该疾病对公共健康事业造成的巨大经济负担、对患者本人的经济负担都还难以准确估计，也难以合理制定相应的研究、普查、诊断、治疗及预防等医疗相关计划。

D. 需要完善其他方面的细节研究

除了需要继续进行大规模的临床研究工作来完善我们对男性更年期综合征的科学、合理的认识外，以下各个方面还需要进一步探讨，致力于这些方面研究的学者将会受到鼓励。

a. 睾酮的测定：需要良好的技术来分析循环内的睾酮水平，尤其是对于临床实验室。在缺乏可靠、标准化的方法学来判定血清睾酮和生物可利用睾酮水平的前提下，确定年龄相关的性腺功能低下的化学和功能方面的改变难以有任何进展。毫无疑问，基础睾酮水平将是确定个体在 TST 中是否获益的主要决定因素。

b. 性腺功能低下的普查试验：必须要发展某种准确的诊断性试验。尽管目前已经有 3 个以上普查问卷正在广泛使用，来判断男性是否存在功能性的性腺功能低下，但是这些问卷还缺乏独立的流行病学诊断价值。还需要建立针对性腺功能低下的量化的普查问卷。

c. 临床试验：许多有关男性更年期综合征早期研究在方法学上都有一定的缺陷，包括研究对象较少；随访时间较短；缺乏在年龄、种族、药物使用及疾病等方面影响因素的对照研究；缺乏标准的报告方法。因此，在进行新的研究时必须在上述的所有方面都加以注意。

雄激素的来源问题也需要仔细考虑，许多学者正在寻找理想的雄激素制剂。目前临床上治疗 PADAM/ 性腺功能低下推荐使用口服十一酸睾酮和睾酮凝胶贴片而不是注射制剂，这是因为前者可以避免睾酮水平的大幅度波动，从而避免超生理剂量的睾酮水平出现；同时在证明安全有效的前提下，十一酸睾酮口服剂和睾酮凝胶贴片是患者所愿意接受的给药形式。理想的雄激素应该是具有组织器官特异性的，它们应该特异性地定位于靶向性的骨、肌肉和脑，而不是前列腺和心脏。一些生物技术公司正在致力于研制开发选择性的雄激素受体调节剂（selective androgen receptor modulators，SARMs），动物实验也已经取得了可喜的成绩。目前 7α - 甲基 -19 去甲基睾酮（7α -methyl-19-nor-testosterone，MENT）正在用于避孕研究，这个合成的雄激素不为 α 还原酶所影响，可能在老年男性中大有用途。DHT 也可以作为睾酮的替代品，因为它并不进行芳香化，对前列腺没有不良反应。

d. 生物学研究：Ⅰ.更好地确定靶组织和器官具有生理或功能方面改变性腺功能低下者的睾酮水平。目前还没有关于不同年龄男性的多数靶组织和器官维持正常生理功能所需要的雄激素（总睾酮和生物可利用睾酮）水平最低限度值。Ⅱ.充分了解在介导生物可利用睾酮对那些靶组织和器官的作用中，睾酮、DHT 和雌二醇（E_2）的相关作用。Ⅲ.确定雄激素受体（androgen receptor，AR）在靶组织和器官中分布的位置和数量，并了解这些情况在老年男性中是否发生了改变。Ⅳ.同时在分子和临床水平上提高我们对年龄相关的组织特异性和敏感性改变和对睾酮治疗剂量反应方面的认识。

需要进行睾酮作用的分子机制研究，包括骨矿物质密度、局部脂肪分布和代谢、肌肉块和肌肉张力、体能表现和功能、认知功能和情绪、性欲和性活动、心血管情况及免疫功能等。对于处在虚弱状态的老年群体的睾酮作用机制研究是迫切需要进行的。

e. 功能解剖学研究：年龄相关的下丘脑－垂体－睾丸轴的改变、精子生成的改变、更年期的机体成分改变、肢体骨骼生长模式的改变、激素受体、细胞凋亡、矿物质需求、钙平衡。

f. 建立实验动物模型：包括细胞模型、大鼠模型、非哺乳类的动物模型、非人类的灵长类模型的多中心多学科的联合研究模型。

⑥展望

希望在今后的临床和科学研究中，能够出现大量的有价值的事实和经验，使我们目前对男性更年期及男性更年期综合征的认识能够逐渐变得清晰和明确，可望通过一种或几种激素的长期补充治疗来改善老年男性的生活质量，推迟、减轻或消除许多男性衰老过程中出现的症状，并帮助我们能够识别一些被我们现在所忽略的某些重要方面的问题，提供规划和设计理解男性老龄化奥秘的方法学和科学工具，让我们更好地去帮助那些迫切需要帮助的中老年男性，改善他们的生活质量，尽量预防那些可以预防的男性更年期综合征的症状，尽量推迟和减少男性更年期综合征给男性带来的痛苦。

（3）将男性更年期综合征确定为疾病或异常的重要性

男性更年期是男性由中年迈向老年的一个转折阶段，是向男性发出的预示信号，表明男性生命的前半部分已经结束，准备过渡到生命的后半部分（是一个"开始的结束"，而不是人们所害怕的"结束的开始"），也是男性由生理上的全盛期开始转入衰老的关键时期，这是自然界生命现象的必然过程，任何男性都要经历这个过程。

所有的老年男性都正在经历或已经经历过更年期阶段，尽管不一定出现临床症状，但具有男性更年期症状的中老年男性并不在少数。据国外研究报道，约 40% 的中老年男性可能会出现不同程度的更年期症状。男性更年期的确是让男性跌入生命低谷的一段特殊时期，尤其是在没有向导和帮助的情况下，它确实非常可怕。如何战胜衰老带来的身心改变，顺利渡过这个转折点，使男性能够愉快的，或至少不太痛苦地进入老年阶段的新生活，是每一个中年男性都无法回避的问题，而且这个旅程没有捷径。

①老龄化是现代社会的普遍现象

随着生活水平和医疗保健水平的不断提高，世界范围内人口平均寿命将普遍延长，全球人口结构也将持续老龄化，加之生育率的下降，人类的平均寿命明显延长。老年人口的比例迅速增长是 20 世纪最重要的社会现象之一，在 21 世纪已经变得越发明显，世界上 60 岁以上的人口将由 1999 年的 5.93 亿（约占总人口的 10%）增加到 2050 年的 19.7 亿（约占总人口的 22%）；65 岁及以上的人口占全球人口的百分数将由 2002 年的 7% 上升到 2050 年的 17%。欧洲人口中将有 25% 左右超过

65岁。根据WHO估计，65岁以上的老年人口将在未来的25年里增加82%，而新出生的人群仅增加3%；65岁以上的老年人口将由1950年的1.2亿（占人口比例的5.1%）增加到2050年的14.4亿（占人口比例的14.7%）。我国的情况更加不乐观，我们国家已经进入老龄化社会，估计到2025年时老年人口所占比例将超过10%。

所有的这些变化来势汹涌、史无前例，急剧增加的人口（尤其是老年人口）注定要带来一系列基本问题，如社会经济保障、健康保健、伦理道德等方面，甚至可以引起世界重大格局的调整，而许多国家的政府部门和相关学者还未曾有时间、精力、远见、决心或勇气来正视这个残酷的现实。

②年龄老化所伴发的疾病或异常明显增加

如何看待年龄老化和衰老还存在争议，如果将老化和衰老看作是某种疾病的话，迟早有一天人们会攻克它。更加重要的是，年龄老化和衰老常与许多疾病的发病率增加有关，如心血管疾病、恶性肿瘤、慢性阻塞性肺疾病、增殖和代谢性疾病（关节病、糖尿病、骨质疏松）、视觉丧失（黄斑退化、白内障）、听力丧失、精神障碍（焦虑、情绪压抑、失眠）、性功能障碍、各种类型的痴呆等，5/6的男性在他们60岁时会罹患上述疾病中的一种或多种。疾病和死亡的主要原因通常都要持续相当长的一段时间才会起作用，包括DNA不断被损伤和修复、骨骼不断被耗损和重建、动脉管壁内不断累积斑块并不断被清除、神经细胞不断死亡并被其他组织所取代等。如果衰退的速度比修复的速度快，损伤将产生症状，健康的组织将消失，最终导致疾病的发生，甚至死亡。

以往由于人均寿命比较短，相对过早死亡，与年龄老化相关的征兆、症状和老年病比较罕见，几乎不能识别或诊断年龄老化相关的疾病，包括男性的内分泌激素缺乏。全世界人口寿命的显著延长是人类意志、耐力和技术发展的胜利，但年龄老化所带来的显著改变是全身各个组织器官功能和结构的衰退，使许多人因此而相继患病和死亡。50岁以后，人类死亡的主要原因是心血管疾病、衰老和肿瘤。许多与年龄老化相关的疾病特征是细胞的退变，包括心肌细胞、中枢神经细胞、免疫细胞的退变。死亡通常发生在退化开始后的20年以后，退化的结果是造成相关疾病不断地出现和反复发生，其中糖、脂肪和蛋白质的代谢失调对组织器官具有明显的不良影响，而这一切均与年龄老化有密切关系。

老年性衰老和疾病现象基本上反映了生命维持系统功能状态的逐渐衰退和枯竭的结果。男性主要的内分泌腺体（睾丸、甲状腺、胰腺、垂体和松果体）所分泌的激素在40岁以后（有些可能发生的更加早一些）逐年减少，相关组织器官的功能逐渐衰退，各种功能异常和年龄老化性疾病不断增加。WHO预测，年龄老化所伴发的相关疾病将明显增加，患病的人群数量也将增加，尤其是许多老年性疾病，包括阿尔茨海默病、糖尿病、骨质疏松症、视 / 听能力减弱和肌肉骨骼萎缩症等。

变老也许并一定完全是坏事，事情也许会变得更好。有学者提出了活跃老龄化的概念，即指在整个生命中，优化身体、社交和精神健康，从而延长健康寿命的过程。近年来，关注老年性疾病、改善老年人的生活质量已经成为专业人员和全社会的共同责任，并已经成为医学的重要研究领域。世界人口的快速老龄化，需要我们制定出相应有意义的政策和法规来保障中老年人的身心健康，尤其是关注不同性别的健康问题。不同性别人群患病的经历、对疾病和疼痛的反应及对社会反应等都展现出性别的差异，并因此而常常导致不同的治疗方案和保健关注。

③尽早接受男性更年期综合征的存在是非常重要的

控制年龄老化、试图战胜年龄老化带给中老年男性的各种不良后果是全人类的共同愿望。为了更好地防治男性更年期综合征，当今社会已经迎来了男性更年期这个概念被确立和强化的时代。自 2000 年以来，许多学术杂志纷纷发表了有关男性更年期综合征评论性和综述性的文章，在强化现有的男性更年期综合征研究和诊治领域方面的知识是显而易见的，这反映了男性更年期综合征已经成为当代研究领域的一个新热点。有趣的是，与其相关的研究报道却显得比较稀少，这种现象在其他的研究领域中是极其少见的，这可能存在着多种解释，例如：a. 男性更年期是一个刚刚给出明确定义且相对较新的研究领域，并且研究范围跨越了许多专业；b. 男性更年期综合征，尤其是围绕雄激素补充治疗问题已经引起了泌尿学界的广泛争论，存在各种各样的观点和理论，让研究者难以把握和控制；c. 进行男性更年期综合征的研究工作比较困难，它是一种多因素问题，有多种临床表现，且需要花费数年的时间来完成，而一般的动物模型是难以满足实验要求的，人类的一些研究在基础定义方面也难以确定（男性更年期综合征的评价指标和选择的生化标准）。d. 使用雄激素治疗男性更年期综合征 /PADAM 通常是根据一般的需求标准来纠正性腺功能低下者的激素水平，这往往是针对特殊患者的直接需求，而不是或不能肯定改善男性更年期的临床症状，尽管对男性更年期的治疗研究越来越显示出优越性，但目前还缺乏直接的商业氛围，造成了目前还缺乏相应的临床治疗研究和论文。由此看来，目前的男性更年期综合征还是属于新的研究领域，因此迫切需要进行的工作还很多。科学研究应该从基础科学入手，进而过渡到临床工作，当研究和临床经验积累到一定程度后，最终将结果总结成系统知识以满足临床和科研的需要。

男性更年期所伴发的内分泌功能紊乱，必定会或轻或重地引起体内一系列功能系统的平衡失调，使人体的神经系统功能和精神活动状况的稳定性减弱，造成人体对环境适应能力的下降，从而对各种精神疾病和躯体疾病都比较敏感，因此容易出现情绪波动和感情多变，并容易诱发多种疾病。从某种意义上讲，男性更年期综合征与其他年龄老化相关的疾病一样，都属于某种自然选择过程中的非自然结果，并对人体功能造成一定的影响。如果预先对更年期阶段有足够的精神准备和清醒的认识，则在心理上对机体内环境的适应过程会变得很快且容易，从而可以减少或避免许多不愉快症状的发生，平安渡过更年期。

由于男性更年期综合征对男性的影响是具有明显个体差异的，因此被延迟诊断或误诊、误治所带来的后果也因人而异，其中对某些人身心健康的影响可以是巨大的。事实上，这种情况多数没有给予任何治疗，绝大多数男性根本就没有为此做好准备，因为他们对人生这一时期变化的了解太少或根本不了解，在出现多汗、心慌和阴茎勃起障碍等情况时，患者往往会选择默不作声，多数人没有勇气到医院看病，直到男性的配偶或其性伴侣、朋友、子女等将这方面的问题反映给医师，甚至有的也可能没有引起他人的重视。对于这些男性，这种意料之外的生理和心理变化可以引起过分关注及忧虑，常常是非常具有破坏性的，甚至可以成为诱发危机的原因，如果没有一位善解人意的配偶，这些问题可以产生一种极强大的焦灼和怀疑等复杂情感，也因此可导致明显的性挫败感和完全性的 ED，处理不当可能会导致严重的后果。

事实上，很多与男性更年期有关的健康问题，如体质变化、脂肪分布的改变、肌肉无力、认知功能障碍、抑郁症及性功能障碍等，如果医师和男性自身对之有普遍的认识，是能做到早期诊断和治疗的，并有效推迟男性更年期综合征的发病时间、减少发生率、减轻临床症状的严重程度，降低体质衰弱的程度和老年男性对他人的依赖，提高生活质量，并减少医疗开支。与女性相比，男性的健康状况经常受到漠视，使男性在处于亚健康状态和疾病的早期阶段往往未能及时就诊，接受疾病诊治时许多人已经处于疾病的晚期状态，使得治疗费用高，疾病恢复难度更大。因此唤起男性的健康意识非常重要，尽早为这个特殊的生命阶段做好准备，就不会受到或者尽可能减轻更年期带给男性身心的巨大冲击。

参考文献

1. Almehmadi Y，Yassin AA，Nettleship JE，et al. Testosterone replacement therapy improves the health-related quality of life of men diagnosed with late-onset hypogonadism. Arab J Urol，2016，14（1）：31-36.

2. Bhasin S，Brito JP，Cunningham GR，et al. Testosterone Therapy in Men With Hypogonadism：An Endocrine Society Clinical Practice Guideline. J Clin Endocrinol Metab，2018，103（5）：1715-1744.

3. Castelló-Porcar AM，Martínez-Jabaloyas JM. Testosterone/estradiol ratio, is it useful in the diagnosis of erectile dysfunction and low sexual desire. Aging Male，2016，19(4)：254-258.

4. Corona G，Rastrelli G，Reisman Y，et al. The safety of available treatments of male hypogonadism in organic and functional hypogonadism. Expert Opin Drug Saf，2018，17（3）：277-292.

5. DeLay KJ，Kohler TS. Testosterone and the Prostate：Artifacts and Truths. Urol Clin North Am，2016，43（3）：405-412.

6. Hassan J，Barkin J. Testosterone deficiency syndrome：benefits，risks，and realities associated with testosterone replacement therapy. Can J Urol，2016，23（Suppl 1）：20-30.

7. Hisasue S. Contemporary perspective and management of testosterone deficiency：Modifiable factors and variable management. Int J Urol，2015，22（12）：1084-1095.

8. Huo DS，Sun JF，Zhang B，et al. Protective effects of testosterone on cognitive dysfunction in Alzheimer's disease model rats induced by oligomeric beta amyloid peptide 1-42. J Toxicol Environ Health A，2016，79（19）：856-863.

9. Jannini EA，Nappi RE. Couplepause：A New Paradigm in Treating Sexual Dysfunction During Menopause and Andropause. Sex Med Rev，2018，6（3）：384-395.

10. Li H，Zhang X，Wang H，et al. A Chinese Cross-Sectional Study on Symptoms in Aging Males：Prevalence and Associated Factors. Am J Mens Health，2019，13（2）：1557988319838113.

11. Mulhall JP，Trost LW，Brannigan RE，et al. Evaluation and Management of Testosterone Deficiency：AUA Guideline. J Urol，2018，200（2）：423-432.

12. Ng Tang Fui M，Hoermann R，Prendergast LA，et al. Symptomatic response to testosterone treatment in dieting obese men with low testosterone levels in a randomized，placebo-controlled clinical trial. Int J Obes（Lond），2017，41（3）：420-426.

中国医学临床百家

13. Rastrelli G，Maggi M，Corona G. Pharmacological management of late-onset hypogonadism. Expert Rev Clin Pharmacol，2018，11（4）：439-458.

14. Vartolomei MD，Kimura S，Vartolomei L，et al. Systematic Review of the Impact of Testosterone Replacement Therapy on Depression in Patients with Late-onset Testosterone Deficiency. Eur Urol Focus，2018.

15. Wheeler KM，Smith RP，Kumar RA，et al. A Comparison of Secondary Polycythemia in Hypogonadal Men Treated with Clomiphene Citrate versus Testosterone Replacement：A Multi-Institutional Study. J Urol，2017，197（4）：1127-1131.

16. 李宏军 . 进一步关注男性更年期综合征的诊治与研究 . 中华全科医师杂志，2017，16（6）：417-420.

17. 李宏军 . 男性更年期综合征的治疗与预防 . 中华全科医师杂志，2017，16（6）：427-430.

18. 李宏军 . 雄激素与男性生命质量及心理健康 . 中华全科医师杂志，2017，16（8）：585-588.

19. 王晓峰，朱积川，邓春华 . 中国男科疾病诊断治疗指南 . 北京：人民卫生出版社，2013.

9. 规律使用 PDE5 抑制剂治疗 ED 伴 CVD 的研究进展

在 ED 的诊治过程中，不仅要改善患者的勃起功能，还要重视患者同时伴发疾病的预后。现有研究认为，ED 与男性慢性疾病关系密切，其中心血管疾病（cardiovascular disease，CVD）中的冠心病、高血压、高脂血症等，因其与 ED 具有脂代谢紊乱、肥胖、吸烟、糖尿病等共同危险因素，因此两者间常伴随发生。ED 与心血管疾病风险关系密切，ED 作为独立因素能够预测心血管病风险，采用 PDE5 抑制剂治疗改善 ED 伴 CVD 患者的勃起功能的同时，还能够改善心血管疾病的预后，并降低经济支出，提高患者的治疗依从性。

（1）ED 与 CVD 的关系

ED 严重程度与心血管疾病呈一定的正相关性，其作为独立危险因素，可用来预测心血管疾病的风险及心血管事件的发生。与无 ED 人群相比，ED 患者在缺血性心脏病、心衰、周围血管病等心血管疾病方面呈高风险水平；而在 ED 伴有 CVD 人群中，上述心血管疾病的严重性会更高。

在对 ED 与心血管前期疾病评估指标进行 Meta 分析后发现，心血管前期疾病是 ED 和 CVD 的共同发病机制及病因。随着心血管前期疾病的进展，ED 患者心血管事件的相对危险度与非 ED 患者相比会明显升高，去除年龄、吸烟、低密度脂蛋白等相关因素的影响后，上述关系仍然存在。一项为期 10 年纳入 9457 例患者的观察研究显示，矫正危险因素后，患者的 ED 与心血管事件的风险比为 1.25（95% CI：1.02 ～ 1.53，$P=0.04$），而总 ED 与心血管事件风险比达到 1.45（95% CI：1.25 ～ 1.69，$P < 0.001$）。勃起硬度损害程度反映 ED 严重程度，勃起硬度降低与心血管事件风险的升高密切相关，勃起硬度严重降低会大大增加心血管事

件的风险。上述 ED 与 CVD 风险的关系在勃起硬度与 CVD 风险的关系中有了更加直观验证。在 ED 与心血管事件预后方面，首次发生心肌梗死之后有无 ED 及 ED 的严重程度与梗死后活动耐量之间呈负相关。综合以上心血管前期疾病、心血管疾病、心血管事件预后与 ED 的关系，提示 ED 可以间接反映心血管疾病的严重程度，在预测心血管风险及心血管事件中具有重要的地位。

ED 患者的性交频度往往较少，而性交频度也与心血管健康有关，性交频率作为一项独立危险因素会影响心血管疾病的风险。与每月性行为次数 < 1 次相比，性行为每月 ≥ 4 次可以显著减少 CVD 的风险。Hall 等研究发现，性行为频率 1 次 / 月或更少与 CVD 风险上升相关（与性行为 ≥ 3 次 / 周相比），额外校正 ED 状态后这种相关性仍然存在。因此认为，ED 除了作为心血管风险预测因素外，其导致患者性生活频率减少也会增加心血管疾病的风险。

（2）规律使用 PDE5 抑制剂治疗 ED 对伴发 CVD 的作用

对 ED 合并 CVD 的患者，采用 PDE5 抑制剂类药物、阿肽地尔联合酚妥拉明或联合前列腺素 E_1 等抗 ED 药物治疗后，3 年内的总 CVD 风险及心衰事件发生率会显著下降，甚至心肌梗死事件风险超过 3 年也仍然存在低水平。因此认为，抗 ED 治疗可以降低心血管疾病的风险。但有研究结果显示，PDE5 抑制剂抗 ED 治疗可以降低首发心肌梗死患者 33% 的死亡风险（$HR=0.67$，95% CI：$0.55 \sim 0.81$），降低心衰患者 43% 的住院风险（$HR=0.60$，

95% *CI*：0.44 ～ 0.82）；而采用前列地尔治疗 ED，则与心肌梗死的死亡风险没有关系。从以上研究推测，抗 ED 治疗具有降低 CVD 风险并改善 CVD 预后的作用，很大可能归因于抗 ED 治疗药物本身对心血管系统的治疗作用。在治疗 ED 的药物中，PDE5 抑制剂本身就对心血管系统具有一定的保护和改善作用，并在细胞内可以与 cGMP 竞争性结合 PDE，升高细胞内 cGMP 的水平，从而改善血管内皮功能、松弛血管平滑肌、扩张血管等，发挥其改善心血管疾病预后的作用。所以，在采用 PDE5 抑制剂治疗 ED 的同时，药物还能够满足降低 CVD 风险及改善预后的需要。一项关于 PDE5 抑制剂治疗Ⅱ型糖尿病患者的研究报道指出，在既往有心肌梗死的患者中，使用 PDE5 抑制剂与未使用者相比，死亡风险降低约 40%[*HR*=0.61（95% *CI*：0.45 ～ 0.81），*P*=0.001]，而观察期间发生心肌梗死事件的患者中，使用 PDE5 抑制剂的患者较未使用的患者急性心肌梗死的发生率更低，该研究直观地显示了使用 PDE5 抑制剂能够降低心血管疾病风险及改善预后。

（3）规律使用 PDE5 抑制剂治疗 ED 伴 CVD 可全面改善患者的依从性

CVD 类疾病，如高血压、冠心病等的治疗效果依赖于患者良好的依从性，即按照医嘱规定服用药物，而患者对治疗依从性的降低，必然会使药物效果降低，还会引起疾病加速进展、增加并发症的发生率及风险。有关急性缺血性卒中与他汀类药物依从性关系的研究报道指出，在矫正影响因素后，再次发生卒中的风险比随着依从性变差而逐渐升高；在急性冠脉综合征出院患者的研究中，严格遵照医嘱应用 6 个月他汀类药物的患者与依从性差的患者相比，主要不良心血管事件发生率明显降低 (2.7% *vs.* 1.8%，*P*=0.002)。治疗依从性降低除了给患者本身增加疾病负担外，也会增加整体的治疗费用，患者治疗依从性的高低与疾病相关医疗成本的高低有显著负相关性。尽管高依从性患者药品费用会有所增高，但是疾病相关住院率及医疗费用却是下降的，其净值是总医疗费用的降低。因此，CVD 治疗依从性与经济支出之间存在负相关性，提高 CVD 患者的治疗依从性可以降低患者的治疗费用。

① ED、抗 ED 药物治疗与 CVD 治疗的依从性

CVD 的治疗效果和预后均有赖于遵照医嘱规律服用 CVD 药物相关，良好的依从性是保证规律服用药物的前提。CVD 本身及抗高血压、降血脂、抗血小板凝集等心血管药物在长期使用过程中均会出现勃起功能不良，容易引起或者加重 ED，从而造成患者性生活障碍。患者对性功能方面的顾虑使其在服用心血管药物过程中为了维持一定的性生活能力，会在服用药物剂量与频次方面进行一定程度上地调整，甚至中断药物的服用，以此来减少药物对性功能方面的不良反应，这是 ED 患者降低 CVD 药物依从性的原因之一。

勃起硬度与自信心关系密切，勃起硬度的降低会导致男性

自信心的下降。因此，ED 会对患者的自尊、自信和情绪产生显著的负面影响。流行病学研究显示，在怀疑有 ED 的患者中经过临床诊断后，确诊 ED 患者与无 ED 患者相比，其在自尊及自信评分方面的分值更低，并且 ED 患者更容易产生抑郁症状。对于 ED 伴有 CVD 的患者，ED 患者勃起硬度降低无疑会产生负面心理情绪，如自信心下降、自尊心受挫、焦虑、烦恼等，这些负面的精神心理因素会直接影响患者长期服用抗 CVD 药物的动机，对患者 ED 及 CVD 治疗的长期用药依从性产生严重影响，进而降低治疗效果，这是 ED 降低 CVD 药物依从性的原因之二。

在慢性疾病的治疗过程中，任何不利于患者心理因素的因素均会对治疗的依从性产生负面影响，并最终降低疾病治疗效果。心理支持治疗是提高慢性疾病患者药物治疗依从性的重要方法之一，心理支持方法包括治疗咨询、解决困扰问题、鼓舞自信心等，通过改变疾病认知和纠正负面情绪达到减少心理压力及改善心情的效果，从而显著提高患者用药依从性，增强慢性疾病患者自我管理的医疗效果。ED 伴 CVD 患者在进行 CVD 治疗的同时，采用 PDE5 抑制剂治疗 ED 可改善患者的勃起功能，提高性生活水平，增强患者的自信心与自尊心，使患者对生活充满信心。这也属于一种切实有效的心理支持治疗方法，该方法可以使 CVD 患者更加容易接受药物治疗，从而提高药物治疗的依从性，改善 CVD 患者的预后。因此，抗 ED 治疗在 ED 合并 CVD 患者的抗 CVD 长期药物治疗管理中至关重要，毕竟良好的性生活是男人自尊、自信的重要支柱之一，也是维持家庭和谐健康的重要活动。

② PDE5 抑制剂治疗 ED 伴 CVD 可以显著降低经济支出

ED 伴 CVD 治疗总费用包括 ED 相关治疗费用和 CVD 相关治疗费用两部分。而在包括性心理治疗、药物治疗、真空缩窄装置、海绵体内注射（intracavernous injection，ICI）血管活性药物治疗、外科手术治疗等多种 ED 治疗方式中，PDE5 抑制剂作为 ED 的一线治疗药物，能获得满意的 ED 治疗效果，成本效益分析显示，其在 ED 多种治疗方式中的治疗成本最低。根据前述结论，ED 的出现会降低 CVD 患者的治疗依从性，而 PDE5 抑制剂在改善 ED 功能的同时能提高 CVD 患者的依从性从而降低 CVD 相关的治疗费用。Arreola-Ornelas 等研究结果显示，ED 伴有高血压患者行 PDE5 抑制剂治疗 ED 的总治疗费用比未行 ED 治疗的费用低且治疗效果更好，原因可能是 ED 治疗之后提高了患者用药的依从性，进而减少了因 CVD 住院的风险，因此总费用支出下降。另外，在临床实践工作中，为了减少药物的不良反应（ED）会停用或者减少用药量，而成本效果分析之后发现，在这些用药基础上加用 ED 药物治疗的总费用反而比停用或者少用药之后的总费用低，这进一步提示我们，ED 治疗后依从性的提高对于降低总医疗费用支出非常重要。因此，采用抗 ED 治疗方法中最经济有效的 PDE5 抑制剂，不仅可以降低 ED 本身的治疗费用，且所带来的依从性提高也同样会改善 CVD 的预后、降低 CVD 患者的药物治疗费用及住院、抢救等其他医疗支出，使得 ED 伴 CVD 的总治疗费用支出显著降低。

（4）总结

总之，ED 与 CVD 关系密切，在对 ED 伴 CVD 患者的治疗中，采用规律使用 PDE5 抑制剂改善患者勃起功能的同时，还应该关注 PDE5 抑制剂降低 CVD 风险及改善 CVD 预后的问题。到目前为止，尽管泌尿外科和男科医师在 ED 治疗过程中注意到了 CVD 风险，相关的研究报道也逐年增多，并且在采用 PDE5 抑制剂治疗 ED 过程中也发现了其具有降低 CVD 风险及改善 CVD 预后、提高患者治疗依从性、降低经费支出的效果。但 PDE5 抑制剂治疗 ED 改善 CVD 预后的研究中仍有许多问题需要解决，如 PDE5 抑制剂改善 CVD 预后最优用药方案的确定、PDE5 抑制剂治疗 ED 最优用药方案的确定，以及 CVD 专科用药与 ED 专科用药对两种疾病的交叉影响等问题，仍未深入研究，还需要泌尿外科医师、男科医师和心血管病医师协力解决。

参考文献

1. Amano T, Earle C, Imao T, et al. Administration of daily 5ondary Polycytimproves endothelial function in patients with benign prostatic hyperplasia. Aging Male, 2018, 21 (1)：77-82.

2. Anderson SG, Hutchings DC, Woodward M, et al. Phosphodiesterase type-

5 inhibitor use in type 2 diabetes is associated with a reduction in all-cause mortality. Heart, 2016, 102 (21): 1750-1756.

3. Andersson DP, Trolle Lagerros Y, Grotta A, et al. Association between treatment for erectile dysfunction and death or cardiovascular outcomes after myocardial infarction. Heart, 2017, 103 (16): 1264-1270.

4. Banks E, Joshy G, Abhayaratna WP, et al. Erectile dysfunction severity as a risk marker for cardiovascular disease hospitalisation and all-cause mortality: a prospective cohort study. PLoS Med, 2013, 10 (1): e1001372.

5. Cai Z, Zhang J, Li H. Two Birds with One Stone: Regular Use of PDE5 Inhibitors for Treating Male Patients with Erectile Dysfunction and Cardiovascular Diseases. Cardiovasc Drugs Ther, 2019, 33 (1): 119-128.

6. Compostella L, Compostella C, Truong LV, et al. History of erectile dysfunction as a predictor of poor physical performance after an acute myocardial infarction. Eur J Prev Cardiol, 2017, 24 (5): 460-467.

7. Fang R, Li X. Electronic messaging support service programs improve adherence to lipid-lowering therapy among outpatients with coronary artery disease: an exploratory randomised control study. J Clin Nurs, 2016, 25 (5-6): 664-671.

8. Ho CH, Wu CC, Chen KC, et al. Erectile dysfunction, loss of libido and low sexual frequency increase the risk of cardiovascular disease in men with low testosterone. Aging Male, 2016, 19 (2): 96-101.

9. Kim J, Lee HS, Nam CM, et al. Effects of Statin Intensity and Adherence on the Long-Term Prognosis After Acute Ischemic Stroke. Stroke, 2017, 48 (10): 2723-2730.

10. Miner M, Nehra A, Jackson G, et al. All men with vasculogenic erectile

dysfunction require a cardiovascular workup. Am J Med，2014，127（3）：174-182.

11. Osondu CU，Vo B，Oni ET，et al. The relationship of erectile dysfunction and subclinical cardiovascular disease：A systematic review and meta-analysis. Vasc Med，2018，23（1）：9-20.

12. Vestergaard N，Søgaard P，Torp-Pedersen C，et al. Relationship between treatment of erectile dysfunction and future risk of cardiovascular disease: A nationwide cohort study. Eur J Prev Cardiol，2017，24(14)：1498-1505.

13. Vlachopoulos CV，Terentes-Printzios DG，Ioakeimidis NK，et al. Prediction of cardiovascular events and all-cause mortality with erectile dysfunction：a systematic review and meta-analysis of cohort studies. Circ Cardiovasc Qual Outcomes，2013，6(1)：99-109.

14. Xie G，Sun Y，Myint PK，et al. Six-month adherence to Statin use and subsequent risk of major adverse cardiovascular events（MACE）in patients discharged with acute coronary syndromes. Lipids Health Dis，2017，16（1）：155.

15. Zullig LL，Ramos K，Bosworth HB. Improving Medication Adherence in Coronary Heart Disease. Curr Cardiol Rep，2017，19（11）：113.

16. 李宏军 . 勃起功能障碍治疗理念的深化 . 中华男科学杂志，2017，23（4）：291-295.

10. 男性激素避孕方法的研究进展

非计划内的意外怀孕对妇女健康和儿童幸福十分不利，也给家庭和社会都带来了很大的经济负担，不利于全球的人口稳定与身心健康。社会的进步呼吁男性在享受避孕带来益处的同时，也应该同配偶一起承担避孕的责任和风险，而男性避孕方法失败率高、不良反应大、应用不够广泛，还远远没有达到实际社会需求，且难以成为有效避孕方法的选择。近年来的流行病学调查结果表明，在选择避孕措施的决策中，有半数以上的男性愿意承担避孕责任。自从19世纪创建输精管切断术以来，尽管政府和专业技术人员对计划生育工作始终高度重视，且早在20世纪90年代就出现了药物避孕方法，但是男性可采用的避孕方法在安全性、创伤性、有效性、可复性等方面仍然存在许多缺陷，到目前为止还没有一种理想的长效、可复性好、安全的男性节育技术供临床广泛使用。因此，开发安全、有效和可复的男性避孕方法是我们迫在眉睫的任务。

（1）激素避孕的现状

男性避孕药的研究已有数十年的历史，激素避孕药是目前的研究热点，是试验性男性避孕方法中最接近临床应用要求的。研究者对甾体类激素用于男性避孕研究进行了不断探索，一些激素避孕药已进入临床试验，并最有可能过渡到临床应用阶段，已经被评估过的单一制剂，包括十一酸二甲氢龙（dimethandrolone undecanoate，DMAU）、11β-甲基-19-去甲睾酮17β-十二烷基碳酸酯及MENT。新型的孕激素凝胶Nestorone®凝胶及睾酮凝胶的单一制剂避孕的有效性试验也在2018年已经开始，初步研究结果提示，单纯使用激素避孕的有效性可以达到97%～100%，男性激素避孕的广泛应用将在不久的将来成为现实。小规模的研究已经证实男性激素避孕的有效性和可复性，但是其引发的情绪改变、性欲障碍和代谢（胆固醇等）变化，仍然值得关注。当前的激素避孕研究是期望获得一种每日一次常规（非注射途径）给药的方法，这样比较便于使用，患者接受性好。一种复合制剂的新型每日经皮使用的凝胶，使用 6 个月后可以有效抑制精子的发生（精子发生抑制程度达到 < 100 万 /ml），达到 89% 的避孕效果，目前正在多个国家用于避孕研究，并将于 2021 年完成。

①激素避孕的机制

GnRH 的脉冲式释放引发脑垂体 LH 和 FSH 的分泌。LH 通过其在睾丸 Leydig 细胞上的受体刺激睾酮分泌，后者与 FSH 共同作用于睾丸支持细胞和管周细胞从而间接地驱动精子发生过程。由于负反馈调节的存在，给予正常男性超生理水平的外源性雄激素可抑制 GnRH、LH 与 FSH 的分泌，并继发性造成睾丸内的睾酮合成与分泌、精子发生与分化的停滞。外源性雄激素造成精子发生停滞，单独补充 FSH 只能使生精细胞发育到圆形精子细胞阶段，但共同补充 FSH 与睾酮可使生精细胞发育为成熟精子，完成正常精子发生过程。由此可见，虽然 FSH 在精子发生的量化方面发挥了重要作用，但是 FSH 与睾酮协同作用才能诱发或维持正常精子发生过程，男性激素避孕针对的主要环节就是 FSH 和睾酮，通过给予外源性雄激素药物（或与其他抑制剂合用）抑制下丘脑－垂体－睾丸轴的反馈调节，清除睾丸内睾酮，抑制精子发生、降低精子浓度，甚至无精子，从而达到避孕目的。

②激素避孕的效果

值得注意的是，许多成熟的生殖细胞在使用激素进行避孕治疗的早期阶段，仍然可以继续完成它们的成熟与分化过程，因此治疗至少需要数月后才会停止产生活精子。此外，理论上讲怀孕只需要一个活精子，只有在达到无精子的状态下才会认为是实现了满意的避孕效果，然而现在的激素避孕方法还不能在全部的受试者中达到这种绝对无精子的程度。接受激素避孕药物诱导的"严重少精子症"男性仍然有使配偶意外怀孕的风险，在精子浓度＜ 100 万 /ml 的情况下，其怀孕率为每年 0 ～ 1%，所以激素避孕抑制精子发生应该达到这个目标，即精子浓度＜ 100 万 /ml。在男性接受激素避孕后，偶尔会在初期的抑制后，尽管还在持续治疗，但仍然可以产生＞ 100 万 /ml 的精子，这种现象被认定是反弹。精子反弹使得男性避孕变得复杂化，并需要在治疗期间持续接受精子浓度的监测。最后，尽管重建男性的正常精子发生过程需要数个月的时间，男性激素避孕要求完全的可复性，采用这种避孕方式，睾丸应该可以普遍恢复到基线精子产生能力。

③激素避孕的安全性

激素避孕的安全性始终是最关注的问题，目前的临床试验结果均没有超过 3 年的观察报道。激素避孕的不良反应主要来自于较高雄激素的影响，包括痤疮、体重增加、血脂代谢异常、情绪改变等。现有的资料证明，激素避孕的心血管方面是安全的，心血管疾病和血栓性疾病的不良反应很少发现，主要在于进行避孕的绝大多数是青年和中年人，这类的不良反应很少见，但是绝大多数的避孕药研究设计也都很少给予这方面的关注，所以还不是最后的结论。高龄男性具有较高的心脑血管疾病风险，可能不适用于激素避孕，尤其是需要长期进行激素避孕者。

（2）激素避孕的常用制剂

①单用睾酮

避孕机制：通过各种途径给予外源性雄激素药物（包括睾酮、睾酮衍生物和睾酮酯）能够抑制下丘脑－垂体系统的促性腺激素功能，抑制并耗尽睾丸内的睾酮，从而引起精子发生障碍或完全停滞，达到避孕目的，同时可补偿外周血睾酮在维持男性性欲、第二性征及造血和骨代谢方面的作用。

常用药物：在 20 世纪 30 年代首次发现了睾酮可以降低精子浓度。睾酮酯作为避孕药的首次系统临床试验（两项临床试验，多个国际中心参与的每周睾酮注射治疗）研究始于 20 世纪 70 年代。1986—1996 年 WHO 发起并资助了两个大样本、多中心的临床试验，评估每周给予 200mg 庚酸睾酮（TE）肌内注射用于探究男性避孕的安全性、有效性和可复性，世界上已有数千名志愿者参加了睾酮酯作为避孕药的临床研究，结果 98% 的参与者达到无精或严重少精（$\leqslant 3 \times 10^6$/ml），2% 治疗失败（未能达到足够抑制精子发生的作用），1.7% 发生精子反弹和 1.4% 的非意愿性怀孕，避孕效果达到近 95%，并可以提供安全有效的避孕达 12 个月，明确了男性激素避孕药的可行性及指导男性避孕有效性研究的指南。国内开展的两项长期注射睾酮的男性避孕研究也取得了一致的结果。但是，每周注射 TE 的接受性差，存在治疗失败和反弹的案例，睾酮的药代动力学也不是十分理想。

十一酸睾酮酯（testosterone undecanoate，TU）注射液比 TE 的半衰期明显延长，500mg 和 1000mg 的 TU 一次注射可以维持正常血药浓度 50～60 天而无早期爆发性释放。一项 WHO 资助的针对中国人群的多中心临床Ⅱ期试验显示出良好的避孕效果：500mg 每月注射 1 次，经过 6 个月的抑制期，299/308 例达到无精或严重少精（$\leq 3 \times 10^6$/ml）；进入显效期的 296 例对象中，无精或少精者无一例妊娠，有 6 例观察对象的精液内再次出现精子，其中 1 例发生妊娠；总有效率为 94.8/100 人年；试验对象停药后 12 个月内恢复正常精子发生；没有严重的不良反应，认为对于正常中国男性每月注射 500mg 或 1000mg 的 TU 能够产生有效、可逆的精子发生抑制而无严重不良反应。为了增大样本和 TU 的暴露时间，进一步评价注射 TU 的长期安全性、避孕效率和可行性，WHO 和政府资助了在我国实施的Ⅲ期临床试验，包括 2 个月的对照组、30 个月的治疗期（6 个月的抑制期和 24 个月的维持期）及 12 个月的恢复期，治疗期内每月注射 500mg 的 TU，来自中国 10 个临床中心的 1045 名志愿者被纳入试验，持续使用率为 85%，方法学失败率为 6/100 人年，避孕失败率为 1.1/100 人年，结果表明，给健康已生育男性每月肌内注射 500mg 的 TU 是安全、有效、可复、可靠的避孕方法，且没有严重的不良反应。这项研究使得男性激素避孕又向前迈进了一大步，但是仍然有一些局限性必须给予充分考虑，包括对心血管、前列腺、行为方式等长期用药安全性的影响。德国一家制药厂对TU注射剂型进行了改良，用蓖麻油替代茶籽油作为溶剂，开发出更长效释放的TU注射剂，该剂型已用于男性雄激素－孕激素复方避孕研究。

DMAU是一种新型口服避孕药物（可以通过长效肌内注射途径给药），因含有十一酸酯（一种长链脂肪酸，能减缓药效失效），每日只需要给药一次，其独特之处在于可以结合到雄激素和孕激素受体上，使其成为具有口服单一制剂的男性激素避孕药物。初步的人体试验已经证明了短期使用DMAU的安全性和良好耐受性，不会影响性欲，也不会对生殖能力产生无法逆转的伤害。

将睾酮或MENT制成皮埋制剂，植于腹部皮下发挥长久药效，可取得类似TE的效果。MENT在体内不转化成 5α-DHT，从而减少了对前列腺的潜在风险。目前正在开展 I 期临床试验对MENT的一年抗生育效果进行评估。

一些选择性的SARMs对精子发生具有与外源性雄激素相似的药理作用，口服具有生物活性，且存在雄激素受体特异性，对前列腺作用轻微，没有甾体激素相关的不良反应，对下丘脑－垂体－睾丸性腺轴影响很小或无影响。

②睾酮与孕激素配伍

由于雄激素和孕激素联合使用可以得到更加有效抑制精子发

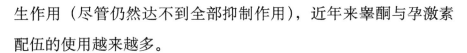

生作用（尽管仍然达不到全部抑制作用），近年来睾酮与孕激素配伍的使用越来越多。

避孕机制：为缩短起效时间，增强避孕效果，降低睾酮（testosterone，T）用量以减少其潜在不良反应，20 世纪 70 年代开始，睾酮与各种孕激素组合的避孕研究倍受关注。睾酮与孕激素合用可通过其各自独立的负反馈调节来抑制下丘脑－垂体系统促性腺激素（FSH、LH）的分泌，抑制精子发生，继而使精子发生停滞，具有协同或叠加的抑制效果，成为最有前景的配伍。这种配伍可减少联合用药中 T 的用量，而生理水平的 T 浓度可起替代作用。这样可使受试者避免暴露于超生理水平的雄激素中。无论是减低雄激素暴露量，还是增加用药间隔都可减少与雄激素有关的不良反应，降低大剂量雄激素长期应用的风险。此外，某些孕激素还可在睾丸水平上直接影响精子发生，通过竞争抑制 T 和 DHT 与雄激素受体的结合发挥抗雄激素作用，导致精子发生停滞。

常用药物：已有文献报道，TU 和孕激素作为复方制剂使用时能更有效地抑制精子发生。近年来的研究结果还表明，睾酮与 19- 去甲睾酮、乙酸赛普隆、左旋炔诺酮、地索高诺酮、长效醋酸甲孕酮、庚酸炔诺酮合用，总的避孕效果强于单用睾酮，且可逆性好，不良反应轻微。

③睾酮与 GnRH 类似物配伍

避孕机制：GnRH 类似物联合雄激素可以获得快速且高

效地抑制精子发生作用。下丘脑 GnRH 类似物包括其激动剂（GnRH-A）和拮抗剂（GnRH-At）两类，通过垂体促性腺细胞膜上的 GnRH 受体发挥作用，两者亦可阻断促性腺激素（FSH、LH）的释放，继而影响精子发生，但是两者的作用机制截然不同。与内源性 GnRH 不同，给予外源性 GnRH-A 后可在初始的 1～2 周内刺激促性腺激素（FSH 和 LH）的释放，继而导致 GnRH 受体的下调节作用，抑制 LH 和 FSH 的合成与分泌；而给予 GnRH-At 后，可即刻与内源性的 GnRH 竞争结合受体，抑制促性腺激素的合成与释放。作为避孕药，两种 GnRH 类似物均使 FSH 和 LH 分泌降低、T 合成受阻，从而使精子发生停滞。但要适量和适时地补充 T，不宜补充大剂量 T，也不宜与 GnRH 类似物同时给药，应延迟补充 T，否则会减弱类似物抑制精子发生的效果。

常用药物：GnRH 激动剂用药初期可刺激 FSH 和 LH 释放，一段时间后通过下调 GnRH 受体而阻断两者释放。与睾酮配伍，仅使 30% 受试对象精子浓度低于 5×10^6/ml，20% 获得无精子症，长期多次用药效果较单次强，联用的时机与效果密切相关。

GnRH 拮抗剂可直接阻断垂体受体而抑制 FSH 和 LH 分泌。与 TE 配伍可迅速发挥明显的抑制精子发生作用，而后单用小剂量 TE 即可维持抑制精子发生作用和外周血睾酮浓度。

GnRH 类似物都需每日注射用药，且价格昂贵，因此难以广泛开展。近年来，国外正在研发非肽类 GnRH 类似物，希望获得

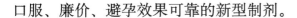

口服、廉价、避孕效果可靠的新型制剂。

④激素类免疫避孕

避孕机制：GnRH 免疫原通过其特异性抗体可以消除内源性 GnRH，抑制促性腺激素的合成与释放，阻断睾酮的合成与分泌，从而抑制精子发生。因此，GnRH 免疫必须和外源性雄激素合用，以维持性功能和第二性征及代谢等方面的作用。抗 FSH 免疫原可以特异性地中断内源性 FSH 的生物作用而影响精子发生，但不影响 LH，因此睾丸内的睾酮合成与分泌不受影响，不需要补充外源性睾酮。

理论上，利用精子的抗原性启动免疫反应，达到避孕目的是可行的。但制备避孕疫苗、主动免疫宿主存在两个困难：a. 精子的发生、成熟和受精是生命的进化过程，蕴涵着生殖和免疫系统复杂的交互作用，极易受到干扰和破坏；b. 免疫反应程度不易掌握，可能激发严重的自身免疫。近年来有学者倡导被动免疫，认为被动免疫不会激活自身免疫，且反应强度和时间可控。人类精子抗原系统隐蔽而复杂，分离和制备难度较大，如何提高女性生殖道中抗体滴度也是亟待解决的难题。

常用药物：研究发现，以附睾分泌的精子包被抗原，如 CD52、抗受精抗原 -1、DE、P26h/P34H 制备的抗体免疫动物有一定的抗生育作用。单克隆抗体、杂交瘤和 DNA 重组技术是寻找和制备新避孕疫苗的有力工具。

（3）展望

世界人口的快速增长使得人类对安全有效避孕方法的需求越来越高。与女性相比，男性的有效避孕方法还仅限于避孕套和输精管结扎，而激素避孕正在成为男性避孕的重要途径，早期的研究已经证明其安全有效，但是还需要加强研究。现有的研究已经发现雄激素－孕激素的联合避孕效果良好，但是还缺乏长期研究及上市产品。

参考文献

1. Behre HM，Zitzmann M，Anderson RA，et al. Efficacy and Safety of an Injectable Combination Hormonal Contraceptive for Men. J Clin Endocrinol Metab，2016，101（12）：4779-4788.

2. Khourdaji I，Zillioux J，Eisenfrats K，et al. The future of male contraception：a fertile ground. Transl Androl Urol，2018，7（Suppl 2）：S220-S235.

3. Long JE，Lee MS，Blithe DL. Male Contraceptive Development：Update on Novel Hormonal and Nonhormonal Methods. Clin Chem，2019，65（1）：153-160.

4. Page ST，Amory JK. Male hormonal contraceptive-are we there yet. Nature Reviews Endocrinology，2018，14（12）：685-686.

5. Thirumalai A，Page ST. Recent Developments in Male Contraception. Drugs，2019，79（1）：11-20.

6. Wang C，Swerdloff RS. Male hormonal contraception. Am J Obstet Gynecol，

2004，190（4 suppl）：S60-S68.

7. Zitzmann M. Would male hormonal contraceptives affect cardiovascular risk. Asian J Androl，2018，20（2）：145-148.

8. 查树伟 . 激素避孕现状 // 黄宇烽，李宏军 . 实用男科学 .2 版 . 北京：科学出版社，2015：672-677.

9. 李宏军 . 男性激素避孕方法研究进展 . 国际生殖健康 / 计划生育杂志，2010，29（5）：340-342.

11. 先天性双侧输精管缺如患者临床特点的研究

先天性双侧输精管缺如（congenital bilateral absence of the vasa deferens，CBAVD）占男性不育症的 1% ～ 2%，占无精子症的 15% ～ 20%，是引起梗阻性无精子症的重要原因之一，也是利用现代生育技术可以有效解决患者生育问题的疾病。国内调查与国外文献报道基本相似。王瑞等在 2010 年调查了 2775 例男性不育症，从中筛查出 74 例 CBAVD 患者，占不育症的 2.6%。陈斌等在 2015 年调查了 356 例无精子症患者，发现 49 例 CBAVD 患者，占无精子症的 13.7%。

研究发现，CBAVD 与囊性纤维化病（cystic fibrosis，CF）（一种常染色体隐性遗传疾病）的关系较密切，与囊性纤维化跨膜转运调节物（cystic fibrosis transmembrane conductance regulator，CFTR）基因的突变有关。CF 典型的临床表现之一就是男性伴有先天性双侧或单侧输精管缺如，并造成梗阻性无精子症，研究报道有 95% 的 CF 患者伴有 CBAVD。根据 CBAVD 的临床表现及其与 CF 的关系，可将其分为两种临床类型：第一类患者无典型的 CF 表现，多数因男性不育症而就诊，少数在体检时偶然发现；第二类患者具备典型的 CF 表现，多表现为慢性肺部疾病或胰腺外分泌功能不足，实验室检查发现汗液电解质浓度升高，此类患者通常在早年即可被确诊。通常 CBAVD 患者的男性第二性征发育良好，主要表现为双侧阴囊段输精管缺如，并造成患者的生育困难。由于发生率低及关注度不够，CBAVD 患者在男性不育门诊求治时常被忽视，甚至漏诊、误诊，给患者带来不必要的检查和治疗，还可能延误治疗，值得关注。

对于男性生殖系统发育异常相关的疾病，人们更多地关注其对生育的影响及结局，由于 ART 及单精子卵泡浆内注射（intra-cytoplasmic sperm injection，ICSI）技术的进步，CBAVD 患者的生育结局良好，可以经过 PESA 直接获取精子，并通过 ICSI 获得后代。所以，对 CBAVD 患者的疾病研究有所忽视。虽然也有一些零散的遗传学分析研究，如 *CFTR* 及 *ADGRG2* 基因分析，编著者也据此获得三项国家自然科学基金（2014 年，利用外显子组测序技术识别先天性输精管缺如新基因；2016 年，先天性输精管缺如的全基因组拷贝数变异研究；2018 年，*ADGRG2* 基因变异导致先天性输精管缺如的分子遗传机制研究）和一项北京自然科学基金（2016 年，先天性双侧输精管缺如患者 *CFTR* 基因研究及其对生育结局的影响）的资助，但是均难以深入。究其原因不仅在于 ICSI 的进步，还在于缺乏对疾病临床特点的关注。一切的遗传异常均应该与临床表型进行紧密的结合，所获得的遗传异常发现才有意义和价值。而表型异常是必须要首先加以明确的，这也是我们开展 CBAVD 患者生殖系统发育研究的动力和资料信息来源。遗憾的是，对于 CBAVD 患者的临床特点研究，既不深入，也不全面，大样本研究文献报道更是少见，显然对 CBAVD 的研究还仅仅局限于肤浅的表面观察，需要加强。此外，也应该加强患者遗传学风险的警示，对于那些拟进行 ART/ICSI 解决生育问题的 CBAVD 患者，其后代可能携带 *CFTR* 基因突变及患病（甚至可能是威胁生命的疾病）的风险。现将 CBAVD 患者的临床特点综述如下。

（1）CBAVD 与睾丸发育

多数文献报道，CBAVD 患者体检时双侧睾丸触诊容积正常。5% 的 CBAVD 患者可合并隐睾，CF 患者合并隐睾的概率是 3.2%，略超过 1 岁男孩中隐睾的发病率（0.8% ～ 1.0%）提示 CBAVD 可能与隐睾的发生有关。

（2）CBAVD 与附睾发育

临床上多采用经阴囊超声评估附睾发育情况，该检查可以较理想地显示 CBAVD 患者附睾的解剖结构变异，包括附睾管的多发扩张、附睾不同部位的缺如。江利等在 2012 年应用超声检查 38 例 CBAVD 患者，其中 36 例患者存在双侧附睾头部扩张、附睾体部和（或）尾部缺失。乔迪等在 2005 年调查 CBAVD 患者 40 例，其中合并双侧附睾体、尾缺如 25 例，一侧附睾体、尾缺如 9 例，附睾体、尾部缺如者，附睾头部均有不同程度地增大；杨黎明等在 2008 年应用超声分析了 380 例 CBAVD 患者的附睾，其中 752 个附睾存在声像图异常，异常比率为 99%（752/760）。其中 694 个附睾头异常，包括 418 个附睾头回声杂乱伴扩张，276 个单纯扩张。717 个附睾体部声像图异常中，391 个附睾管扩张，103 个附睾体部缺失，223 个出现截断征。737 个附睾尾部声像图中，411 个附睾管扩张，326 个附睾尾部缺失。

（3）CBAVD 与精索静脉

研究发现 CBAVD 患者可合并精索静脉曲张。Havasi 等在 2010 年报道的 108 例因不育而就诊的 CBAVD 患者，超声发现双侧精索静脉曲张者 4 例，左侧精索静脉曲张者 24 例。江利等在 2012 年应用超声检查 38 例 CBAVD 患者，发现 4 例患者合并左侧精索静脉曲张。邱毅等在 2006 年调查了 78 例 CBAVD 患者，经超声检查发现精索静脉曲张患者 27 例，发生率占 34.6%。

（4）CBAVD 与射精管发育

CBAVD 可合并射精管发育不良。Lotti 等在 2015 年发现 CBAVD 患者中，至少 50% 合并双侧射精管缺如。江利等在 2012 年调查了 38 例 CBAVD 患者，发现 2 例患者合并射精管囊肿。

（5）CBAVD 与精囊发育

CBAVD 患者精囊发育情况的研究差异较大，主要与采用的技术方法有关，利用经直肠超声（transrectal ultrasonography, TRUS）评估精囊的发育情况比较直接和准确。TRUS 可发现精囊发育不全或不发育（前后径小于 7 mm）、精囊囊肿（＞ 5 mm）、输精管发育不全、慢性前列腺炎（前列腺钙化灶、不均质）和射精管梗阻（常伴有精囊扩张，精囊前后径＞ 15 mm）。杨黎明等在 2008 年应用 TRUS 分析了 380 例 CBAVD 患者，全部患者中有 369 例的 726 个精囊声像图异常，异常比率为 96%（726/760）。其中 275 例双侧精囊缺失，12 例一侧正常对侧缺失，10 例一侧发育不良对侧缺失，3 例出现双侧扩张，69 例一侧精囊局部有畸形结构，对侧缺失；乔迪等在 2005 年调查了 CBAVD 患者 40 例，合并双侧精囊缺如或发育不良 15 例（37.5%）、一侧精囊缺如或发育不良 17 例（42.5%）、双侧精囊扩张 1 例、一侧精囊扩张 2 例，5 例无明显异常。

（6）CBAVD 与肾脏发育

CBAVD 可合并肾脏发育不良或缺如，但各种文献报道的发生率有较大差异。Weiske 等在 2000 年调查了 105 例 CBAVD 患者，其中发现合并肾脏缺如的发生率为 11.8%；乔迪等在 2005 年调查了 CBAVD 患者 40 例，肾脏发育均正常；邱毅等在 2006 年调查了 CBAVD 患者 78 例，经超声检查确定单侧肾脏缺如 2 例，发生率占 2.6%；商学军团队在 2018 年进行的荟萃分析纳入了 23 项研究，结果发现一侧输精管缺如的患者发生肾脏异常的危险性（发生率 22%）高于 CBAVD 患者，与 CBAVD 患者相比，其发生肾

脏异常的 *OR*=4.85，且与 *CFTR* 基因突变无关。

（7）CBAVD 合并其他疾病

CBAVD 患者腹股沟疝的发病率约为 13%，与 CF 患者的 15% 接近。

（8）CBAVD 患者的精液特征

精液常规化验是诊断 CBAVD 的重要步骤，该类患者精液常规最主要的特征是 pH 低于正常（平均值为 6.5）、精液量较少（平均值为 0.95ml）、精液中无精子；王瑞等在 2010 年发现，与正常对照组相比，CBAVD 患者的酸性磷酸酶、精浆锌的差异无统计学意义，说明 CBAVD 患者的前列腺分泌功能是正常的。CBAVD 患者多数合并精囊缺如，精囊腺分泌液决定着精液的量、果糖和酸碱度，故而 CBAVD 患者的精液量和果糖浓度明显低于正常对照组，其 pH 呈酸性。

α- 葡萄糖苷酶是中性葡萄糖苷酶和酸性 α- 葡萄糖苷酶的混合物，中性 α- 葡萄糖苷酶主要来源于附睾上皮细胞，是附睾的特异性酶和标志性酶，而酸性 α- 葡萄糖苷酶主要由精囊腺所分泌，前列腺和尿道腺体也有少许分泌。因而在精液总量均减少的 CBAVD 患者中有一定浓度的 α- 葡萄糖苷酶，但 α- 葡萄糖苷酶浓度和总量均明显低于正常对照组。

（9）CBAVD 患者的生殖激素特征

目前对于 CBAVD 患者生殖激素水平的测定多评估外周静脉血 FSH、LH、泌乳素（prolactin，PRL）、T 和 E_2 含量。血液

FSH 水平的测定，可作为临床上诊断 CBAVD 时无创伤的诊断指标，FSH 可以反映睾丸的生精潜能，CBAVD 患者的睾丸发育基本正常，其下丘脑－垂体－睾丸轴正常，临床观察发现 CBAVD 患者的生殖激素水平基本正常。

（10）CBAVD 患者的 ART 生育结局

对于 CBAVD 患者合并的生殖系统以外的异常，本部分不做相关讨论，仅就其对生殖功能的影响进行分析，这类患者的治疗目的主要是解决生育问题。由于该疾病是一种无法重建的先天性精道畸形，以往多采用人工授精的方法帮助患者的配偶怀孕。Moni 等在 1992 年曾尝试采用人工贮精池，也被称作人工异质精液囊，联合宫腔内人工授精（intrauterine insemination，IUI）的方法治疗 CBAVD，治疗 4 例患者，1 例患者配偶妊娠，该研究样本例数较少，治疗效果不佳。

随着微创取精技术的发展，从 CBAVD 患者的附睾或睾丸中获取精子进行辅助生殖治疗，可解决 CBAVD 患者的生育问题。Silber 等在 1998 年报告了采用经皮穿刺附睾抽吸精子（pereutaneous epididymal sperm aspiration，PESA）技术从附睾头部抽取精子结合体外受精．IVF 治疗 CBAVD 成功获得临床妊娠。但随后的研究发现，采用附睾精子实施 IVF 的卵子受精率较低，最终获得的临床妊娠也不理想。而与 IVF 技术相比，ICSI 技术治疗 CBAVD 患者的生育问题具有较高的卵子受精率（IVF：45%；ICSI：85%）和临床妊娠率（IVF：5%；ICSI：47%）。王磊光等在 2006 年采用 PESA 技术从 64 例 CBAVD 患者收集精子，10 例采用 ICST 技术，4 例妊娠，周期妊娠率为 40%。研究认为，CBAVD 患者微创取精的质量与 ICSI 的成功率有直接关系，而来自附睾头部的精液质量最佳。研究发现，CBAVD 患者的年龄对获取精子的数量、活力和正常精子形态有直接影响，是影响 ICSI 成功率的关键因素。目前暂无文献对于 CBAVD 患者后代的遗传与发育情况进行报道，尚需要长期的观察和研究。

综上所述，先天性双侧输精管缺如在男性不育门诊中并不少见。体格检查、超声检查、精液常规及精浆生化测定是诊断 CBAVD 的基本方法。查体时阴囊触诊是诊断 CBAVD 的基础和关键。通过触诊阴囊，可以了解是否有精索静脉曲张、输精管发育及走向是否正常等。超声对睾丸和附睾的大小、肾脏及精囊腺的发育情况可以加以明确。精液常规及精浆生化测定对 CBAVD 的诊断具有重要价值。通过微创取精结合 ICSI 技术可解决 CBAVD 患者的生育问题，但欠缺对其后代的遗传与发育情况的相关研究。希望通过本节内容提高医师对于 CBAVD 患者临床特征的认识，重视诊断，减少临床漏诊及误诊的发生。

参考文献

1. Cai H, Qing X, Niringiyumukiza JD, et al. CFTR variants and renal abnormalities in males with congenital unilateral absence of the vas deferens (CUAVD):

a systematic review and meta-analysis of observational studies. Genet Med, 2019, 21 (4): 826-836.

2. de Souza DAS, Faucz FR, Pereira-Ferrari L, et al. Congenital bilateral absence of the vas deferens as an atypical form of cystic fibrosis: reproductive implications and genetic counseling. Andrology, 2018, 6 (1): 127-135.

3. Li H, Wen Q, Li H, et al. Mutations in the cystic fibrosis transmembrane conductance regulator (CFTR) in Chinese patients with congenital bilateral absence of vas deferens. J Cyst Fibros, 2012, 11 (4): 316-323.

4. Yang B, Wang X, Zhang W, et al. Compound heterozygous mutations in CFTR causing CBAVD in Chinese pedigrees. Mol Genet Genomic Med, 2018, 6 (6): 1097-1103.

5. Yang B, Wang J, Zhang W, et al. Pathogenic role of ADGRG2 in CBAVD patients replicated in Chinese population. Andrology, 2017, 5 (5): 954-957.

6. Yuan P, Liang ZK, Liang H, et al. Expanding the phenotypic and genetic spectrum of Chinese patients with congenital absence of vas deferens bearing CFTR and ADGRG2 alleles. Andrology, 2019, 7 (3): 329-340.

7. 陈斌, 王鸿祥, 胡凯, 等. 无精子症精确诊断分型的临床应用分析. 中国计划生育和妇产科, 2015, 7 (1): 14-17.

8. 杨彬, 李宏军. 先天性双侧输精管缺如的十大临床特点. 中国男科学杂志, 2016, 30 (1): 67-69.

男科疾病诊疗新理念

从某种角度来看，男科疾病的表现其实就是一个症状。从病名上看，男性不育、勃起功能障碍、早泄、不射精、逆行射精、男性更年期综合征、慢性前列腺炎、性腺发育异常等，描述的都是（一个或一组）症状，而引起这些"症状"的因素千差万别，且可以合并存在，疾病的所谓诊断无非是患者和临床医师都愿意给疾病确定一个名称而已。此外，确定疾病名称也便于医师对疾病的分类和管理。但是疾病给患者带来的麻烦与病名之间又常常不对等，即在许多情况下，疾病的诊断病名并不能完整地体现患者的实际情况或真实感受，更加难以满足患者的诊治需求。

其他专业疾病是以治疗疾病、改善脏器功能，甚至是挽救生命为主要目的，由于诸多男科疾病的特点，决定了其治疗的独特性，绝大多数男科疾病的治疗目的几乎都是控制症状和改善生活质量，当然患者也可以不接受治疗而决定忍受（接受）疾病带来的结果（后果）。为了实现治疗男科疾病的目的，许多治疗手段是对症开展的。而男科疾病又与环境因素、生活方式、人际关系（尤其是夫妻关系）、精神心理状态、社会因素等密切相关，所以治疗男科疾病一般需要多举措并行，也就是综合治疗，并且以症状为导向，这就是男科疾病治疗的新理念，并且在本章节介绍的主要疾病中均有体现。

12. ED 的临床诊治

ED 发病率高，尤其是人口老龄化使 ED 患病率有增加的趋势，严重损害了男性生殖健康。近年来，ED 的多学科研究取得了长足进步，经尿道给药和外用药物、阴茎海绵体血管活性药物、非侵袭性的负压助勃装置（vacuum erectile device，VED）、血管重建术和静脉阻断术及可膨胀性阴茎假体（inflatable penile prosthesis，IPP）植入快速发展，尤其是口服 PDE5 抑制剂的广泛使用，使 ED 成为泌尿男科疾病中最快速发展的领域之一。尽管 ED 的诊治手段很多，但诊疗水平差距过大，而且不够规范，诊断检查有扩大化趋势，误诊、误治广泛存在，而常用治疗方法在有效性、安全性等方面存在诸多缺陷，仍然难以满足临床工作的需求，需要规范诊治行为，并不断探索新的治疗理念。

（1）ED 临床规范化诊治

①对 ED 定义的再认识

关于 ED 的定义有许多版本，虽然大同小异，却存在一定差异，且在不断变化，给临床工作和实验研究带来不利影响。明确区别正常性功能和需要医疗帮助的 ED 十分必要，因此应该对 ED 进行精确定义。目前普遍接受的概念是，ED 是指不能达到和（或）维持足够的阴茎勃起以完成满意的性交。由于概念中没有明确界定勃起障碍的发生频度和持续时间，Segraves 等在 2010 年建议将 ED 定义为"不能获得和维持足够的勃起来完成性交，或在 75% 的性交过程中勃起程度降低，且持续至少 6 个月"。

②诊断 ED 的方法要有选择性

通过病史询问、体格检查、实验室检查及特殊检查，已能较客观而准确地对各种类型的 ED 进行诊断与鉴别诊断。

为了有效地帮助患者选择恰当的治疗决策，临床医师应该首先全面了解患者的既往患病史和性生活史。在医师指导下进行问卷调查，以达到客观评估患者的性功能状况。IIEF-5 在临床诊断 ED 过程中广泛应用，结果具有稳定、可靠、一致、有效鉴别等特点，已成为诊断 ED 的标准工具和疗效判定标准，患者可根据过去 6 个月内情况进行回答，并通过最后评分给出客观评估。

自 20 世纪 80 年代以来，大量的生理检测方法用于诊断 ED。利用各种阴茎勃起的血流动力学检查（双功能彩色多普勒超声检查、夜间勃起功能检测、药物诱发勃起功能检测等），选择阴茎动脉、静脉造影、各种神经功能检查方法（体性感觉诱发电位、肌电图测定球海绵体反射等），可以对 ED 给出客观诊断，有利于辨别心理性或器质性 ED。但是，随着 PDE5 抑制剂的出现，无论器质性和功能性 ED 几乎都可以获得一定疗效，使传统诊断方法使用率大大减少，盲目地选择大而全的诊断策略没有必要，可根据诊疗目的针对性地选择某些常规检查，而许多种类的特殊检查主要用于口服药物治疗无效而需实行相应有创治疗者，或患者要求明确 ED 病因及涉及法律与意外事故鉴定等情况，如夜间勃起监测已被公认可用于鉴别心理性和器质性 ED，阴茎双功能多普勒超声是检测血管功能的简单而有效的手段，而对于神经性 ED 的诊断多采用排除法诊断。

③ ED 规范化治疗的重要性

治疗 ED 的新目标与新理念：在国内外普遍将 ED 治疗目的定位于完成满意性生活的基础上，国内许多男科同仁提出并接受了 ED 治疗的新目标，即 ED 是可以治疗的疾病，甚至是可以治愈的疾病。ED 的治疗转归应该包括治愈、好转和无效三种结局。对于青壮年男性且没有明显其他严重危害性健康疾病的 ED 患者，绝大多数是可以实现彻底治愈目标；对于许多老年男性 ED 患者，尤其是同时合并一些慢性疾病者，选择最佳的药物治疗策略及其他方法临时性地解决性生活问题并不难实现；对于少数合并严重心血管、内分泌等系统疾病的 ED 患者，需要探索更加具有针对性和有效性的治疗方法。

对于多数 ED 患者的治疗，恢复自主勃起及不依赖药物作用进行性生活是其理想目标，将治标和治本进行有机整合可望获得满意疗效，男科同仁鼓励医师追求摆脱 ED 的根治性治疗，临床和基础研究已经证实小剂量 PDE5 抑制剂治疗有一定优势，可改善阴茎海绵体平滑肌的氧供和血供、改善血管内皮功能、减少海绵体平滑肌细胞的纤维化和凋亡、增加夜间勃起，有望治愈心理性 ED，恢复患者的自主性勃起，并得到 2010 年 EAU 指南推荐。对于 PDE5 抑制剂按需治疗无效的难治性 ED 患者，也可尝试长期小剂量 PDE-5 抑制剂治疗。

在 PDE5 抑制剂治疗改善性生活中，维持阴茎勃起和增加勃起硬度的作用哪一个更加重要，一直存在争议。Claes 等在 2010 年的研究证明，西地那非改善性生活的作用主要是由其勃起硬度所致，其对勃起的维持作用至少有一半是由于勃起硬度所驱使，因此获得合适的早期勃起硬度是治疗 ED 的重要目标。

ED 已经成为制约男性生殖健康及整体健康的重要障碍，与心血管疾病、内分泌疾病、代谢疾病、精神心理疾病等密切相关，在治疗其他器官和系统疾病时应更加关注对勃起功能的保护。因此，某些学者提出了 ED 治疗的新理念，即 ED 是一种疾病，ED 患者的康复需要有计划、按疗程进行系统治疗；强调综合治疗和对诱发 ED 原发疾病的有效控制，包括改善内皮功能、营养神经血管、纠正性腺功能低下、精神心理支持（增强自信心、打消对勃起的顾虑等），将有助于患者恢复勃起能力、根治 ED。

国内外专家共识治疗 ED 的常用方法：治疗 ED 需要显著改善阴茎勃起，并达到满意性交的生理需求。首先要纠正勃起功能障碍的危险因素，积极治疗原发疾病，然后才是对症治疗。目前，基于循证医学证据的对症治疗方法选择，得到广泛的认同和支持。现代医学的飞速发展，已经为治疗 ED 开辟了广阔的空间。与十几年以前相比，现代有着众多的治疗方法和手段可以选择，主要包括方便易行的口服药物（PDE5 抑制剂）、经尿道给药和外用药物（前列腺素 E_1 乳膏）、ICI、VED、血管重建术和静脉阻断术及 IPP 植入。此外，心理治疗和综合治疗在 ED 患者康复中也具有重要作用。

A. 药物：口服药物是 ED 患者首选治疗方法。选择性 PDE5 抑制剂为 ED 的一线治疗药物，通过选择性抑制 PDE5 作用，阻断性刺激后释放的一氧化氮（NO）诱导生成的 cGMP 降解，舒张动脉血管平滑肌，增强阴茎勃起功能，有效率约为 70%。Hatzichristou 等在 2005 年的研究发现，PDE5 抑制剂按需治疗失败的重要原因多是用药方法不当所致，接受西地那非治疗的患者中有 50% ～ 80% 没有得到正确用药指导，对初次接受西地那非治疗无效患者给予正确指导后可使 30% ～ 50% 的治疗无效患者转变为有效。因此，在确定按需 PDE5 抑制剂治疗失败前，应该明确患者是否正确用药。Eardley 等在 2010 年分析了药物治疗 ED 的有效性、耐受性和安全性。结果发现，只要没有禁忌证，3 种 PDE5 抑制剂（西地那非、伐地那非和他达拉非）在药物的有效性、安全性和耐受性方面与阿扑吗啡没有显著差别；海绵体内注射前列腺素 E_1 是 ED 的二线治疗方法；而尿道内给予前列腺素 E_1 的有效性差于海绵体内注射前列腺素 E_1。

B. 手术：阴茎血管重建术治疗血管外伤后 ED 患者成功率

较高，如腹壁下动脉－阴茎背深动脉血管重建术只要选择合适的对象，治疗动脉性 ED 安全有效。阴茎静脉阻断术的目的是要在阴茎勃起状态时减少静脉回流量，但目前还没有一个治疗静脉瘘十分理想的手术方法，除了单纯性严重的静脉瘘可以行手术治疗外，一般采取其他的方法解决问题。近年来，IPP 植入技术已经有很大改进，可选择的假体种类繁多，主要取决于患者的意愿和经济情况，几乎可以使所有的严重 ED 患者获得满意性交。Hellstrom 等在 2010 年的研究认为 IPP 适用于其他疗法失败或不接受其他疗法的器质性 ED 患者；器质性 ED 患者对 VED 反应良好，尤其适用于对海绵体内血管活性药物效果不佳的患者；前列腺癌根治术后单纯使用 VED 的疗效不佳的患者，VED 联合 PDE5 抑制剂可以改善患者的性满意度；阴茎血管手术治疗青年单纯骨盆外伤等因素导致的阴部内动脉狭窄的患者疗效满意，而血管手术还需要深入研究，尤其是静脉瘘手术，目前不推荐手术治疗。

④展望

随着科学技术的进展，各种现代的诊断技术大量用于客观评价人类性功能，器质性因素在 ED 病因中的重要性越来越被人们重视。尽管如此，人类的性活动是涉及很多方面的复杂生理过程，往往是心理性与器质性因素相互作用和影响，治疗应综合考虑。普及现有的临床技能，提高一线医师的诊疗水平，建立和推广标准的 ED 诊疗规范，是男科工作者需要认真思考的重要课题。

（2）ED 的治疗新理念

对于 ED 患者，目前可选择的治疗方法较多，包括性心理治疗、口服药物、负压式辅助装置、经尿道内给药及海绵体内药物注射、假体植入手术治疗等。尽管方法众多，但是直到 PDE5 抑制剂的出现，才使 ED 的治疗出现革命性的变化。便利的口服给药途径、满意的治疗效果、良好的安全性，以及经济上可负担，使得 PDE5 抑制剂成为公认的治疗 ED 的有效药物，并分别被 WHO、EAU 及 AUA 指南确定为一线治疗药物。但是，在经过多年 PDE5 抑制剂治疗过程中发现，治疗的有效率难以进一步提高，且有较高的治疗失败率和终止率。许多研究结果表明，对 PDE5 抑制剂治疗"无反应"的常见原因主要为药物的不合理应用，常见的有：未接受足够性刺激；未服用足够剂量；不合理的性交时间；单剂量给药及缺乏由低到高的推荐剂量等。如何有效突破治疗瓶颈，是急待探索和总结的重要问题。现将 ED 深化治疗的有关理念综述如下。

① ED 的规律治疗：至少 8 次的用药尝试

没有接受足够次数的尝试治疗成为 PDE5 抑制剂治疗失败的常见原因。任何疾病的治疗都存在一个疗程问题，关于 ED 的治疗疗程探索经历了较为复杂的过程，最初以"一次给药，完成满意性生活"为治疗目标，并确实在多数患者中获得了较为理想的疗效。逐渐发现，增加药物治疗次数可以提高有效率，但是尝试多少次最为理想，仍然存在争议。一项关于 1276 例 ED 患者接受西地那非治疗的前瞻性的随机对照双盲研究，结果发现接受西地那非治疗的 ED 患者，性交成功率随着用药次数的增加而上升，并在用药 8 次（成功率达 86%）后保持基本稳定。在轻度 ED、中度 ED 患者（*n*=372）或重度 ED 患者（*n*=248）中，同样观察到性交成功率随着用药次数的增加而上升，并在用药 8 次治疗后保持稳定，成功率可分别达到 85% 和 65%。所以，为保证足够的疗效，应给予 ED 患者 PDE5 抑制剂的规律治疗，且保证至少 8 次的用药尝试。

②追求 ED 治疗的最大疗效：标本兼治

由于 ED 的病因比较复杂，任何对男性勃起过程的不利因素都可能导致 ED，包括疾病、药物、环境、人际关系等。若能针对 ED 发生的病因进行干预，纠正其病理生理过程，达到所谓的"治本"，这是我们所期待的，在 2010 年的 EAU 关于 ED 治疗的指南中也曾经阐述，ED 治疗的目的是通过整体方法来治愈患者的症状。所以，去除病因，达到"治本"的目的是 ED 患者合情合理的诉求，长久以来医师也是一直这样坚持治疗 ED 的。目前对于 ED 患者所采取的调整内分泌激素水平、改善阴茎血管内皮功能、基因治疗，以及中医补肾调理等，都属于"治本"范畴。然而，单纯的"治本"疗效不佳，绝大多数 ED 患者难以获得满意疗效。

对于 ED 的治疗，迅速纠正其不佳的勃起状态，重振对自主勃起的信心，使患者迅速恢复正常的勃起状态并完成性生活，这是至关重要的，也就是所谓的"治标"。目前在临床中比较常用的"治标"方法包括口服 PDE5 抑制剂、假体植入手术等，其中口服 PDE5 抑制剂具有有效、安全、使用便利、经济可负担等优势而广为使用，并成为 ED 的一线治疗选择。

多项临床研究发现，通过"治标"后，容易实现"治本"的目的，即部分患者勃起功能可以恢复正常。在一项为期 10 周的开放性临床试验中，入选了 93 例 ED 患者和 94 例非 ED 的健康志愿者，比较西地那非（25 mg、50 mg 或 100 mg）治疗前后 ED 患者与正常人群的自信心差异，结果发现药物治疗后 ED 患者恢复正常自信心。Sommer 等采用西地那非治疗 ED 患者，12 个月后有 67% 的 ED 患者勃起功能恢复正常；停药 1 个月后，60% 的患者勃起功能仍保持正常；停药 6 个月后，58% 的患者勃起功能仍保持正常。

上述现象通常会被认为是由于患者勃起能力改善后自信心增加的结果。近来的研究证实，临床常用的 PDE5 抑制剂也可通以过一定的作用机制达到"治本"目的。在一项纳入 134 名 ED 患者的开放性、随机、多中心、交叉对照的 ENDOTRIAL 研究中，观察到了 PDE5 抑制剂治疗 8 周对 ⅡEF - 5 评分及阴茎血流指标的改善，而且西地那非是唯一可以改善阴茎血流指数的 PDE5 抑制剂。对于冠状动脉硬化性心脏病患者，西地那非可以显著改善血管内皮功能，使小动脉缺血后反应性充血显著增加，内皮依赖性血流显著增长。西地那非还可以改善糖尿病患者的血管内皮功能。实验证实，长期小剂量应用西地那非可以修复大鼠受损的血管内皮生长因子（vascular endothelial growth factor，VEGF）系统。Vignozzi 等观察到，切除双侧海绵体神经后的大鼠发生阴茎缺氧及纤维化，采用免疫组化探针观察阴茎的缺氧情况，并给予口服西地那非 25mg/kg，结果证明 PDE5 抑制剂可显著改善阴茎的缺氧情况。

由于一次失败的性经历容易导致 ED 并使其持续存在，进而必定会使伴侣关系紧张，而一次失败的治疗将更加让患者不堪忍受。标本兼治可以实现最大疗效，是 ED 治疗的核心与灵魂。

③关注导致 ED 的原发疾病：ED 的共病 / 慢病

中老年男性是许多慢性疾病（即慢病）和 ED 的高发人群，而许多慢性疾病及其治疗方法常常与 ED 的发生相关，可能成为 ED 的病因或危险因素，并与 ED 同时存在，成为难治性 ED 和预后不佳的原因，将其与 ED 看作是共病，则更为可取，在诊疗过程中给予充分的全面考虑，可能获得理想的治疗效果，如 ED 与糖尿病、高血压、冠心病、焦虑与抑郁症、性腺功能低下等的关系尤为密切，因此这些患者也就成为 ED 的重点筛查人群。在泌尿外科及男科常见疾病中也有较高的合并 ED 发生率，如前列腺癌抗雄激素治疗后、慢性前列腺炎 / 慢性盆腔疼痛综合征、BPH 及 TURP 后、尿道损伤成型后及男性不育等。

在针对这些 ED 共病 / 慢病患者的治疗中，除了有效控制和治疗原发疾病外，合理应用 PDE5 抑制剂同样可取得较好的疗效。研究证实，服用 PDE5 抑制剂可促进行保留神经前列腺根治术的患者恢复勃起功能。一项研究发现，尿道损伤后 ED 的发病率为 95.12%，在尿道成形术后其发生率没有显著变化，而应用西地那非治疗尿道成形术后 ED 则有着显著的疗效，其成功率约81%，且与患者的年龄无关。

④关注 ED 治疗的人文环境：伴侣的作用

2010 年的一项关于中国中年夫妻婚姻幸福感的网络调查研究发现，＞25%的丈夫和52%的妻子认为目前的性生活不理想，约 1/3 的中年夫妻认为目前的夫妻关系不够理想，超过八成被调查者表示性生活满意度直接影响婚姻生活幸福，有近30%的丈夫和43%的妻子表示受到 ED 的困扰，是性生活不和谐的主要原因。ED 虽然是男性的一种性功能障碍，但它会对女性伴侣的性体验和生活质量造成严重的负面影响，而女性对于这个问题的关注和态度又会反过来影响男性患者的求医和治疗行为，女性伴侣在 ED 诊治中的作用不容忽视。

实际上，关注 ED 治疗中的伴侣因素，还可以扩展到那些能够参与到对 ED 诊疗产生一定影响的其他人员，如夫妻双方的父母、兄弟姐妹、亲朋好友、同事等，这必将进一步扩大了 ED 诊治的人文环境理念。

⑤追求 ED 治疗的理想目标：初论 ED 的治愈

能否治愈 ED 的纷争由来已久。2000 年，西地那非在我国上市，其治疗口号是"帮助男人完成满意性生活"。医学专家普遍回避"治愈"理念：一些医师认为 ED 不能治愈，一些医师没有底气治愈 ED，许多医师不知道什么叫"ED 治愈"。但是，绝大多数 ED 患者不接受"治标"的一次性行为，而坚持追求治愈，这个合理诉求理应得到关注。来自 PDE5 抑制剂销售的市场信息反馈发现，在那些停止药物治疗的患者中，部分患者是因为已经完全康复而不再需要使用抗 ED 药物。

如果将 ED 看作是一个症状，则使用 PDE5 抑制剂完成满意性生活就足够了；如果将其看作是一种疾病，自有其发病原因和机制，也有疾病的转归和康复。通过去除或控制原发疾病，消除潜在危险因素，则完全可以达到彻底康复的目的。越来越多的学者坚称 ED 是一种疾病，是可以治疗的，甚至是可以治愈的疾病。ED 的转归包括治愈（青壮年男性且没有明显其他严重危害性健康疾病的 ED 患者，部分人是可以实现彻底治愈目标）、好转（完成性生活，许多老年 ED 者，尤其是同时合并慢性疾病者，期望彻底摆脱 ED 不太现实）和无效（少数合并严重系统疾病的 ED 患者，现行的治疗手段难以满足患者的要求，需要探索更加具有针对性和有效性的治疗方法）。

PDE5 抑制剂是目前临床上常用的药物，通过小剂量每日给药方式可改善患者的勃起状态。Padma-Nathan 等的安慰剂对照临床试验对术前有性能力在行保留神经的根治性前列腺切除术后 4 周的患者每日西地那非治疗 9 个月，在停药 8 周（术后 1 年）后 27% 的患者获得自发勃起，而对照组仅有 4%。Sommer 等用为期 1 年的前瞻性、随机对照试验比较每日按需服用西地那非治疗 ED，76 例患者（平均年龄 47 岁）随机分为每日服用西地那非 50mg、按需服用西地那非 50 mg 或 100 mg，每组治疗 12 个月时，用 IIEF 评价疗效，结果每日给药组有 60% 的患者恢复自然勃起（IIEF 评分 ≥ 26），而按需组中仅为 10%。

采用现有的治疗方法，可以成功地治愈部分 ED 患者：①心理性 ED；②青年男性的损伤性的动脉性的 ED；③内分泌性 ED（性腺功能低下、高泌乳素血症）。ED 治愈的判断标准存在较大争议，选择什么判断工具（自我感觉、IIEF、配偶感觉）和判断指标都没有结论。实际上，我们应该理性看待 ED 的治愈标准，ED 的治愈 ≠ 永远恢复满意性交 ≠ 任何情况下都能够性交成功，而且不同年龄的治愈标准应该有所差异！在具体工作中，我们应努力探索治愈概率较高的预期指标，如年龄小、没有合并疾病、性观念开放、ED 病情轻微、心理因素评估良好、女性伴侣积极配合等。

参考文献

1. 李宏军，杨彬. 勃起功能障碍治疗理念的深化. 中华男科学杂志，2017，23（4）：291-295.

2. Li H，Bai G，Zhang X，et al. Effects of Two Different Dosages of Sildenafil on Patients With Erectile Dysfunction. Am J Mens Health，2017，11（3）：525-530.

中国医学临床百家

3. Li H, Gao T, Wang R. The role of the sexual partner in managing erectile dysfunction. Nat Rev Urol, 2016, 13 (3)：168-177.

4. Li HJ, Kang DY. Prevalence of sexual dysfunction in men with chronic prostatitis/chronic pelvic pain syndrome：a meta-analysis. World J Urol, 2016, 34 (7)：1009-1017.

5. Moon KH, Ko YH, Kim SW, et al. Efficacy of once-daily administration of udenafil for 24 weeks on erectile dysfunction：results from a randomized multicenter placebo-controlled clinical trial. J Sex Med, 2015, 12 (5)：1194-1201.

6. Mulhall JP, Brock G, Oelke M, et al. Effects of Tadalafil Once-Daily or On-Demand vs Placebo on Return to Baseline Erectile Function After Bilateral Nerve-Sparing Radical Prostatectomy-Results from a Randomized Controlled Trial (REACTT). J Sex Med, 2016, 13 (4)：679-683.

7. Rubio-Aurioles E, Reyes LA, Borregales L, et al. A 6 month, prospective, observational study of PDE5 inhibitor treatment persistence and adherence in Latin American men with erectile dysfunction. Curr Med Res Opin, 2013, 29 (6)：695-706.

8. White ID, Wilson J, Aslet P, et al. Development of UK guidance on the management of erectile dysfunction resulting from radical radiotherapy and androgen deprivation therapy for prostate cancer. Int J Clin Pract, 2015, 69 (1)：106-123.

9. Zhang X, Yang B, Li N, et al. Prevalence and Risk Factors for Erectile Dysfunction in Chinese Adult Males. J Sex Med, 2017, 14 (10)：1201-1208.

10. 李宏军，黄宇烽. 实用男科学. 2版. 北京：科学出版社，2015.

11. 李宏军，李汉忠. 应加强勃起功能障碍临床诊治的规范化. 中华泌尿外科杂志，2011，32 (3)：157-159.

13. 男性不育症的治疗策略

流行病学调查结果表明男性不育症的发生率有增加趋势，而相关基础研究明显滞后，从而引起了人们对男性生殖的忧虑，但同时也唤起了专业医师极大的治疗热情。对于有明确病因的患者采用对症、对因治疗的策略，而对于无明确病因的患者都面临众多选择。实际工作中出现了许多令人鼓舞的治疗进展，但同时也带来了大量的问题，使男性不育症的治疗成为一个迫切需要规范和深入研究的问题。

男性不育症是多病因、多因素性疾病，对治疗的反应存在明显的个体差异。采用现代的治疗技术，几乎可以使所有严重男性不育症患者获得后代，其中通过药物或手术治疗等常规办法可以使 1/3 ～ 1/2 的不育男性获得配偶的自然妊娠与生育能力；对于那些常规治疗无效的患者，可以采用辅助生殖技术解决生育。

（1）基本治疗方法

①充分关注常规办法

对于初次就诊者，尝试简单、经济、方便的家庭内治疗，如规避不利因素、放松心情等，在家里尝试自然怀孕。还可通过咨询发现不育的潜在原因，采用改善不良生活方式可以使患者恢复自然生育能力。同时，教给患者基本的生育常识、指导性生活、把握女性排卵期进行性交等，均有助于受孕。自我调整对生育能力有明显不良影响的精神心理因素也可以作为医师的辅助治疗。

②**药物治疗**

针对男性不育症的治疗药物种类很多，均为经验性治疗，目的是通过提高精子能量、参与精子的代谢过程、提高精子或精液内某些酶的活性、改善精子生存环境，以提高精子数量并增强精子活力。常用药物如下：

A. 抗雌激素：枸橼酸氯米芬通过竞争性抑制雌激素对下丘脑和垂体的负反馈性抑制作用，促进 GnRH、FSH、LH 分泌，启动和维持精子发生，改善精子计数、精子活力和精子形态，尤其是当血清 FSH、LH 或睾酮低下或在正常范围偏低时效果较好。

B. 雄激素：小剂量雄激素治疗可显著改善少弱精子症患者的精液量、精子浓度、活动力及存活率，提高果糖浓度，从而提高配偶的妊娠率。但一项对 11 个随机对照研究循证分析结果认为，低剂量雄激素治疗在精液质量和妊娠率上与安慰剂或无治疗对照组比较无差异，睾酮反跳疗法也无差异且有不良反应，认为没有足够的证据支持使用雄激素治疗特发性男性不育症。

C.GnRH 和 FSH：由于促性腺激素及 GnRH 在精子发生中起重要作用，许多人探索使用 FSH 及 GnRH 等治疗特发性少精子症，但目前尚无结论性意见。预测 FSH 疗效的具体标准，如生殖内分泌激素水平、睾丸发育情况、FSH 受体基因及其多态性等相关因素还需深入研究。

D. 芳香化酶抑制剂：芳香化酶可以将睾酮及其他雄激素转化为雌激素，后者可对促性腺激素释放激素具有负反馈性抑制作用，口服睾内酯、阿那曲唑等芳香化酶抑制剂可以阻止此过程。动物实验证明，芳香化酶抑制剂可显著改善精子发生，降低精浆雌二醇水平，提高睾酮浓度，使无精子症的狗产生精子。

E. 其他药物：溴隐亭、血管舒缓素、己酮可可碱（pentoxifylline，PF）、叶酸、锌制剂、α受体阻滞剂、甲状腺素、类固醇激素、前列腺素合成酶抑制剂（消炎痛）、生长激素、抗生素、多种维生素、中草药等，均可能通过多种作用环节改善精液质量，但疗效有待评价。

氧化应激造成的精子膜损伤和 DNA 断裂，可诱发精子功能障碍和形态异常，并最终导致男性不育症，或导致子代异常。因此，降低氧化应激的抗氧化治疗成为精子对抗氧化损伤的重要保护形式，具有抗氧化应激作用的药物，如左卡尼汀、辅酶 Q10、谷胱甘肽、番茄红素、生育酚等，已广泛用于男性不育症的治疗。

临床上治疗选择药物的主要依据是精液质量分析结果，针对精子发生、成熟和获能的多个环节，选择 3～4 种药物联合应用。根据精子生成周期，多数学者将疗程确定为 2～3 个月，如果获得了预期的治疗效果，则可以继续治疗；反之则建议根据精液质量复查结果调整治疗方案。如果合理治疗＞6 个月无效，需选择进一步的治疗措施，经验性治疗不应该超过 6～12 个月。

欧洲泌尿协会针对具体药物治疗效果，仅认为氯米芬或他莫昔芬联合十一酸睾酮有效。循证医学的经验提示，单独使用药物的治疗效果不佳。合理选择药物组合的综合治疗，1～2 个疗程可以使 60% ～ 80% 患者的精液质量有显著性改善，但其配偶的妊娠率仅为 30% 左右。

③手术治疗

手术治疗目的是促进精子发生（精索静脉高位结扎手术、隐睾症手术、垂体瘤手术等），排放（输精管吻合术、附睾－输精管吻合、射精管切开等）和直接获取精子（睾丸活检、睾丸或附睾穿刺），是患者获得自然生育的最后机会。

A. 精索静脉曲张手术：以往认为，精索静脉曲张伴有男性不育和精液质量异常，同时基本排除其他影响因素，就是手术治疗的适应证。精索静脉曲张伴有男性不育者进行手术后，可显著降低精子 DNA 的氧化损伤，并增加精浆抗氧化能力。精索静脉曲张高位结扎手术可以加强非梗阻性无精子症和严重少精子症患者的精子发生作用。但由于该病与男性不育的关系十分复杂，疾病进展速度具有个体差异，是否需要治疗及如何治疗成为争论热点。

B. 睾丸活检术：活检常用方法包括开放活检、细针穿刺、活检枪等。但是，睾丸活检有创伤，且容易诱发免疫性不育。近年来，由于生殖内分泌激素测定及精浆生化指标的测定，有助于判断睾丸功能状态和生殖道阻塞情况，尤其是显微受精技术的广泛应用，需行睾丸活检的病例已寥寥无几。

C. 输精管吻合手术及输精管附睾吻合显微手术：传统的输精管吻合手术与显微外科输精管吻合手术都广泛使用，是手术结扎输精管患者生殖道复通的首选方法，其中输精管显微外科吻合手术复通率可高达 90%，但复孕率随着结扎时间延长而降低。近年来，输精管附睾吻合显微手术逐渐开展，但尚未普及，技术水平有待提高。

D.射精管梗阻的诊治：尽管射精管梗阻是罕见的，发生率为 5/370，但却可以通过经尿道切除射精管手术治疗。随着经直肠超声及 MRI 的广泛应用，与不育相关的射精管异常更容易被发现和诊断。近年来，人们更加关注对部分性和功能性的射精管梗阻诊断。

E.直接获取精子：尽管取精技术本身对 ART 治疗成功率似乎没有影响，但对非梗阻性无精子症患者的理想获取精子方法目前还缺乏随机对照研究，现有的资料也难以得出确切的结论。目前的证据表明，显微解剖睾丸精子抽取（microdissection testicular sperm extraction，MD-TESE）比传统的睾丸精子抽取（TESE）的优越性仅表现在唯支持细胞综合征，可以发现灶状的活跃生精区域；与细针睾丸抽吸取精后的并发症比较，MD-TESE 似乎是最安全的技术。对于睾丸发育不良的患者，在排除那些不可治疗的遗传异常因素之后，采用显微取精联合稀少精子冷冻技术，近年来获得了长足的进步，而且越来越成熟，在临床治疗非梗阻性无精子症中广泛使用，显著扩大了 ART 的有效治疗范围，解决了一部分类似情况患者的生育问题。

④辅助生殖技术成为最后保障

人类辅助生殖技术（ART）是指通过对卵细胞、精子、受精卵、胚胎的操作处理，最终达到治疗不育的系列技术，也称为医学助孕技术。它们或是创建便于精子与卵子会合的捷径，或是建立有利于精卵结合的优越环境。

A. 精子体外处理技术：精子体外处理方法很多，每一种方法都有自己的优缺点和相对严格的最佳适应证。常规技术包括精子筛选技术（稀释与洗涤、精子泳动、密度梯度离心）和精子代谢的体外生化刺激（咖啡因、茶碱、己酮可可碱、激肽释放酶和2-脱氧腺苷）。精子体外处理可配合辅助生殖技术筛选精子，还可直接用于人工授精。

某些精子尽管其外观形态正常，但部分精子可能具有凋亡细胞特征，成为 ART 受精率低和着床率低的重要原因，而冷冻复苏后诱发的精子凋亡也是造成精子质量低下和 ART 失败的重要原因。因此需要探索分子精子制备技术。利用磁活化细胞分离器将死亡和凋亡精子分离，改善精液质量和冷冻复苏率，可能有助于提高 ART 治疗成功率。

B. 人工授精：治疗性的人工授精，也称为供精人工授精（artificial insemination by donor，AID）是最古老的男性不育症治疗措施。随着 ART 和体外受精技术的广泛开展，使得 AID 的需求量显著下降，但 AID 仍然是治疗某些男性不育症的适当方法，尤其是对于那些经过多周期 IVF/ICSI 失败，或睾丸操作也难以获得精子的患者。

宫腔内人工授精在男性不育症的治疗中有重要价值。Randall

等发现，延长精液运输时间的患者仍然可以获得良好的宫腔内人工授精治疗结果，因此 IUI 允许患者在家庭内收集精液，这极大地方便了患者并具有较大的隐私性，尤其适用于使用 Gn-hCG 治疗的女性。对于特发性不育患者来说，单次 IUI 的治疗妊娠率与两次 IUI 无显著差异；对于男性因素不育患者来说，两次 IUI 较单次 IUI 显著增加妊娠率，分别为 24.93% 和 11.34%。在治疗男性因素不育症时，与其他 ART 技术比较，尽管 IUI 的损伤小、费用低，但其有效性还缺少系统和全面的客观评估，难以有结论性意见。

C. 体外受精－胚胎移植与卵细胞胞质内单精子显微注射：体外受精－胚胎移植与 ICSI 已被广泛用于治疗男性不育症。尽管男性原因不育的夫妻 IVF 受精率（49%）较女性原因的低（76%），但胚胎移植开始后，受孕率却相似。青年 IVF 患者发生较高比例的反复着床失败与男性不育症、ICSI 低受精率及优质胚胎较少有关。

采用 ICSI 治疗不育症仍然存在许多潜在问题，如从遗传学、方法学、生长发育和临床角度来说，还存在优良精子的选择、注射技术的改进、ICSI 对受精和胚胎发育的影响及 ICSI 生育后代的健康问题等。相关研究报道不断出现，需要不断更新认识，如电镜检查精子超微结构的结果与 IVF 结果相关，并可以解释某些 ART 失败的原因；畸形精子症通常不影响 IVF 的主要观察指标，该类患者不需要进行 ICSI，但需要深入研究来明确不同的精子形态和生化参数在 IVF 中的重要性；严重少弱畸形精子症患者的冷冻保存精子 ICSI 妊娠率低（11.1%），而新鲜精液的妊娠率达到 35.3%。随着精液质量的降低，受精和卵裂率、胚胎质量、囊胚发育率均显著降低，但临床妊娠率和着床率与精液质量关系不大，似乎精子质量低下仅在很早期的阶段（胚胎基因组活化前）对胚胎发育产生不良影响。

（2）男性不育症的治疗原则

有学者强调，设计良好的随机对照临床研究对男科疾病治疗方法的评价很重要。除非这个治疗方案在临床对照研究已经证实它的有效性，否则不应该在临床中作为常规做法，尤其是在 ART 技术获得巨大成功的今天。所以，男科医师在临床实践中应该遵循以下原则。

①配偶年龄决定治疗原则

在对影响生育的年龄因素方面，女性年龄因素对生育潜能有较大影响。研究发现，年龄的增大是造成妊娠率降低的最主要因素，女性年龄的增加与流产发生率及胚胎染色体异常率的攀升关系密切。因此，对配偶年龄＜ 30 岁者，仅进行基本的检查和生育咨询；30 ～ 35 岁者，全面检查和特别关注；＞ 35 岁者，应该进行全面系统检查，并积极寻求新技术帮助。年龄的增长意味着女性的生育潜能显著降低，所以在决定治疗方案时，尤其是否期望等待药物治疗男性患者而期望自然怀孕时，女性年龄因素特别重要。

②综合治疗与个体化原则

男性不育症是由多种致病因素共同作用的结果，存在明显的个体差异。以往对单一药物治疗男性不育症的研究，单一药物干预难以收到良好疗效，所以针对多个病因联合用药，可能是提高药物疗效的一个重要途径。药物治疗应该尽量应从不育病因入手，尽量做到治疗个体化，并根据精子发生的多个环节，采取综合选择药物的联合治疗措施。此外，男性不育症常同时伴有许多其他男科疾病和异常，如男性性功能障碍、前列腺炎、生殖系统发育异常、男性更年期综合征、生殖系统感染性疾病（性病），以及其他器官系统的疾病（如糖尿病、代谢综合征）等，使男性不育症的诊治错综复杂，同样需要综合治疗。

③经验性治疗广泛使用

大部分男性不育症无明确病因，多采用经验治疗，尽管缺乏循证医学的验证，但几乎所有患者都愿意采用非特异性的治疗方法。

④安全第一

不育症一般不是一种致命性疾病，因此在选择经验性治疗方法时，应该尽量避免选择毒性强或有严重不良反应的药物与治疗手段，并避免对精子造成新的伤害。

⑤尽量争取自然怀孕

由于辅助生殖技术潜在的遗传危险性，因此在选择治疗措施时，循序渐进地选择治疗措施是明智的，尽可能采用生活方式的调整、药物或手术等方法来等待自然怀孕，首先尝试简单、方便、无创或微创的方法进行治疗是明智的。只有那些久经多种尝试失败，或经过检查认为目前确实没有有效的办法后，才考虑选择进一步的治疗措施，如人工授精、体外受精或显微授精等，并仍然遵循由简单到复杂的基本过程，且也有必要配合药物治疗。

⑥夫妻同治

对女性生殖功能的良好治疗是男性不育症的最好治疗方法之一。夫妻间生育能力较强的一方可能部分代偿对方低下的生育能力。如果夫妻双方生育能力都有问题，则容易表现出明显的不育，这可以解释为什么在不育夫妻中经常会双方同时存在问题。因此，不能忽视对配偶的诊治。鉴于目前尚缺乏较合理的治疗方法，每一种男性不育症的治疗方法必须配合女性生殖功能的优化，同时加强患者夫妻的咨询讨论，这对目前还没有有效的治疗男性生殖功能紊乱的方法时尤其有用。

⑦应加强患者教育

对不育症治疗应该持什么样的态度？这是每对不育夫妻都要面对的问题。医师有责任和义务做好患者的教育工作，主要包括引导患者接受科学检查、全面咨询、系统治疗，简单、方便、经济、无创及微创是基本的原则。一旦治疗无效或没有有效的治疗手段时，如高 FSH 水平的小睾丸症和非梗阻性的无精子症、明确影响生育的染色体异常等，要学会面对现实，该放手时就放手，放弃也是一种治疗选择，患者还可以选择供精人工授精或领养子女，并期待着科学技术进步的那一天。

⑧鼓励探索和总结治疗经验

尽管 ART 可以获得较大的成功概率，但是大部分患者更愿意通过自己的努力自然生育孩子，而不是在实验室里；在面对自己的疾病时，大部分患者也更愿意接受针对病因的治疗。此外，ART 的高额费用也使得多数患者愿意选择常规治疗。在基于循证医学背景下的不育诊治，过度治疗加重患者负担，违背有利于患者的原则；然而，无作为仍然不可取。到目前为止，男性不育症的一般疗法、药物、手术等治疗方法，虽然还没有太完善的成功经验，但这并不妨碍继续寻找对此有效的治疗，我们应该鼓励医师进行更深入的研究和经验积累。俗话说"前人栽树，后人乘凉"，如果没有今天的经验医学与探索，将永远也不会有明天的循证医学证据。

总之，鉴于目前人们对男性不育症认识的误区及诊治意识的淡薄，所以应鼓励生殖医学的基础研究，进一步完善男性不育症治疗的循证医学资料，加强临床路径的探索与总结，强化包括药物在内的常规治疗，设计严谨的临床试验方案，从而规范男性不育症诊疗，提高临床疗效，降低医疗成本，才能最终解决男性不育症患者的有效治疗问题。

参考文献

1. 李宏军. 男性不育症的药物治疗 // 陈振文. 辅助生殖男性技术. 北京：人民卫生出版社，2016：161-172.

2. 李宏军. 加强对男性不育的认识及诊治规范化. 中华泌尿外科杂志，2013，34（6）：406-409.

3. 白刚，李宏军. 男性不育伴精索静脉曲张的诊治进展. 生殖与避孕，2012，32（6）：398-402.

4. 郭应禄，李宏军. 男性不育症. 北京：人民军医出版社，2003.

5. 李宏军. 男性不育治疗策略. 中华泌尿外科杂志，2009，30（8）：574-575.

6. 李宏军. 男科学现状与展望. 协和医学杂志，2011，2（1）：89-92.

7. 张新宇，李宏军. 特发性男性不育的药物治疗. 中华男科学杂志，2008，14（10）：939-942.

8. 李宏军. 男性不育治疗新策略. 中华临床医师杂志（电子版），2012，6（13）：3-5.

14. 男性不育症的药物治疗

药物治疗男性不育症的目的是通过提高精子能量、参与精子的代谢过程、提高精子或精液内某些酶的活性，以增强精子的数量与活力，并改善精子的功能。药物作为传统治疗方法是重要的手段之一，并往往被首先采用。

药物治疗男方因素引起的不育，首先应该找到引起不育的真正原因，并根据原因对症下药。遗憾的是，到目前为止对很多男性不育症的真正病因并不能确定，临床经常诊断的所谓无精子症、少弱畸形精子症等，也只是对精液分析观察结果进行的病理分类，并不能确切知道精液产生这样病变的原因。所以，尽管针对男性不育症的治疗药物种类很多，多为经验性治疗。药物治疗应注重适应证与治疗时机的选择、药物联合应用、针对不同病因的综合治疗及与 ART 的适时连接。

（1）内分泌紊乱的特异性药物治疗

特异性治疗主要用来对已知病因的情况进行治疗，并以此改善生育能力。内分泌紊乱的病因诊断明确，对其引起的男性不育症可以采用针对病因的特异性治疗，多数治疗是应该有良好结果的。

①低促性腺激素性的性腺功能低下症

促性腺激素低下的性腺功能低下症可以是先天性的，也可以是后天获得性的。尽管这类情况只占全部不育男性总数不到 1%，但它却是少数几种可以有效治疗的因素之一。特异性药物治疗的疗效包括男性第二性征和精液质量的改善，由于对各种病因的治疗目标不同，而致使观察侧重点有所差异。对成年期发病的低促性腺激素性的性腺功能低下症男性不育者，经过长期 GnRH 的单一治疗后几乎都恢复了生育功能；单用人绒毛膜促性腺激素（human chorionic gonadotrophin，hCG）或联合应用 GnRH 治疗促性腺激素低下的性腺功能低下症男性不育者，也几乎都可以取得良好疗效，尤其对那些还没有出现睾丸萎缩的患者，几乎都能恢复其生育能力。一般建议采用 hCG 和人绝经期促性腺激素（human menopausal gonadotropin，hMG）治疗，根据病情和药物治疗反应，hCG（每次 2000 ～ 5000IU，每周 1 ～ 2 次肌内注射）配合 hMG（每周 1 ～ 2 次，每次 75IU ～ 150IU 肌内注射）连续治疗 6 ～ 12 个月，国外学者主张相关治疗最长可持续到 18 个月以上。用药后患者性功能有不同程度改善或增强，第二性征也有所改善，部分患者精液内出现精子，并有一定的自然受孕概率。对于 Kallmann 综合征，建议采取同样的治疗方法，结果表明可使血睾酮逐渐上升，使性器官和第二性征得到发育。

hCG 和 hMG 的治疗一般无明显不良反应，大剂量应用可出现暂时性乳头触痛和男性乳房发育。需要注意的是，人为长期大剂量应用 hCG/hMG，并不能模拟 GnRH 脉冲式分泌后出现的 LH/FSH 生理性脉冲"峰 - 谷"现象，因而一般不能发挥最佳效果，而且长期使用还可能导致垂体和睾丸上受体数目减少，变得对外源性促性腺激素不敏感。国外尝试用模拟人体生理节律的 GnRH 脉冲治疗——人工下丘脑来治疗 Kallmann 综合征和先天性低促性腺激素性的性腺功能低下症，一般治疗时间需要 1 年左右。

②**高泌乳素血症**

血清 PRL 水平升高主要通过抑制下丘脑 - 垂体 - 睾丸轴的功能来损害生殖功能的，其病因可以包括垂体肿瘤、甲状腺机能减退、肝脏疾病和某些作用于中枢神经系统的药物，如三环类抗抑郁药。所以，男性高泌乳素血症（hyperpro-lactinemia，

HPRL）患者在治疗前应该首先检查丘脑和垂体部位的 MRI，以排除功能性肿瘤的存在。

多巴胺可以通过作用于丘脑下部，并与其受体结合，使泌乳素释放因子释放增加，而泌乳素释放因子可明显抑制泌乳素分泌，所以，多巴胺可以抑制泌乳素的分泌。多巴胺激动剂溴隐停可用来治疗 HPRL 患者，使丘脑功能恢复正常。临床常用的剂量是 2.5 ～ 10 mg/d，常分 2 ～ 4 次给药，是最常用的治疗高泌乳素血症的药物。

一种长效多巴胺激动剂卡麦角林用于临床治疗 HPRL，只要每周用药 1 ～ 2 次。Ferrari 等报道，应用中等剂量的卡麦角林，1 mg/ 周，便足以有效治疗分泌 PRL 的巨大垂体腺瘤，而且有很好的耐受性。接受治疗的 HPRL 患者，82% 的患者泌乳素水平完全恢复正常。对于需要治疗的男性不育症，一般建议使用卡麦角林的剂量可以从每周 0.5 ～ 1.0 mg 开始，分一次或两次用药，并应该同时随访泌乳素、睾酮及精液指标。如果精液指标没有恢复正常，应该对该患者做进一步检查，以查找其他导致不育的原因。

③先天性肾上腺增生症

尽管先天性肾上腺增生症（congenital adrenal hyperplasia，CAH）多在儿童中出现，但已有报道在成年男性中发现继发于 CAH 的不育病例。CAH 主要是由于缺乏 21- 羟化酶，使类固醇在肾上腺合成过程中 17-羟孕酮转化成 11-脱氧可的松发生障碍，并最终导致可的松分泌减少，促肾上腺皮质激素的产物增加，雄激素过多，这样过多的雄激素又反馈抑制垂体产生促性腺激素，造成男性生精障碍。针对继发于 CAH 的男性不育症，可以用可的松来治疗。

④甲状腺功能减退症

在男性不育症中甲状腺功能减退症的发生率约为 0.6%，并对男性的精子发生和生育能力产生一定的不良影响，甲状腺素替代治疗通常可以恢复患者的生育功能，推荐口服甲状腺片 20mg/d，连续应用 3 ~ 6 个月。甲状腺功能亢进也可能改变生精功能而导致不育，这些患者的临床表现常常很明显，因此一般不对男性不育症患者常规进行甲状腺功能的筛检。

⑤继发性性腺功能低下症

对仅有血清睾酮水平低下的男性不育伴继发性性腺功能低下症患者，可以采用雄激素补充治疗或调控性腺轴的抗雌激素药物治疗，有报道通过克罗米芬的治疗后，可以有高达 40% 的患者恢复生育能力。对于那些血清睾酮水平较低的男性，如果 T/E_2 比例正常，就可以启动克罗米芬治疗，25 mg，1 次 / 日；或他莫昔芬 10 mg，口服，2 次 / 日；或 hCG 2000 ~ 3000 IU，肌内注射，每周 2 次，1 个月后复查睾酮，每 2 ~ 3 个月随访复查精液。如果 T/E_2 异常，如 T/E_2 比例低于 10 的男性患者（T 以 ng/dl 为测量单位，E_2 以 pg/ml 为测量单位），可能提示这些患者血清睾酮水平低下主要是由于睾酮过多地转化为雌激素所造成的，而不是由于睾酮产量的低下引起的，则可以用芳香化酶抑制剂阿那曲唑

（1 mg，1 次 / 日）或睾内酯（50 ～ 100 mg，2 次 / 日）治疗，随访与前述类似，可以增加 T/E_2 比例，还可以改善精液分析指标。

（2）特发性精液质量异常的药物治疗

特发性男性不育症占男性不育症的绝大部分。特发性男性不育症无明显病因且主要表现为精液质量异常，所以临床医师希望从改善精液质量入手来解决生育问题，是合乎情理的。基于目前的认识，男性不育症是多种疾病或不良因素作用的共同结果，损害可能发生在精子发生、附属性腺功能、神经内分泌调节、免疫调节等多个环节，所以主张针对精子发生和成熟的不同环节采取综合治疗，即在精子浓度、精子活动率、精子活力、精子形态、精液量、精液液化状态、精浆生化指标等方面选用不同药物，协同改善精液质量。国内外研究证明，许多药物的确在改善精子质量方面有一定的效果。此外，药物治疗因其无创、方便、简单、经济，且不良反应小，所以在临床工作中，多数男科医师首先选择经验性应用药物治疗。

①治疗特发性男性不育症的常用药物

A. 激素类药物

人绒毛促性腺激素 / 人绝经期促性腺激素（hCG/hMG）：由于对特发性男性不育症缺乏合理的治疗方法，因此以往对符合适应证的一些疾病，如继发性性腺功能低下患者使用内分泌药物治疗是合理且有效的。因为使用 hCG/hMG 治疗低促性腺激素性的性功能减退患者的成功率较高，包括有患者夫妻成功怀孕，而且使用 hCG/hMG 可提高促性腺激素水平，进而可刺激精子发生，因此也有人在促性腺激素正常的生育功能紊乱的患者中使用这种治疗方法，高纯度重组 FSH 也同时应用于对男性不育症的治疗。但到目前为止的多数随机、对照研究结果相互矛盾，还难以得出结论性意见。Schill 于 1986 年的综述发表的 39 对照研究结果表明，hCG/hMG 治疗特发性少精子症疗效有限，妊娠率为 8% ~ 14%。Kamischke 于 1999 年进行的 Meta 分析 223 例使用重组 FSH 治疗患者的妊娠率没有差别。Foresta 于 2002 年对睾丸活检轻度精子发生功能障碍且 FSH 和抑制素 B 正常的特发性少精子症者可增加精子数量。Baccetti 于 2004 年随机对照研究 FSH 治疗可显著改善精子的超微结构，提高 ICSI 治疗的妊娠率。

Foresta 于 2007 年提出了预测 FSH 疗效的具体标准，如生殖内分泌激素水平、睾丸发育情况、FSH 受体基因及其多态性等，相关因素还需深入研究。尽管 hCG/hMG 治疗特发性男性不育症已经 30 年了，但鉴于费用高昂而疗效却一般，仍需要对其有效性进行临床对照研究来加以确认，这会有助于我们分辨究竟哪些患者会对此治疗有效果。

B. 抗雌激素类药物

通过与雌激素目标受体竞争性结合来抑制雌激素活性，以消除循环中雌激素对垂体促性腺激素的负反馈抑制，增加下丘脑的 GnRH 脉冲释放和垂体的 FSH、LH 水平，是最早用于治疗不明原因男性不育症，尤其适用于精子活力较好的单纯性少精子症。

常用的抗雌激素类药物为非甾体类雌激素拮抗剂克罗米芬和他莫昔芬。Check 在 2007 年认为枸橼酸氯米芬在 FSH、LH、睾酮低于正常水平时对提高精子密度效果明显。Patankar 等在 2007 年采用克罗米芬治疗少精子症患者，药物剂量为口服 25～50 mg/d，每月 25 天，连续治疗 2～3 个月，其中 25 例严重少精症患者的精子浓度增加，40 例中等程度少精子症患者的精子浓度增加，两组患者的精子活动能力及形态也有改善。他莫昔芬是目前欧洲治疗男性不育症的推荐药物，剂量范围为 10～30 mg/d。

C. 雄激素

由于在生理状态下的生精过程需要睾酮的参与，这就使学者们想当然地使用雄激素治疗特发性男性不育症，尽管在这些患者中多数并没有发现雄激素的缺乏，其治疗的合理性引起争议，而且高浓度的雄激素可以抑制垂体促性腺激素分泌，从而会抑制睾丸的精子发生。

a. 大剂量外源性雄激素反跳疗法：短期内给予超生理剂量的外源性雄激素，通过内分泌负反馈机制，迅速抑制垂体促性腺激素的释放，暂时抑制睾丸生精功能，造成无精子症或严重少精症。停药后 4 个月内，垂体可大量释放促性腺激素，显著刺激睾丸生精小管的生精功能，使患者精子浓度不仅逐渐恢复到治疗前水平，而且较治疗前有所升高，此即为雄激素反跳疗法。但是反跳疗法有 4%～8% 的患者可能会导致永久性无精子或精液质量更差。而近年来广泛开展的 ICSI 技术由于可以使用很少量精子解决男性生育问题，使得雄激素反跳疗法基本上不再作为常规治疗推荐。

b. 小剂量雄激素疗法：有鉴于雄激素减少可以影响男性性征及其在精子发生中无可取代的重要作用，小剂量雄激素有直接刺激效应和组织特异性效应，可促进精子发生、改善精子活力、提高精液量，医师用雄激素补充治疗伴有雄激素水平低下的男性不育症患者，给这部分患者补充雄激素是其绝对适应证。

尽管多数男性不育症的雄激素水平在生理范围内，但许多患者仍然可以通过经验性补充小剂量雄激素（十一酸睾酮胶丸，40 ~ 120 mg/d）而获得精液质量的显著改善。Adamopoulos 等在 2000 年的研究证实，补充小剂量外源性睾酮可以提高精子活力，但对精子浓度无改善作用。Adamopoulos 等在 2003 年用他莫昔芬联合睾酮治疗特发性少精子症 212 例，治疗组妊娠率为 33.9%，对照组为 10.3%，有显著差异。何学酉等在 2009 年采用十一酸睾酮胶丸（40 mg，2 次 / 日）对 85 例弱精子症患者治疗 3 个月，结果显示可显著改善少弱精子症患者的精液量、精子活动力、存活率、果糖浓度，降低精子畸形率，提高精子浓度，从而提高患者配偶的妊娠率。但这种高成功率并没有在进一步的研究中得到广泛证实，而且到目前为止生产厂商也未申请适应证的许可，所以目前使用睾酮治疗男性不育症仍属于实验性的。

由于导致男性不育症的病因不明确且复杂多样，故单独使用某一种药物往往难以达到理想效果，单独使用雄激素也较少采用，常与抗雌激素及抗氧化剂等其他药物联合使用，可望收到较好的疗效。通过随机对照研究、足够疗程、较大的样本量、设计完好的研究发现，联合用药较单独使用雄激素补充疗法相比更能明显改善患者的精液质量，提高患者配偶的受孕概率。

D. 芳香酶抑制剂

芳香化酶可以将睾酮及其他雄激素转化为雌激素，后者可对促性腺激素释放激素具有负反馈性抑制作用，通过口服睾内酯、阿那曲唑等芳香化酶抑制剂，可以抑制芳香化酶的活性，抑制雄激素转化为雌激素，从而发挥类似的抑制雌激素作用，降低精浆雌二醇水平，增加睾酮水平，促进精子成熟和精子数量的增加。

E.GnRH

初步研究显示，少弱畸形精子症患者血清 FSH 低下可能是由于脉冲式 GnRH 释放过少导致的。所以，GnRH 脉冲疗法用于治疗下丘脑性低促性腺激素性的性腺功能低下，如特发性低促性激素性性腺功能减退症（idiopathic hypogonadotrapic hypogonadism，IHH）综合征、性腺功能低下所致少精子症有一定理论基础。不育男性的 LH 及 FSH 基础分泌水平在注射 GnRH 后的增量比对照组更高，这说明注射 GnRH 后可以调节这些激素生理性的脉冲分泌频率，改善这些患者的精液参数。许多学者探索使用 GnRH 等治疗特发性少精子症，但目前尚无结论性意见。此外，由于 GnRH 花费较高，作用存在争议且有限，故临床上不作为治疗特发性不育的常规用药。

F. α 受体激动剂

Ishikawa 等在 2007 年经实验研究证实，生长激素受体的配体 Ghrelin 可促进精子发生过程，提高睾酮水平，提示生长激素对精子发生有重要意义。可乐定是一种 α 肾上腺素能激动剂，可以刺激生长激素分泌。

②**非激素类药物**

A. 抗氧化性维生素及微量元素

氧化应激是对蛋白质和核酸损伤的主要病理学影响因子，学者认为抗氧化治疗是对抗氧化应激的最直接方法，因此各种抗氧化剂已在治疗生育紊乱中广泛应用。许多与男性不育相关的因素或事件是由氧化应激所诱发，如 X 线辐射、感染、接触环境毒性物质、精索静脉曲张、隐睾等增加睾丸内氧化应激水平，导致生殖细胞凋亡增加，从而造成精子发生功能障碍。氧化应激可以导致睾丸内微血管血流动力学、内分泌信号、生殖细胞凋亡的改变。所以，氧化应激是绝大多数潜在的男性不育症者的共同特征，提示探索更加理想的抗氧化治疗药物将有助于精子发生功能障碍的治疗。

考虑到大部分研究为小样本的非对照研究，所得出的结论又存在很大矛盾，所以最近有综述得出结论是抗氧化剂仍然是经验性治疗，寻找哪些患者真正可以从抗氧化剂治疗中获益还是值得我们进行深入研究和探索。

维生素 E、维生素 C 被认为是畸形精子增多症和精液液化不良治疗的重要药物。目前大量文献认为维生素 E 可在临床上用于特发性不育症的治疗，并取得一定的疗效。锌参与精子的生成、成熟和获能过程，缺锌后可引起一系列的生化功能紊乱，导致器官和组织生理功能异常，补充锌、硒可以改善少、弱精子症患者精子质量，对精液液化不良亦有效。

B. 肉碱

人体内肉碱是赖氨酸经甲基化后进一步修饰的衍生物，长链脂肪酸被转运到线粒体过程需要肉碱，肉碱有减轻神经紧张、增强免疫力、加强蛋白质合成、促进伤口愈合、保护细胞膜稳定性等作用。肉碱可以为精子提供动力，启动精子运动能力，促进精子成熟和提高精子受精能力，保护精子膜和 DNA 对抗活性氧（ROS）诱导的氧化损伤，减少细胞凋亡，延长精子寿命，抑制精子凝集。所以，肉碱在治疗生殖道炎症、附睾炎、精索静脉曲张、隐睾等相关的男性不育症方面具有一定的价值。

C. 己酮可可碱

PF 是甲基黄嘌呤衍生物，一种非选择性磷酸二酯酶抑制剂，能阻断 cAMP 转变为 AMP，因此可以调节 cAMP 浓度，药理学作用之一就是能使血管平滑肌松弛，用于治疗伴有循环功能紊乱的血管性疾病。推测特发性男性不育症患者睾丸血液循环可能会紊乱，因此使用己酮可可碱可以改善睾丸血液循环，促进精子代谢和其他功能，提高精子受精能力。除了口服外，己酮可可碱还可以在体外显著提高精子活力，在应用 IVF 时为了改善精子活力并提高受精率及 ICSI 治疗前处理精子，也会在精子体外培养时添加 PF。

D. 血管舒缓素

血管舒缓素又称为胰激肽原酶，可以使精液中的激肽原裂解为血管舒张素和缓激肽。治疗特发性男性不育症的病理生理机制和药理学原理仍然不是很清楚，但从 20 世纪 80 年代开始，它就被应用于男性不育症的治疗，认为它可以改善精子活力。精浆中活性激肽影响精子活力和代谢作用，精液中添加血管舒缓素可增加精子活力，提高精子运动速度，增强精子的宫颈黏液穿透能力。O'Donovan 等在 1993 年荟萃分析早期的 5 个对照实验，证明该药物的积极作用，治疗组配偶妊娠率是对照组的 2 倍。Vandekerckhove 等在 2000 年通过收集、评价和合成日益增长的原始临床研究结果，得出有关干预措施的综合效果（Cochrane 系统）评价该药物对特发性男性不育症的治疗作用，结果显示药物治疗组与对照组比较疗效无统计学差异。

E. α 受体阻滞剂

虽然在治疗男性不育症时使用 α 受体阻滞剂并没有明确、清晰的病理生理概念和理论基础，但还是有学者在使用 α 受体阻滞剂做安慰剂对照研究，并报道使用后可以提高射精量、精子浓度和总的活动精子数量。α 受体阻滞剂可以改善生精小管管腔内液体的流动性，是精子发生后期阶段的重要环境因素，可以将释放的精子输送到邻近管腔，并最终输送出睾丸。α 受体阻滞剂主要用于特发性不育症，尤其是特发性少精子症。其作用机制是通过对生精小管的管周肌样细胞松弛并维持管腔液流动性，还可作用于睾丸后的男性附属性腺，展示了自主神经系统在精子排出中有重要意义。然而，目前还没有证实使用后可以提高患者配偶妊娠率。除此之外，大多数研究揭示在观察疗效上仅有弱的统计学证据，认为在对这种治疗的疗效得出适当评估前，有必要进行进一步的临床对照研究。

F. 谷胱甘肽

谷胱甘肽有较强的抗氧化作用，服药后可到达精浆并在精浆内浓缩。有报道称弱精子症患者的谷胱甘肽含量较正常人低。还有学者报道，在谷胱甘肽转移酶基因突变的人中，精液氧化应激明显加强。目前临床上应用的比较少。Ebisch 等在 2006 年报道用谷胱甘肽治疗少弱精子症，可改善精子浓度、活力和形态；Lenzi 等在 1993 年报道，谷胱甘肽治疗 2 个月之后，精子活力有改善。Lenzi 等在 1992—1993 年应用随机、双盲、安慰剂对照研究 20 例少弱精子症患者使用谷胱甘肽治疗效果，结果在启动治疗的 30 天左右显著增加精子活力，并在停药后疗效仍然持续一段时间，表明其同时作用于附睾和曲细精管上皮细胞。

G. 辅酶 Q10

辅酶 Q10 能阻止脂类和蛋白的氧化，清除自由基，保护生物膜的完整性，是体内自然存在的抗氧化剂，其在精浆和精子内的水平对男性生殖系统的抗氧化损伤能力有重要影响。Balercia

等在 2009 年研究了辅酶 Q10 对特发性弱精子症患者的潜在治疗作用，采用辅酶 Q10，200 mg，2 次 / 日，6 个月，治疗 22 例弱精子症，精浆和精子细胞内的辅酶 Q10 水平显著增加，而精子活力也显著增加（前向运动精子从 9% 增加到 16%），但在停药 6 个月后活力降低（前向运动精子从 16% 降低到 9.5%）。

H. 碱性成纤维细胞因子 - β（FGF- β）

FGF- β 为活性促细胞分裂原，能促进来源于中胚层及神经外胚层细胞增殖。男性生殖器官来源于中胚层，FGF- β 可能与睾丸生精细胞增殖密切相关。有文献报道，以 FGF- β 治疗 60 例特发性不育症，结果精液质量明显改善。

I. 溴隐亭

可以降低血清泌乳素水平，改善精子质量。Vandekerckhove 等在 2000 年证明，溴隐亭可显著降低血清泌乳素水平，但精液参数和配偶妊娠率与安慰剂比较没有显著差异。虽然溴隐亭在不育症治疗上没有成功，但在高泌乳素血症治疗中还是得到广泛使用，采用多巴胺受体激动剂溴隐亭治疗，药物剂量 2.5 ～ 7.5 mg/ 日，2 ～ 4 次 / 日，要避免胃肠道不良反应。卡麦角林的疗效与溴隐亭相仿，但服药次数和不良反应较少，属于新型的多巴胺受体激动剂。

J.PDE5 抑制剂

通过选择性抑制 PDE5 作用，阻断 NO 诱导生成的 cGMP 降解，从而提高其浓度，松弛动脉血管平滑肌，增强生殖器官的血液循环，并可改善精子质量。

Dimitriadis 等认为，除了可以改善男性患者的性功能外，PDE5 抑制剂还可以调节白膜和附睾的收缩性，从而加强睾丸间质细胞的分泌功能；增强前列腺的排泌功能，导致严重精液质量异常者的精子活力改善；还可以调节精子获能过程。

K. 中草药

广泛应用于男性不育症的药物治疗。Heidary 等在 2008 年发现，作为抗氧化剂的藏红花对男性不育症患者的精子形态具有积极的作用，但并不增加精子数量。Tempest 等在 2008 年采用 37 种草药和 7 种汤药治疗男性不育症，分析其内分泌激素改变及抗氧化作用，结果 37 种草药中有 15 种具有较强的抗氧化作用，7 种具有中等程度的抗氧化作用，15 种具有弱的抗氧化作用；7 种汤药中 5 种具有较强的、2 种具有弱的抗雌激素效应；7 种汤药中 3 种较强、3 种中等、1 种偏弱的抗氧化作用。

L. 其他类药物

特发性男性不育症治疗中还应用了许多其他药物

尽管重组人生长激素的药理机制完全不清楚，但在临床上也有人在尝试使用，可除了它能增加射精量外（可能通过增加睾酮水平）没有其他疗效，但需要注意的是，在没有垂体疾病的患者中使用这种激素必须要考虑使用的风险，因为在肢端肥大症患者中观察到生长激素水平升高可能会导致前列腺增生。

体内炎症物质 5- 羟色胺损害生精功能及精子活力，赛庚定对抗 5- 羟色胺，可小剂量、长疗程用于少精子症。

理论上讲，催产素可以增加附睾的收缩能力，通过增加储存精子排空能力来促进精子数量的增加，但是在射精前通过静脉点滴或即刻鼻腔给药使用催产素后，患者射精精液参数和配偶怀孕率并没有改善。

精神治疗药物影响附睾、精囊及附属性腺平滑肌收缩及影响脑内多巴胺受体，可使精子数及活力改善。

前列腺素可以抑制精子生成，体外和临床试验证实前列腺素合成酶抑制剂吲哚美辛可使精子数量和活率提高。

补充糖皮质激素可减少 ACTH 和外周血雄激素水平、进而促进促性腺激素释放、睾丸内雄激素合成与释放，从而促进精子生成，尤其是对于那些继发于先天性肾上腺皮质增生的男性不育症可用糖皮质激素治疗。由于糖皮质激素治疗可能导致严重的不良反应和其他未知后果，一般不推荐对抗精子抗体阳性患者使用糖皮质激素治疗。

尽管尚缺乏让人信服的数据，但是包括甲状腺片、叶酸、α-干扰素、肥大细胞阻滞剂、抗组胺药（酮替芬）、血管紧张素转化酶抑制剂（卡托普利）、抗生素、多种维生素等药物在内，也常在临床上作为经验性治疗用药，均可能通过多种作用环节改善精液质量。

③**药物治疗特发性男性不育症的基本特点**

A. 循证医学依据尚不充分

男性不育症的药物治疗已有相当长的历史，但这些药物的作用机制和治疗理论多建立在假设的基础上，治疗效果不确切，相关报道的差异非常大。尽管药物的种类很多，但合理选择比较困难。目前大多数药物尚缺乏随机、双盲、安慰剂对照的大样本研究，因此药物治疗的合理性及有效性难以判断，甚至有些药物可能存在对精子的损害和严重的不良反应。

尽管对特发性男性不育症的病理生理机制缺乏清晰的认识，对临床上的治疗用药缺乏足够的合理解释，但很多曾经用于治疗特发性不育的用药规则还将继续在临床上应用，可将其概括为"经验性治疗"，需要严格的循证医学随访对照研究来对这些药物治疗合理性、有效性与安全性进行评估。

目前，在男性不育症的药物治疗中，随机对照评价单一药物和联合治疗研究尚处在初级阶段。针对特发性男性不育症的治疗药物虽然很多，但各家报道的结果差异却很大。针对具体药物治疗效果评估，欧洲泌尿外科学会出版的男性不育症治疗指南中对其给予了综合的评价：认为只有抗雌激素（他莫昔芬联合十一酸睾酮）似乎可以有选择地提高患者配偶怀孕率。其余药物目前由于没有随机、双盲、对照的大样本研究，所以疗效难以评价。

循证医学的初步结论认为，促性腺激素治疗可以显著增加患者配偶妊娠率，但需要大规模研究来证实；目前的联合药物治疗结果认为，随机对照、足够疗程、较大的样本量、设计完好的研究很可能从下列药物的联合使用中获得疗效，包括抗雌激素药、抗氧化剂及雄激素，但需要进一步研究；尽管缺乏有效性的充分证据，但由于服用方便、费用低廉、不良反应小的特点，抗雌激素药物可以单独使用。

医师在为不育患者及夫妻提供治疗建议时一定要谨记，目前用于治疗特发性男性不育症的药物疗法与疗效尚缺乏系统评估，所以在面对繁杂的治疗药物及治疗过程提出决策咨询意见需要花费一定的时间和怀有强烈的责任感。虽然各种各样的药物体系已经应用于临床实践，但在临床对照研究中没有任何一种前述的单一药物体系对患者配偶妊娠率有显著的改善作用。只要在随机对照的临床研究中没有证明它的效果，男性不育症任何药物治疗方法只能被看作是经验性的，需要行业内的共识来加以规范。

B. 评价疗效的"金标准"是生育

药物治疗男性不育症的疗效评价标准主要依靠精液质量改善情况，但金标准是配偶妊娠和生育。评价药物治疗效果的金标准理所当然地是配偶的妊娠和生育，但由于不育症的治疗周期长，随访比较困难等原因，患者配偶的确切妊娠率很难得到，所以精液质量的改善仍可作为药物疗效的重要标准。

目前临床上评价药物治疗的效果多采取精液质量分析，因为精液检查简单、方便，患者易于接受，但不应以精液质量的改善作为唯一的评价标准，而应该是患者配偶的妊娠与生育为"金标准"，毕竟精子浓度低于 $10 \times 10^6/ml$ 的男性仍有自然怀孕的可能。

C. 影响预后的因素较多

有许多因素可以影响到药物的治疗结果，主要有：a. 不育年限：婚后年限越长，自然怀孕的概率越小，婚后 4 年不育者每个月的妊娠率仅 1.5%，依靠药物治疗来恢复自然生育的概率也必然较小；b. 女性年龄和生育状况：诊治男性不育症时应考虑其配偶的生育潜能。35 岁女性的生育能力仅相当于 25 岁女性的 50%，38 岁时则降低到 25%，＞ 40 岁时则＜ 5%。此外，女性年龄还是影响辅助生殖技术结果的重要因素；c. 原发或继发性不育：原发性不育患者的病因复杂多样，查找病因相对困难，治疗也存在诸多不确定性；而继发性不育易发现明显影响生育的因素，恢复也相对容易；d. 精液分析结果：治疗前精液质量越差，依靠药物治疗获得治愈并恢复自然生育的机会越小。

D. 治疗的基本过程

临床上治疗选择药物的主要依据是查体结果、实验室检查结果和辅助诊断技术，尤其是精液质量分析结果，针对精子发生、成熟和获能的多个环节，选择 3 ～ 4 种药物联合应用。根据精子生成周期，多数学者将疗程确定为 2 ～ 3 个月，如果获得了预期的治疗效果，则可以继续治疗，使精子质量达到理想指标或者妻子怀孕；反之则建议根据精液质量复查结果调整治疗药物，或者重新选择治疗方案。经验性药物治疗建议在 6 个月内，如果合理治疗＞ 6 个月无效，一般需选择进一步的治疗措施，经验性治疗疗程不应该超过 6 个月。即使是对于那些治疗有效的严重少精子症，经验性药物治疗也不应该超过 12 个月，建议尽早选择 ICSI。

E. 疗效

循证医学的经验提示，根据以往国内外诸多研究结果的推算，单独使用药物的治疗效果不佳。合理选择药物组合的综合治疗，经过 1 ～ 2 个疗程（3 ～ 6 个月）可以使 60% ～ 80% 患者的精液质量有显著性改善，约 1/3 的患者配偶可自然怀孕，其余大部分患者可通过手术或辅助生殖技术等其他助孕技术获得后代，辅助生殖技术成为终极技术，几乎可以解决所有的男性生育诉求。

（3）ED 的药物治疗

男性性功能障碍包括性欲异常、ED 和射精障碍，射精障碍包括早泄、不射精和逆行射精。对于严重的勃起功能障碍、严重的早泄、不射精和逆行射精患者，由于不能将精液排放到配偶的体内，进而影响到患者的生育功能，需要在孕前全面咨询与诊治。

① ED

ED 与心血管疾病、内分泌疾病、代谢疾病、精神心理疾病等密切相关。因此认为，ED 患者的康复需要有计划、按疗程进行系统治疗；强调综合治疗和对诱发 ED 原发疾病的有效控制，包括改善内皮功能、营养神经血管、纠正性腺功能低下等；精神心理支持有助于患者的全面康复，增强自信心、打消对勃起的顾虑等，且有助于恢复勃起能力。近年来，阴茎海绵体内血管活性药物注射与外科手术为治疗 ED 开辟了新的途径，但口服药物仍是广泛应用于 ED 的治疗，也是 ED 患者首选方法。可以适当应用中成药物壮阳补肾，但疗效缓慢且不确定；α 受体阻滞剂（育亨宾、酚妥拉明），多巴胺类（溴隐停），5- 羟色胺受体阻滞剂及内分泌激素治疗也有一定效果。

选择性 PDE5 抑制剂，包括西地那非（50 ～ 100 mg/ 次）、伐地那非（10 ～ 20 mg/ 次）、他达拉非（10 ～ 20 mg/ 次），在性交前服用，以其使用方便、作用自然、效果肯定、安全性好、适用范围广等优点，受到医师的青睐和 ED 患者的欢迎，是目前治疗 ED 理想首选口服药物，有效率高达 70% ～ 80%。作为一次性治疗药物，在性生活前 0.5 ～ 1 小时口服后，通过选择性抑制 PDE5 的作用，阻断性刺激后释放的 NO 诱导生成的 cGMP 降解，而提高其浓度，松弛动脉血管平滑肌，增强阴茎勃起功能。PDE5 抑制剂治疗失败的主要原因是由于用药方法不当所致，接受西地那非治疗的患者中有 50% ～ 80% 没有得到正确用药指导，对初次接受西地那非治疗无效患者给予正确指导后可使 30% ～ 50% 的治疗无效患者转变为有效，因此在确定 PDE5 抑制剂治疗失败前，应该明确患者是否正确用药。根据文献资料及专家用药治疗 ED 的共识，在药物治疗的有效性、耐受性和安全性方面，三种 PDE5 抑制剂（西地那非、伐地那非和他达拉非）都是治疗 ED 的一线药物；在药物的有效性、安全性和耐受性方面，PDE5 抑制剂与阿扑吗啡没有显著差别。

还可以局部应用各种血管活性药物（罂粟碱、前列腺素 E_1

等）改善阴茎血管的功能。根据给药途径不同可分为经阴茎皮肤涂抹、经尿道塞入、经海绵体直接注射等，其中后者具有用量小、使用方便、无痛感、无明显不良反应、治疗年龄范围广（20～85岁）、有效率（95%）和治愈率（75%）高等优点。海绵体内注射前列腺素 E_1 是 ED 的二线治疗方法，还可以考虑经尿道内给予前列腺素 E_1，但其有效性要比海绵体内注射差一些。

在 ART 中，由于紧张焦虑、不适应等不利情况，男性在取精时容易发生突发性的勃起功能障碍，往往给精液标本的获取带来困难，此时的 PDE5 抑制剂也是治疗这种临时性 ED 的一种有效的治疗药物，是在决定其他有创取精方式之前的优先选择。

使用药物治疗过程中还应注意以下事项：配偶的作用十分重要。面对患者应多体贴、关怀、理解和宽容，切忌使用"没用、不行"等批评、埋怨的话语，而应该支持、鼓励患者。否则，会进一步加重患者的心理负担，使患者丧失自信心，治疗也变得困难；不迷信和盲目服用壮阳药。目前，市场上壮阳药泛滥，且功能疗效夸大。但无一能达到满意的临床治疗效果，有些药物还含有激素成分，这些药物只能起到保健的作用。每种药物都有其最佳适应证，适用剂量和范围应由专科医师来把握；充分了解了勃起功能障碍，知己知彼，及时接受专科医师的治疗指导。

②射精障碍：包括早泄、不射精和逆行射精

a. 早泄：可视病因、病情和具体情况，采用心理、性生活技巧、药物、去除原发疾病等多种方法综合施治，个体化治疗，才会取得最佳效果。目前早泄的治疗是性功能障碍中治疗效果最满意的，几乎可以使所有的患者都恢复正常的性生活。

多数抗抑郁药能够提高射精阈值，有效延缓射精时间。可以选择的药物很多，如氯丙咪嗪，25 mg，2 次 / 日，连续应用 4～8 周，多可获得明显的效果，但应该在停药 3 个月后妊娠。5-羟色胺再摄取抑制剂目前在治疗早泄中应用最为广泛，包括左洛复、百忧解、赛乐特、瑞美隆等，但是考虑到患者的生育诉求和长期持续使用药物可能对生育的潜在影响，一般不建议使用这类药物治疗早泄。达帕西汀（必利劲）是国家唯一批准的具有治疗早泄适应证的西药，目前在临床上广泛使用，按需使用，性交前 2～3 小时口服 1 片（30 mg）有效率约 70%，并可以在药店获得，是治疗早泄的方便易获得的有效药物。近年来也有采用阴茎皮肤表面麻醉剂，如利多卡因凝胶等药物的局部治疗。海绵体内注射血管活性药物也可以延长阴茎勃起时间。

b. 不射精：治疗包括病因治疗和对症治疗两种。针对性知识缺乏的夫妻，应该进行对症的精神心理疏导，并使双方充分了解性器官的解剖生理和性反应过程，注意性生活的姿势和方法，使阴茎能够得到最大的刺激。目前治疗不射精症的主要办法是围绕加强性刺激和增强男人生殖器官的直接性感受。有相当部分的不射精患者的治疗是可以在家庭内部进行的，通过性技巧和方法指导，获得体外排精。按摩刺激器可以强化地刺激患者阴茎的冠状沟和系带处，往往可以使患者成功地获得射精及情欲高潮，并建

中国医学临床百家

立起正常的射精反射。对于生育愿望迫切，而又难以获得满意的病因治疗效果的患者，可以考虑经附睾或睾丸直接取精，进行辅助生殖技术解决生育问题，这也是一种合情合理的选择。

器质性不射精的治疗有时十分困难，可以首先采用药物治疗。药物治疗的目的是增加精液量和降低射精的阈值，常用药物包括左旋多巴、麻黄素、绒毛膜促性腺激素、雄激素、维生素B族等。电刺激仪是最强化的治疗手段，也是最后选择的治疗方法，几乎可以让绝大多数的不射精男性恢复射精。个别患者可以考虑包皮环切、尿道整形等手术方法治疗，但治疗效果往往难以确定。

③逆行射精

建议积极控制导致逆行射精的原发性疾病，如糖尿病等；停用那些容易导致逆行射精的药物，如胍乙啶、利血平、竹林胺等。对于局部解剖结构完整的患者，应用一些拟交感药物以增强膀胱颈部的张力，一般约有 30% 患者可在某种程度上恢复正常射精。如果单一药物没有作用，还可以考虑两种药物联合使用，一般可以在射精前几天开始用药。可以采用的 α- 肾上腺素能受体兴奋剂类药物治疗，如丙咪嗪、麻黄素、苯丙醇胺和辛内弗林等，可以增加交感神经对膀胱颈的控制力，提高其张力，防止精液逆流。文献报道如丙咪嗪（25 ～ 50 mg，2 次 / 日），Nasal-D（2 次 / 日）、Ornade（2 次 / 日）、Sudafed Plus（60 mg，4 次 / 日）等都已有成功治愈逆行射精的实例，但这些药物都有些不良反应，并因此而影响对男性不育症的治疗。麻黄素的用法是 25 mg，1～2 次／日，连续应用一段时间（一般持续 2～4 周）；或者使用 25 mg～50 mg，性生活前 30 分钟服用。一定要注意麻黄素的不良反应，患者可以表现为心慌、心悸、心跳加速、面色苍白等。所以，应该从小剂量开始应用，逐渐增加药物剂量，观察药物的治疗作用和不良反应，并最终确定治疗剂量控制在无明显不良反应的最小有效剂量。苯丙醇胺 15～30 mg，2 次／日。辛内弗林 60 mg，性生活前 60 分钟口服。

此外，对于尿道狭窄者可以采用定期的尿道扩张。对于膀胱颈扩大造成的膀胱颈关闭不全的患者，轻症者可以用硝酸银烧灼膀胱颈和后尿道；重症者可以采用膀胱颈内括约肌成形术，缩窄膀胱颈，阻止精液的逆流，但要认真掌握手术范围，尽量避免因手术范围过广而造成的排尿困难，或者因为手术范围不足而难以达到纠正逆行射精的目的。

对于反复治疗逆行射精仍然不能恢复正常射精的患者，可以采用对症治疗的方法来恢复患者的生育能力。由于尿液的 pH 偏酸性，尿液几乎可以立即杀死精子，因此可以通过碱化尿液来获得性生活的尿液，收集精液，进行人工授精。具体的方法如下。在收集精液前，口服碳酸氢钠 1～2 g，2～4 次／日，往往在 1 天内使尿液的 pH 达到 7.5 左右。收集精液前插入导尿管排空尿液，用 Ringer 葡萄糖液冲洗膀胱后排出，留取少量（约 2 ml）于膀胱内。拔除导尿管，嘱咐患者手淫射精后，采用排尿法或插入导尿管法收集尿液，然后显微镜下简单地进行精液常规分析、营养性碱化溶液（Eagles 或 TEST）离心洗涤精子、Hams F10 溶液洗涤上游技术收集活动能力良好的精子，以进行人工授精。

（4）生殖系统感染的药物治疗

①生殖道的一般性感染

生殖道一般性感染的治疗原则是建立有规律的生活和工作制度，禁酒、刺激饮食，保持大便通畅，合理性生活，参加体育锻炼，对于膀胱和尿道有刺激症状、神经衰弱和性功能障碍者可用镇静剂、安眠剂、解痛剂、止痛剂等。

抗菌素在生殖道非特异性感染治疗中非常重要。喹诺酮类抗生素，如氟嗪酸、氟哌酸等，可在前列腺组织中可达到其他抗生素难以达到的高浓度。据国内外研究认为，应用喹诺酮类药物 4 周，可与以往应用复方新诺明、红霉素等药物 3 ～ 6 个月的疗效相当。一般可用氟嗪酸 0.2 g，3 次 / 日，或氟哌酸 0.2g，3 次 / 日，4 周为一个疗程。其他抗菌素的选择可根据前列腺液培养和抗菌素敏感试验结果来决定。

局部治疗的目的是增进前列腺的血循环，促使炎症的吸收和消退。主要方法包括定期进行前列腺按摩，急性发作时用热水坐浴、局部应用抗菌素加氢化可的松封闭注射、大蒜素或新霉素等透入理疗，后尿道涂抹 10% 硝酸银，尿道扩张后从尿道内注入 1% 的利多卡因 10ml、地塞米松 5mg、庆大霉素 16 万单位的混合液冲洗。经直肠微波或毫米波治疗可增加腺体的血流灌注、促进药物的腺体分布、改善药物的药代动力学，因此微波治疗与药物合用可具有更好的疗效，是一种有效的辅助治疗手段。

生殖道感染不育的治疗过程中除了考虑控制消除炎症的因素外，还应该以提高精液质量并达到生育目的为核心。因此，治疗过程中应尽量避免采用损伤性的治疗，如输精管穿刺滴注抗菌素、前列腺直接穿刺注药等，特别是大多数感染不育者，炎症较轻微，在辅助应用中西医结合药物治疗后，精液质量可见提高。对感染不育出现精液黏稠度过高或不液化者，作者采用 α - 淀粉酶栓剂及精液体外洗涤等处理，然后进行人工授精。

A. 睾丸炎

急性病毒性睾丸炎时仅对症治疗可行，包括托起阴囊和局部降温，同时应用糖皮质激素 10 天（强的松 60 mg/ 日，之后逐渐减量）。此外，应用抗感染及退热药物是非常有用的辅助治疗。以上处理通常可以快速减轻肿胀和缓解疼痛。如果检测到血清IgM 抗体，则可尝试 α - 干扰素 - α -2B（ α -interferon- α 2B）治疗。这种治疗能在多大程度上改善睾丸功能尚不十分明确，尤其是在慢性感染时。患流行性腮腺炎合并睾丸炎的患者，其中约一半出现睾丸萎缩，但睾丸分泌睾酮的功能一般不受损害，因此这些患者可以有正常的性欲和性功能，但往往由于少精症或大多数为无精子症而引起不育，对睾丸炎导致的睾丸功能受损目前尚无有效疗法，因此为达到生育目的可考虑 ART。即使对于无精子症患者也有必要尝试 TESE，因为可能残存局灶性的精子发生。此外，任何原因导致的雄激素缺乏可行睾酮替代疗法。

B. 慢性前列腺炎

慢性前列腺炎引起男性不育症的治疗，包括针对前列腺炎的病因治疗和针对临床症状的对症治疗，与一般前列腺炎的治疗方法没有明显区别，如采用综合的治疗方案，联合使用抗生素、α受体阻滞剂、植物制剂、生物反馈疗法、互补和替代疗法等。此外，还包括生活调节与心理治疗，做到生活和工作有规律，避免过度劳累和刺激性食物，戒烟戒酒。

对于慢性细菌性前列腺炎，抗生素治疗理所当然地成为最重要的选择；但在众多的细菌性前列腺炎患者中，其他治疗方法，如抗氧化、生物反馈（骶神经刺激等）和抗感染治疗值得深入研究。考虑到治疗前列腺炎可能存在的对精子质量的显著影响及患者改善生育能力的迫切需求，对男性不育者中的 CP 治疗具有显著的独特之处。考虑到几乎所有治疗方法和治疗药物都可能对精子的功能状态不利，在选择治疗药物时尽量避免长期大量应用抗生素、尽量避免采用损伤性治疗（输精管穿刺及直接注射给药）、尽量采用互补和替代医学疗法。

a. 抗生素治疗：慢性细菌性前列腺炎常用抗生素治疗，长期适当的抗生素治疗不仅可以治愈和改善前列腺炎的临床症状，也同时改善精液质量。理想的抗生素应是在前列腺中浓集的、弱碱性和脂溶性的药物。抗生素可以清除局部的病原微生物，但是抗生素治疗通常对炎症性反应、功能损害和解剖结构的改变缺乏有效的改善作用，而且药物的使用方法明显地不同于治疗一般前列腺炎患者，多采用短期、间断给药或序贯疗法。Giorgi 在 1989 年治疗 30 例对依诺沙星敏感的感染性不育症，300 mg，bid，连续用药 10 天，间隔 20 天，重复 1 疗程，认为短期选择敏感温和的抗生素对生育能力有改善作用，治疗后精液质量改善 89.2%，主要指标包括精液黏稠度过高，由治疗前的 50%，达到治疗后的 16.6%；精液内白细胞增多者，由治疗前的 43.3%，降低到治疗后的 23.3%；精液液化情况较治疗前改善 26.6%；张建国等在 2004 年治疗 86 例慢性非细菌性前列腺炎，所有患者均给予吲哚美辛、前列安栓等治疗，同时选择三种不同类型的抗生素类药物进行依次 15 天的序贯治疗 3 个月，认为抗生素治疗可明显改善 CAP 患者的精液质量，并提高 CAP 的治疗效果。Branigan 等 1994 年在 755 例不育症中确诊 102 例（13.5%）白细胞精子症，其中同时满足 EPS 中 WBC > 20 个 /HP 或 WBC 成团者共 87 例，分组包括未治疗组 25 例；抗生素组 25 例（强力霉素）；频繁排精组 25 例（至少 1 次 / 日）；联合治疗组（抗生素 + 频繁排精）27 例。结果 3 个治疗组在治疗开始后 1 个月均有一定效果，但在治疗 3 个月后仅联合治疗组有效果，认为短期使用抗生素联合频繁排精有助于该类患者生育能力的恢复。此外，慢性细菌性前列腺炎，尤其是特殊病原体（淋球菌等）感染引起的 CP 不育症患者，女方生殖道往往存在同类病原体的感染，因此强调男女同治有重要临床意义。

b. 抗氧化和抗感染治疗：近年来的许多研究结果显示，白细胞产生的氧化应激反应可能是精液质量损伤的原因，尤其是精子DNA 损伤和精子形态缺陷。通过使用抗 ROS 的药物及提高 TAC的药物，使前列腺炎患者精液质量有了改善。由于抗生素治疗后CP 患者精液质量的改善结果较差，而且可能导致那些对抗生素耐药菌株的再感染，因此抗氧化和抗感染症治疗药物可能具有良好的应用前景。研究发现 TNF-α 和 γ-干扰素与正常精子共同孵育时，即使是在没有感染的情况下也可引起弱－死精子症，而Bykov 等在 2003 年认为，L-肉碱能够降低 TNF-α 水平，并因此减少其对细胞和组织的损伤。Vicari 在 1999 年采用非甾体类抗感染药呱氨托美丁 600mg/ 日，连续 14 天 / 月，连续 2 个月，治疗 43 例无菌性的男性附属性腺感染，其中前列腺炎 16 例（6 例对照组，10 例实验组）、前列腺－精囊炎 14 例（6 例对照组，8 例实验组）、前列腺－精囊－附睾炎 13 例（6 例对照组，7 例实验组），结论认为：长期应用抗感染药安全有效，而且可以改善精液的全部指标。采用抗感染药治疗白细胞精子症的文献少见。Vicari等（2002）治疗 98 例具有精浆白细胞精子症的非细菌性 PVE，A组（肉碱）30 例，治疗 4 个月；B 组（非固醇类抗感染药）16 例，治疗 4 个月；C 组：（序贯组）26 例，非固醇类抗感染药 2 个月后，肉碱 2 个月；D 组（序贯组）26 例，非固醇类抗感染药 4 个月，后 2 个月加肉碱。结果 C 组治疗效果最明显，B 组、D 组中等，A 组最差。认为肉碱治疗对于非细菌性 PVE 预先经非固醇类抗感染药治疗者有效，合理的抗氧化治疗可以重建氧化平衡来对抗 ROS 介导的不育。Vicari 等在 2001 年采用 L- 肉碱联合乙酰 L- 肉碱治疗无菌性 PVE 伴不育的患者 3 个月，精子的前向运动能力和存活率均显著提高，精子 ROS 产生降低，在停止治疗 3 个月内有 11.7% 的患者配偶自然妊娠。Lackner 等在 2006 年采用环氧合酶 -2 抑制剂（伐地考昔，20 mg，1 次 / 日）2 周治疗无菌性白细胞精子症患者 12 例，认为可以减少白细胞精子症的严重程度（白细胞从 5.5×10^6/ml 降低到 1.0×10^6/ml）并增加精子数量（从 22.5×10^6/ml 增加到 48.0×10^6/ml）。Oliva 等在 2006 年使用抗组织胺样药物酮替芬也可显著改善了白细胞精子症和特发性不育者的精子形态和活力。

c. 中医中药：治疗 CP 多基于利湿利尿、通经活络、活血化瘀、清热解毒的中医理论而研制的中药口服制剂，或经肛门给药的栓剂。在前列腺炎控制后，还可实施中医中药治疗，提高精液的质量，以达到生育的目的。

d. 其他药物治疗：因 CP 引起的精液不液化，经抗菌素治疗后仍然无效的患者，可以应用糜蛋白酶 5 mg，1 次 /2 日，肌内注射，2 周为一个疗程。因 CP 造成的精液质量异常，在经过适当治疗后多可恢复正常。但是，对于那些因 CP 造成的精液不液化、精液黏稠度增高、白细胞精子症、精子活力低下等，经过系统的常规治疗难以获得满意疗效的情况下，体外进行精液质量的改善非常必要，如通过应用糜蛋白酶或 α 淀粉酶体外处理精液或精液反复吹打来改善液化状态、精液的洗涤技术去除精液内的白细胞、己酮可可碱体外改善精子活动能力等，都可以尝试，并配合 ART 来解决患者的生育问题。

C. 生殖道结核

当发现有全身结核（肺、骨关节等），特别是有泌尿系统结核，或已发现前列腺、精囊结核者，应积极采取药物治疗或必要的手术治疗，特别要注意预防治疗及早期治疗，以保护其生育能力。常用的抗结核药物治疗方法为异烟肼 300 mg，口服，1 次 / 日；利福平 600 mg，口服，1 次 / 日；吡嗪酰胺 1.0 g，口服，1 次 / 日；乙胺丁醇 750 mg，口服，1 次 / 日。在治疗过程中，不单独使用一种药物，可将 2 ～ 3 种药物有计划地交替轮换和联合使用。近年来，临床上将利福平、异烟肼和吡嗪酰胺联合使用，配合维生素 C 1.0 g，1 次 / 日，使尿液酸化，2 个月后改为利福平和吡嗪酰胺或乙胺丁醇或异烟肼，选二种药物继续治疗 4 个月。药物治疗对早期单侧生殖系统结核可得到控制或治愈，同时也保存了生育功能。

双侧附睾结核患者，往往由于生殖道的广泛破坏及纤维化，可引起梗阻而造成无精子症，从男性不育症的角度分析，已很难通过常规治疗而获得自然生育能力。一般可采用抽取附睾精子作 ICSI，使患者恢复生育功能，或采用供者精液人工授精或领养孩子。

②**生殖道的性传播和性感染**

A. 生殖道淋球菌感染

淋病的治疗原则是早期、大剂量应用敏感抗菌素。青霉素类药物是过去淋病治疗的首选药，可以选择青霉素 480 万单位，两侧臀部各注射 240 万单位，单次肌内注射；普青 80 万单位，2 次 / 日，肌内注射，连用 5 ~ 7 天。

第三代头孢抗菌素罗氏芬（头孢三嗪）问世以来，由于其抗菌谱广、杀菌力强、半衰期长，已成为治疗淋病的首选药。推荐剂量为单剂 250 mg 肌内注射，即将罗氏芬 250 mg 溶于 1%的利多卡因溶液 2 ml，作深部的臀部肌内注射。还可采用大观霉素（淋必治）2 g，一次性肌内注射，或氧氟沙星（氟嗪酸）400 mg，一次性口服，共 2 天。以上三种药物对耐青霉素（产青霉素酶的淋球菌）感染者也有很好的效果。其他尚可采用：淋克星，急性 800mg 清晨一次口服；慢性 200 mg 口服，2 次 / 日，共 7 天为一疗程；或用四环素 0.5 g，4 次 / 日，口服，共 7 天；或强力霉素 0.1 g，2 次 / 日，共 7 天；或氟哌酸 0.4 g，口服，共 2 天。

对慢性淋病引起的梗阻性无精子症，可根据梗阻的部位不同而选择相应的复通手术治疗或睾丸 / 附睾直接取精，通过 ART 解决生育问题。

B. 非淋菌性尿道炎

a. 生殖道衣原体感染：沙眼衣原体感染已成为最流行的性传播性疾病，可引起男性非淋菌性尿道炎，治疗首选新型氮内酯环抗生素希舒美（阿奇霉素）1 g 单剂口服。其他药物可用四环素 500 mg，4 次 / 日，共 7 天；或强力霉素 100 mg，2 次 / 日，共 7 天；

美满霉素（二甲胺四环素）100 mg，1 次 / 日，共 15 天；SMZ-Co 2 粒，2 次 / 日，共 5 天；或利福平 0.6 g，1 次 / 日，共 5 天。

b. 生殖道支原体感染：支原体常寄居于泌尿生殖道，在一定条件下引起生殖道疾病的主要是人型支原体和解脲支原体，治疗方法和用药同衣原体感染，首选强力霉素 0.1 g，1 次 / 日，2 ～ 4 周，并且应该夫妻双方共同治疗。也可使用四环素 500 mg，4 次 / 日；强力霉素 100 mg，2 次 / 日；美满霉素 100 mg，1 次 / 日；SMZ-Co 2 粒，2 次 / 日；或利福平 0.6g，1 次 / 日。疗程结束后复查 2 次以上阴性方可停药。如再次培养阳性，则应该重复治疗一个疗程。

（5）ART 前的药物治疗

男性是通过精子来参与 ART 的治疗过程，精子的数量、活力和形态都可以影响 ART 的治疗结果，对其进行有效改善，理论上应该有助于获得良好 ART 结局。在进行 ART 前，对于男性不育症者是否需要进行一定的干预，尤其是常规药物治疗尚存在一定争议。有关 ART 前男性不育症药物治疗仍然处在探索和经验性阶段，且其在多大程度上有助于改善 ART 的治疗结局尚缺少强力证据。然而，与 ART 费用比较，ART 前的药物治疗的花费是微乎其微的，而患者的收益可能是超乎想象的。

① ART 前男性不育症药物治疗的可能环节

a. 确保有足够的精子用于 ART：ICSI 治疗在精子质量极差的情况下，选择出即使是几个活力及形态俱佳的精子也不是一件容易的事情，甚至可能因此而造成 ART 进程的终止。药物治疗可以在一定程度上改善精子质量，提高 ART 的精子选择余地，降低严重少精子症患者精子选择的难度，而且也不排除有自然怀孕的机会。Foresta 等在 2002 年对睾丸活检轻度精子发生功能障碍且 FSH 和抑制素 B 正常的特发性少精子症者，使用促性腺激素可增加精子数量。

b. 对一般 OAT 患者改善精子质量：精子的氧化损伤可以造成精子 DNA 的断裂，监测精子 DNA 和染色质完整性在男性不育症诊断和预后判断中的应用越来越多，虽然发生 DNA 损伤精子的活力和形态未见得出现严重的改变，接受 ART 治疗的受精率也还勉强，但是与患者配偶自然怀孕率、IUI、IVF 妊娠率低下关系密切，且对患者配偶持续妊娠十分不利，往往成为 IVF 及 ICSI 后早期流产的重要因素。而抗氧化应激治疗可以降低精子 DNA 损伤的发生概率，有助于增加受精率和胚胎持续妊娠率和活产率。

在等待 ART 阶段内的药物治疗，仍然有可能让患者配偶自然怀孕。对于那些已经决定放弃自然怀孕的夫妻，尽管自然怀孕的概率小，但是仍然有其可能性，所以在等待 ART 治疗期间仍然可以通过药物治疗来改善精子质量，甚至有可能获得自然怀孕，类似的案例时有发生。

在不得已的情况下，畸形精子也可能作为 ICSI 的候选精子，但是其受精及妊娠结局有不良影响。虽然精子形态学选择显微注射（intracytoplasmic morphologically selected sperm injection，IMSI）在放大 6000 倍的基础上完成对精子及其细胞器的筛选，可以部分弥补其缺陷，有效提高临床妊娠率（39.2% *vs.* 26.5%），对于 ART 失败 2 次及 2 次以上的患者使用 IMSI 可以改善临床妊娠率（29.8% *vs.* 12.9%）及流产率（17.4% *vs.* 37.5%），但是也只能是一种被动的选择，而药物治疗则可以改善精子形态，从而有望从根本上扭转被动局面。

c. 非梗阻性无精子症的再努力：对于绝大多数的非梗阻性无精子症（non-obstructive azoospermia，NOA）患者，尤其是那些进行过睾丸活检，并经病理证实没有生精功能的患者，进行供精人工授精或领养子女可能是其唯一的选择。但是 ART 的出现，仅仅需要几个精子就可能实现生育目的的极低要求，总是让患者和医师心有不甘，其中部分患者的努力可能有一点结果。如睾丸发育尚可、排除染色体异常、不存在 AZFa 和 AZFb 的微缺失、FSH 偏低或在生理水平的低限附近等情况下，通过强化的药物治疗，可能使部分 NOA 患者达到 ICSI 要求（精液出现精子，或者可以经过再次睾丸穿刺与活检获得精子）。至于治疗药物选择及预后都在探索中，尚难以有统一的意见。

d. 境遇性取精困难的治疗：在近年来广泛开展的 ART 中，由于紧张、焦虑、不适应等不利情况，男性在取精时容易发生境遇性的勃起功能障碍，往往给精液标本的获取带来困难，此时的 PDE5 抑制剂是这种临时性 ED 的有效治疗药物，应该在决定其他有创取精方式之前的优先选择。

② ART 前男性不育症药物治疗的相关问题

a. 治疗目的：与一般男性不育症治疗达到使患者配偶自然怀孕目的明显不同的是，ART 前的药物治疗目的是提高精子质量及改善 ART 治疗结局，可以是让精子达到 ART 的最低治疗要求，或是为了 ART 更加方便、快捷、优质、高效地筛选精子。所以治疗前的医患沟通非常重要，让患者明确药物治疗意图及目标，并做好知情同意和病情交代，不要让患者产生错误理解和过高的期望，如过分担心药物对精子质量和胚胎发育的不良影响、期望自然怀孕等。

b. 治疗方法：对于有明确病因的患者多采用针对性的病因治疗，而对于绝大多数的无明确病因患者的治疗选择众多，主要根据精液分析和生殖激素测定结果进行"对症"治疗，药物选择与一般的不育症治疗相同，疗程应该一直使用到配偶排卵或取卵日。

（6）免疫性不育的药物治疗

①概述

因免疫性因素造成不育的原因可能来自于男女双方。男性生殖系统中的抗原主要来自于精液内的精浆和精子，还可以来源于睾丸、精囊和前列腺，其中对精子抗原的研究最为广泛和深入，抗精子免疫成为免疫不育的主要病因。在男性或女性不育者体内均可发现抗精子抗体（antisperm antibody，AsAb）的存在，并可导致不育，这类情况占不育患者的 10% ～ 30%。尽管 AsAb 在免疫性不育中的确切作用还不清楚，但 AsAb 可在体内发挥一系列生物学效应，并影响生殖过程。例如：可能具有妨碍精子的正常发生、干扰精子获能和顶体反应、直接引起精子的凝聚和制动、细胞毒性作用、抑制精子穿透宫颈黏液、阻止精卵结合而干扰受精过程、干扰胚胎着床并影响胚胎存活等多种作用，并且这种作用与 AsAb 的滴度相关，滴度越高则越难以生育。

②**免疫性不育的治疗与预后**

a.病因治疗：去除诱发 AsAb 产生的原发疾病或异常，如损伤、炎症、感染、肛交等因素，均有助于 AsAb 滴度的降低或消失。

b.局部隔绝法：避孕套是最古老和最安全的抗免疫治疗措施，可减少女性重复与精子抗原接触的机会，性生活时应用避孕套 6 个月以上，可使部分女性患者的体内 AsAb 水平下降，但它在减低女性抗精子抗体的滴度、提高其妊娠率方面的疗效还很难肯定。

c.免疫抑制剂：对免疫不育最常用的治疗方法是免疫抑制剂，主要应用糖皮质激素。激素抑制法治疗是基于激素可通过减少精子上的抗体来弱化或改变过分活跃的免疫系统的理念，它的机制尚未完全阐明，但下列作用是肯定的：A.阻止细胞因子和淋巴生长因子释放；B.减少抗体产生；C.弱化抗体抗原结合；D.阻碍炎性细胞趋化性；E.影响体液免疫和细胞免疫。目前学者还无法区分或得到所有的有特异性的精子抗原，治疗这些免疫性不育的方法还只是采用类固醇激素以减少抗体的产生，尽管对糖皮质激素有许多临床研究，但至今未对给药途径、剂量、给药间歇及治疗持续时间有统一标准。糖皮质激素的用法有许多方案，有在短期内使用大剂量的，也有在较长期内使用小剂量的。大剂量用药的意图是安排在配偶排卵期内，使抗精子抗体的滴度降低而增加受精机会，而在排卵期外小剂量用药则主要是出于减少身体对糖皮质激素类药物不良反应的考虑。如果考虑到成本因素，的类固醇激素作为治疗免疫性不育的一种有效手段，目前还有一定的应用价值。

d. 中医治疗：采用中医的辨证施治，也有助于 AsAb 的消失或使其滴度降低。

e. 其他治疗：由于免疫机制在男性不育症中的作用存在争议，尤其是考虑到免疫抑制剂潜在的不良反应，近年来对于免疫性不育患者，也可以直接考虑选择 ART，包括精子体外处理 / 宫腔内人工授精和体外受精，来解决生育问题。

参考文献

1.Yang B，Xu P，Shi Y，et al.Erectile Dysfunction and Associated Risk Factors in Chinese Males of Infertile Couples.J Sex Med，2018，15（5）：671-677.

2. 白刚，李宏军 . 睾酮补充治疗的多器官系统效应及时效性 . 中华男科学杂志，2013，19（8）：748-752.

3. 白刚，佟宪，李宏军 . 胰激肽原酶在男科疾病中的应用 . 生殖医学杂志，2014，23（2）：165-168.

4. 郭应禄，李宏军．男性不育症．北京：人民军医出版社，2003.

5. 李宏军．男性不育治疗策略．中华泌尿外科杂志，2009，30（8）：574-575.

6. 李宏军，杨彬．勃起功能障碍治疗理念的深化．中华男科学杂志，2017，23（4）：291-295.

7. 李宏军．芳香化酶抑制剂在男性不育治疗中的应用．生殖医学杂志，2015，24（7）：597-600.

8. 李宏军．辅助生殖技术前应重视男性不育患者的常规处理．中华生殖与避孕杂志，2017，37（4）：343-346.

9. 李宏军．复发性流产的男性因素及治疗．中国实用妇科与产科杂志，2013（2）：118-122.

10. 李宏军．加强对男性不育的认识及诊治规范化．中华泌尿外科杂志，2013，34（6）：406-409.

11. 李宏军．男性不育伴精索静脉曲张的治疗策略．中华男科学杂志，2018，24（3）：195-198.

12. 李宏军．应关注男性不育的药物治疗：睾酮，用还是不用．中国性科学，2014（8）：106-110.

13. 李宏军．男性不育治疗新策略．中华临床医师杂志（电子版）.2012，6（13）：3-5.

14. 李宏军．中老年男性性腺功能减退的诊断和治疗．医学新知杂志，2018，28（6）：581-583，587.

15. 李宏军．中老年男性性腺功能减退的诊断和治疗．医学新知杂志，2018，28（6）：581-583，587.

16. 王海，李宏军.特发性低促性腺激素性性腺功能减退症的药物治疗.生殖医学杂志，2016，25（11）：1035-1039.

17. 张建中，李宏军.早泄治疗的新进展.中华男科学杂志，2018，24（10）：933-936.

15. 男性不育伴精索静脉曲张治疗方法的选择

近年来，如火如荼的手术技术改进，包括转流 / 分流手术、腹腔镜手术、显微手术等，精索静脉曲张引起了大批泌尿男科同道们的关注。手术指征扩大化的趋势普遍存在，然而，无论手术操作技术如何先进，是否应该手术还是首先要考虑的。医学技术的进步带动了男性不育症治疗的整体进步，男性不育伴有精索静脉曲张的治疗必定要适应这种改变，并做出必要的认识调整，治疗方式选择的最根本目的是让患者恢复生育能力，而解决生育问题的办法也不仅单纯为手术治疗，还包括药物和 ART。

（1）手术治疗

既然认为精索静脉曲张属于外科疾病，选择手术治疗也是情理之中的事情，目前也认为，手术是治疗精索静脉曲张的唯一确切有效方法，可以消除疾病带来的局部坠胀和疼痛不适，并改善精液质量。问题的关键在于精索静脉曲张对睾丸的损害程度及手术干预恢复正常的可能性。精索静脉曲张与男性不育症是否具有因果关系？患者能否通过手术治疗恢复自然生育能力？这些问题都十分重要，需要首先回答。可以通过简单的睾丸检查、生殖内分泌激素测定和精液分析来初步判断。

①手术治疗的现状

由于对精索静脉曲张的病理生理认识还不十分深入，成年男性的精索静脉曲张让生殖医学专家面临许多挑战，一些学者对依靠手术治疗精索静脉曲张来改善男性生育能力提出疑义，如精索静脉曲张是否影响男性生育功能、精索静脉曲张是否进行性发展、精索静脉曲张治疗的有效性、精索静脉曲张严重程度对治疗预后的影响等，这些问题均存在广泛争议。

所以，应该有一个相对明晰的标准来选择手术治疗。目前的基本认知是：对于不育合并精索静脉曲张的男性患者，如果精液检查结果基本正常，可以暂时不考虑手术治疗，每 3～6 个月定期进行精液常规检查，只要精液质量没有明显变化，可以随访观察，并注意寻找其他的不生育因素，尤其是对配偶生育能力的评价；对于那些患有精索静脉曲张且有精液质量异常的男性不育症患者，精索静脉曲张也未必就是不育的唯一原因或主要原因，患者可能同时合并其他疾病或异常而影响了生育能力，不育原因还可能来自于配偶；只有对于那些未发现其他明显异常，而精液质量和精索静脉曲张严重程度相伴的进行性加重者，才高度怀疑为精索静脉曲张影响了男性生育能力，此时的积极干预才更可能获得较满意的疗效（McGarry，2015）。

②手术治疗的选择依据

近年来，许多学术团体纷纷制定精索静脉曲张治疗的相关规范、共识或指南，并且在不断地更新和变化，常常让医师无所适从。即使是严格按照规范、共识、指南来执行，要做到科学合理地选择合适的患者进行手术治疗，并让患者对手术效果满意，也是比较困难的。一些医师在选择精索静脉曲张治疗方法时，还常常根据个人认识和传统经验。但在实际工作中，选择手术治疗不应盲从，而应遵循一定的基本原则。

A. 精索静脉曲张与精液质量异常之间是否存在因果关系？

由于许多精索静脉曲张者也可以正常生育，因此，患有精索静脉曲张并不一定都会影响生育过程。在排除其他不利因素的影响后，动态监测（每2～3个月定期检查）精液质量，若患者精液质量呈现进行性下降趋势，尤其是同时合并患侧睾丸发育不良（体积变小、质地变软）和曲张程度进行性加重的情况，则高度提示精索静脉曲张与不育之间存在因果关系，手术治疗获益的概率较高；反之，在因果关系不明确的情况下，手术治疗获益机会较低。

B. 术后睾丸功能改善的概率有多大？

手术治疗后睾丸功能改善的效果主要取决于病情的严重程度，包括曲张的严重程度、睾丸生精功能损害程度及其他相关不育因素，手术方式也有一定影响。部分经过手术治疗的精索静脉曲张者若干年后仍然没有能够生育，其可能原因是：手术时机选择过晚，精索静脉曲张属于进行性加重的疾病，并可造成睾丸难以恢复的损害；同时存在其他影响生育的因素没有去除；配偶生育能力低下，有现代医学尚未认识到的影响生育的潜在因素。因此，对诸多情况应逐一分析并区别对待。术前应进行全面的生育能力评估，并为后续的药物配合治疗做好准备，同时对配偶进行检查治疗。对于病情较为严重者，如睾丸明显萎缩且质地变软、精子数量稀少（甚至偶见精子）者，手术预后不好，很难恢复到自然生育程度，此时手术治疗未必有利，应该尽量回避。

C. 患者的选择意愿是怎样的？

医学模式的转变，使许多传统观念发生了明显改变，对男性不育伴有精索静脉曲张的手术治疗选择权归属于患者，毕竟是否能够生育后代的受益或受害都是患者及其配偶，而且生育意愿对每个家庭来说不是同等重要的。无论是患者对手术治疗效果表示疑虑，或是过于理想化，或对手术治疗过程比较恐惧，对生育的渴求程度不是很强烈和不很急切的患者，尽管精液质量异常，并可能与精索静脉曲张存在因果关系，仍然可以回避手术治疗，首先选择温和或简单的治疗方法，如药物治疗是可取的。尤其是对于严重的精液质量异常者，即使选择手术治疗也往往难以恢复自然生育能力，此时选择 IVF 技术更可取。此外，治疗方法的选择还应该包括对女性伴侣的态度及病情考量。

2015 年，EAU 在关于男性不育症指南中明确规定的精索静脉曲张手术最高级别推荐（A 级）适应证包括：临床型精索静脉曲张、少精子症、≥ 2 年的无其他原因的不育症可以手术，而对于精液正常的精索静脉曲张不建议手术。这也与前述观点不谋而合。

③手术治疗的效果

根据以往的经验并结合相关文献资料，在术后 1 ～ 2 年内，精索静脉曲张患者精液常规检查改善情况可以达到 50% ～ 70%，能使妻子自然怀孕者占 30% ～ 40%，术后配合适当的药物治疗可以提高精液质量改善率和配偶的自然妊娠率，并因此而减少了对辅助生殖技术的需求。手术的方式也非常重要，并影响治疗的预后。近年来开展的开放式经腹股沟精索静脉曲张显微手术，极大地改变了男性不育伴精索静脉曲张的治疗现状，并被认为是目前治疗精索静脉曲张手术的金标准（Tatem，2017）。Peng 等在 2015 年对 145 例精索静脉曲张的显微手术患者平均随访 21 个月，75.2% 患者的精子浓度和活力改善，患者配偶自然怀孕率 45.5%，平均怀孕时间为（11.7±6.2）个月，尤其是手术前精子浓度较高（$\geqslant 20 \times 10^6/ml$）的患者的自然怀孕率高。

通常来讲，手术和术后药物配合治疗，精液质量改善和配偶自然妊娠往往需要经过 3 ～ 24 个月的时间。男性不育伴有精索静脉曲张患者选择手术治疗 2 年后仍未恢复生育能力，提示手术治疗失败。对于需急切解决生育的年龄过大（尤其是配偶年龄偏大）和病情较严重的患者，对自然怀孕的长久等待是不适宜的。

（2）非手术治疗

由于部分精索静脉曲张者仍然可以自然生育，没有精索静脉曲张者也不是都能自然生育。因此，精索静脉曲张与男性不育症并非严格的因果关系，这为非手术治疗男性不育伴有精索静脉曲张留下了一定的空间。

①针对精索静脉曲张的药物治疗

研究发现，具有改善血管弹性纤维和抗氧化应激作用的迈之灵，可以有效协助其他药物提高不育伴精索静脉曲张男性的精液质量，且对中度曲张的精索静脉有一定程度的回缩作用，认为其可作为男性不育伴有精索静脉曲张的治疗选择方法之一。此外，有些患有严重的肺心病、肺气肿等的精索静脉曲张患者，由于不能承受手术治疗，也可以尝试药物治疗，对控制病情的进展具有一定作用。

②针对改善精液质量的药物治疗

尽管药物治疗普遍缺乏循证医学的证据和系统评价，但临床上却在广泛应用，为患者和医师所接受。初步研究证明，许多药物在改善精子浓度、活动率、形态方面确有一定效果，而且也是手术和 ART 治疗的基础，临床工作中多首先采用这种经验性的药物治疗。选择治疗药物的主要依据是精液质量分析和查体结果，针对精子发生、成熟和获能的多个环节，选择 3 ～ 4 种药物联合应用成为共识。根据精子生成周期，将疗程确定为 2 ～ 3 个月，如果获得了满意的疗效，则可以继续治疗；反之则建议根据精液质量复查结果调整药物或治疗方案。合理治疗超过 6 个月无效，需选择进一步的治疗措施，经验性治疗不应该超过 6 ～ 12 个月。

由于氧化应激是睾丸损伤的共同结局，包括精索静脉曲张在内的许多与男性不育症相关的因素或事件是由睾丸内氧化应激水平增加所诱发的，氧化应激可导致睾丸内微血管血流动力学、内分泌信号、生殖细胞凋亡的改变，从而造成精子发生功能障碍。探索理想的抗氧化药物有助于精子发生功能障碍伴精索静脉曲张患者的治疗。

研究证实，针对精索静脉曲张相关的少弱精子症的药物治疗，在应用非甾体类抗感染药物的同时，还应该配合抗氧化药物。通过口服肉碱及非甾体类抗感染药 Cinnoxicam 直肠栓剂治疗男性不育伴精索静脉曲张患者 3～6 个月，结果发现除Ⅲ度曲张患者外，Ⅱ度、Ⅰ度及隐匿型精索静脉曲张患者的精子浓度、活力、形态均改善，40% 患者治疗后获得自然妊娠，认为低级别的精索静脉曲张使用肉碱及非甾体类抗感染药物，可清除对生殖有害的物质而改善精子功能。

（3）辅助生殖技术

ART 是解决男性不育症的保底技术，几乎所有严重的男性不育患者最终都可能通过 ART 技术获得自己的后代，男性不育伴精索静脉曲张患者的生育问题理所当然可以采用 ART 解决。实际上，绝大多数的不育男性治疗精索静脉曲张的目的是为了解决生育问题。在选择治疗方法的时候，对于手术治疗恢复自然生育的可能性极小、配偶年龄偏大、急迫解决生育问题的夫妻，选择实验室技术解决生育问题应相对容易。在我国，ART 已经成为常规技术，治疗成功率稳中有升，结合胚胎及囊胚冷冻等新技术，使得每个 IVF 治疗周期的成功率有较大的提高，达到（甚至领先）国际水平。

尽管目前的 ART 技术非常强大，但是 ART 中也不能忽视对男性不育症患者的常规处理，尤其是针对精索静脉曲张的手术治疗，甚至于对于那些遭遇过 ART 失败的患者，手术治疗可能还有其存在的价值和必然性，成为 ART 技术的协同治疗手段。Kohn 等在 2017 年综述了进行 ART 前的精索静脉曲张手术治疗情况，尽管改善 IUI 治疗结果的证据还不够成分，但可以改善少精子症和非梗阻性无精子症患者的精液质量。Kirby 等在 2016 年等的荟萃分析结果表明，手术治疗对于临床型的精索静脉曲张的不育患者是具有实质性好处的，对于接受 IVF 或 IVF/ICSI 的少精子和无精子症患者，手术治疗临床型精索静脉曲张可以改善活产率和配偶妊娠率；即使是对于那些手术治疗后仍然是少精子或无精子，且需要 ART 治疗的患者，手术治疗也可以改善精子的获取回收率。Esteves 等在 2016 年的荟萃分析结果也认为，对于临床型的精索静脉曲张患者，在选择 ICSI 之前完成手术治疗，可以改善患者配偶妊娠结局。

参考文献

1. Esteves SC，Roque M，Agarwal A. Outcome of assisted reproductive technology in men with treated and untreated varicocele：systematic review and meta-analysis. Asian J Androl，2016，18（2）：254-258.

2. Kirby EW，Wiener LE，Rajanahally S，et al. Undergoing varicocele repair

before assisted reproduction improves pregnancy rate and live birth rate in azoospermic and oligospermic men with a varicocele：a systematic review and meta-analysis. Fertil Steril，2016，106（6）：1338-1343.

3. Kohn TP，Kohn JR，Pastuszak AW. Varicocelectomy before assisted reproductive technology：are outcomes improved. Fertil Steril，2017，108（3）：385-391.

4. McGarry P，Alrabeeah K，Jarvi K，et al. Is varicocelectomy beneficial in men previously deemed subfertile but with normal semen parameters based on the new guidelines? A retrospective study. Urology，2015，85（2）：357-362.

5. Peng J，Zhang Z，Cui W，et al. Spontaneous pregnancy rates in Chinese men undergoing microsurgical subinguinal varicocelectomy and possible preoperative factors affecting the outcomes. Fertil Steril，2015，103（3）：635-639.

6. Samplaski MK，Lo KC，Grober ED，et al. Varicocelectomy to "upgrade" semen quality to allow couples to use less invasive forms of assisted reproductive technology. Fertil Steril，2017，108（4）：609-612.

7. Shridharani A，Owen RC，Elkelany OO，et al. The significance of clinical practice guidelines on adult varicocele detection and management. Asian J Androl，2016，18（2）：269-275.

8. Tatem AJ，Brannigan RE. The role of microsurgical varicocelectomy in treating male infertility. Transl Androl Urol，2017，6（4）：722-729.

9. 白刚，李宏军. 男性不育伴精索静脉曲张的诊治进展. 生殖与避孕，2012，32（6）：398-401.

10. 李宏军，李汉忠. 严格掌握男性不育患者精索静脉曲张的手术适应证. 中华泌尿外科杂志，2010，31（4）：221-222.

11. 李宏军，张志超，高瞻，等．联合迈之灵治疗慢性前列腺炎伴精索静脉曲张随机平行对照的多中心研究．中华泌尿外科杂志，2013，34（6）：435-439.

12. 李宏军．辅助生殖技术前应重视男性不育患者的常规处理．中华生殖与避孕杂志，2017，37（4）：343-346.

13. 李宏军．加强对男性不育的认识及诊治规范化．中华泌尿外科杂志，2013，34（6）：406-409.

14. 李宏军．男性不育伴精索静脉曲张的治疗策略．中华男科学杂志，2018，24（3）：195-198.

15. 李宏军．男性不育症的药物治疗//陈振文．辅助生殖男性技术．人民卫生出版社，2016，161-172.

16. 李洪涛，李宏军．医患沟通及其管理．中国医药科学，2014（11）：145-148.

16. 早泄治疗的理念：综合治疗

PE 的发病率高，严重危害成年男性的身心健康及其家庭的和谐，专业团体及公众都对其极其关注，但是关于 PE 的定义和诊疗等诸多方面尚存在争议。无论如何更改 PE 的定义，其包含的三个关键因素是不变的：短暂的阴道内射精潜伏期、不能自行控制射精及患者或（和）配偶的心理困扰。2014 年 ISSM 发布指南中的 PE 定义由以下三部分组成：①从第一次性生活开始接触阴道后在 1 分钟左右反复或持续射精（终生性 PE），或射精潜伏时间降为 3 分钟或更少（获得性 PE）；②延迟射精障碍发生在所有或几乎所有的阴道插入；③出现负面的个人结果，如忧虑、烦恼、困惑及逃避性亲密。根据构成 PE 的三个基本要素，以及其复杂性和多因素特点，延长 IELT、加强患者对射精控制能力的训练、促使夫妻双方达到性满意是 PE 治疗的最终目的，而综合治疗可以在最大程度上帮助患者实现这些目的。尽管以达帕西汀为代表的药物仍然是目前治疗 PE 的重要方法，但不是唯一办法，综合治疗还包括加强对患者及其伴侣的心理咨询和教育、行为疗法及手术治疗。早泄治疗的各种药物不仅可以联合使用，还可以多种技巧联合使用，而且心理咨询与教育、药物、技巧、中医药等治疗方法仍然需要联合使用，并共同组成了早泄的综合治疗。近年来的临床实践早已经证实，联合多种治疗方法开展的综合治疗可取得较好的疗效。

（1）心理咨询及教育

由于 PE 属于身心相关疾病，在采用医学手段干预之前进行咨询是必要的，告诉患者正确的性观念，并纠正患者及其伴侣的错误认知，降低患者及其伴侣对治疗结果不切实际的过高期望值，改善其人际交流障碍的困扰，使患者适应干扰性生活的体验和想法并增加与性伴侣的沟通和交流，从而增强其自信心，减少其心理负担和焦虑。Rowland 等分析了 374 例 PE 患者焦虑的原因，结果发现来自性伴侣的压力与 PE 患者焦虑评分显著相关。通过加强对患者及其伴侣的教育，从而减少其病耻感并降低其治疗预期，是获得满意效果的重要基础和前提。

此外，对患者及其伴侣进行咨询和教育的重要性还体现在制定医疗决策中。患者及其伴侣参与到医疗决策中，并与医师共同制定医疗决策已经成为 2018 年 AUA 性功能障碍治疗指南更新的最显著特点，治疗早泄方法的选择同样需要这种共同决策的医疗模式。

（2）行为疗法与技巧训练

性交过程是否圆满，还决定于对性交经验的积累与练习，性生活中习得的经验值得借鉴和推广。许多成年男性在不知不觉中逐渐地体会到了延迟时间的诀窍，但是绝大多数早泄患者都缺少行为方面的探索，甚至医师也很少将那些有效的技巧和方法推荐给患者。

行为疗法与技巧训练的目的是提高 PE 患者的性交控制能力，延长射精时间。行为疗法主要包括性感集中训练、动 - 停、挤捏阴茎头、牵拉睾丸训练。患者应当注意摸索和总结并加强夫妻间配合，尝试戴避孕套、女上位、缓慢抽插、多次性生活（多次排精）、增加前戏等方法，使夫妻双方都可以满足。对于 IELT 在适当范围但是仍然要求进行医学干预的患者，行为疗法应该成为主要治疗手段。

此外，行为疗法可以作为药物治疗的辅助方法。行为疗法配合药物治疗与单独用药或单独应用行为疗法相比，可显著延长 IELT。Pavone 等将 157 例 PE 患者随机分配至达帕西汀治疗组，行为疗法治疗组及达帕西汀联合行为疗法治疗组。研究结果显示，三组 PE 患者的 IELT 均较治疗前延长，联合治疗组的疗效显著优于单独应用药物或者精神心理治疗。有研究者将 PDE5 抑制剂与行为疗法联用治疗 PE，疗效优于单独用 PDE5 抑制剂。

（3）药物治疗

治疗早泄的有效药物主要是选择性 5- 羟色胺再摄取抑制剂（selective serotonin reuptake inhibitor，SSRIs）、局麻药物、PDE5 抑制剂、α 受体阻滞剂等，SSRIs 联合其他药物或者联合其他方法也可取得较好的疗效。多项研究显示，与单用 SSRIs 相比，SSRIs 联合局麻药物、SSRIs 联合 PDE5 抑制剂、SSRIs 联合 α_1 受体阻滞剂可显著延长 IELT。

①选择性 5- 羟色胺再摄取抑制剂

SSRIs 分为长效和速效两大类。长效 SSRIs 治疗 PE 需要每日服药，坚持 2 周以上才会起效，但是仍面临巨大挑战，主要是由于药物的安全性问题，如长期服用 SSRIs 可导致药物蓄积，产生一系列不良反应，主要包括性功能障碍、睡眠障碍、停药反应、自杀倾向及精液质量。

与长效 SSRIs 相比，短效 SSRIs 则为按需服用，达帕西汀作为 SSRI 的唯一获得 SFDA 批准用于 PE 治疗药物，半衰期短，达峰时间快，首次给药即可起效，有效改善早泄患者的 IELT。性交前 3 ～ 4 小时 30 mg 按需服用达帕西汀，IELT 可延长 1.3 ～ 11 倍。达帕西汀的不良反应较少见且轻微，主要包括恶心、嗜睡、腹泻、头痛、眩晕等，出现情感及认知相关不良反应的发生率低，且对男性性功能的影响小，因服药导致 ED 的患者比例为

2.3%～2.6%。此外，据国内学者报道按需服用达帕西汀对精子总数、精子活动力没有不良影响，并被 EAU 制定的男性不育症指南所推荐。

②其他药物

局部麻醉药物可以降低阴茎敏感性，提高射精阈值，且不会对射精造成影响。常用的药物有复方利多卡因乳膏、SS 乳膏等，多项研究证实性交前涂抹利多卡因乳膏可显著提高患者 IELT 和性生活满意度。由于药物可能通过性交过程进入阴道，导致女方性快感消失，在一定程度上限制了它的应用。

一些研究发现，PDE5 抑制剂可延长 PE 患者的射精时间，具体作用机制仍不清楚，可能与其抑制输精管、精囊、射精管、后尿道平滑肌收缩有关，也可能和阴茎硬度增加、焦虑减少从而增加射精阈值有关。

临床研究显示，α 受体阻滞剂可以改善 PE，显著延长 PE 患者的 IELT，其可能机制是阻断了输精管、精囊、射精管、后尿道平滑肌中的 α_1 肾上腺素能受体，抑制了其交感神经的兴奋和收缩，从而延长了射精时间。此外，也可能是由于其抑制了中枢神经系统的兴奋性而提高了射精阈值。

研究报道曲马多可改善 PE 症状，可能的机制是其对中枢神经系统 5-HT 和 NE 受体的调节。Wu 等对 7 项曲马多治疗 PE 的随机对照试验进行荟萃分析，发现与对照组相比，曲马多可使 PE 患者的 IELT 增加 2.77 分钟（95% *CI*：1.12～4.47）。但因曲马多有药物成瘾性，临床上很少使用。此外，咖啡因、叶酸等药物也被报道可改善 PE，但其确切疗效仍需要更优质的临床试验来证实。

（4）中医药疗法

中医药对 PE 的治疗主要包括中药、针灸及推拿。中药治疗分：辨证分型角度的定性论治及心、肝、肾脏腑辨证角度的定位与辨证论治。近年来，有研究采用中药与 SSRIs 联合治疗 PE。闫向前等将 180 例 PE 患者随机分配至伊木萨克片、盐酸达帕西汀及联合应用达帕西汀与伊木萨克治疗三组，结果显示联合应用治疗原发性 PE 比单独用药具有更好的临床疗效，且安全性良好，具有一定的临床推广价值和应用前景。李建新等研究了麒麟丸联合舍曲林在继发性肾气不固型早泄中的疗效，结果显示联合用药效果优于单一用药。

（5）手术治疗

除了上述保守治疗方法之外，有一些临床研究报道，包皮环切、阴茎可膨胀假体植入、阴茎背神经离断、内置生物套技术等手术，可改善 PE 患者射精过快的症状，然而其机制及确切疗效仍有待证实，且安全性问题还是目前的主要顾虑，均未被主流学术机构和指南所推荐。

（6）小结

PE 是一种与身心相关的疾病，并影响到患者的家庭和谐与夫妻感情，其病因复杂多样性决定了治疗应该是全面的，而综合治疗方法实现了全方位治疗 PE，改善了患者及其伴侣的治疗感受，并提高了疗效，其主要包括加强对患者及其性伴侣的教育、降低患者及其伴侣的过高期望值。另外，行为疗法和技巧训练也可成为重要的治疗方案，以达帕西汀为代表的多种治疗药物可全方位改善 PE 指标，成为主导治疗方法，中医药也可以联合治疗，而手术尚无推广应用的价值。

参考文献

1.Althof SE，McMahon CG，Waldinger MD，et al.An Update of the International Society of Sexual Medicine's Guidelines for the Diagnosis and Treatment of Premature Ejaculation（PE）.Sex Med，2014，2（2）：60-90.

2.Bala A，Nguyen HMT，Hellstrom WJG.Post-SSRI Sexual Dysfunction：A Literature Review.Sex Med Rev，2018，6（1）：29-34.

3.Canat L，De irmentepe RB，Atalay HA. et al.The relationship between female sexual function index domains and premature ejaculation.Int Urol Nephrol，2018，50（4）：633-637.

4.Gallo L.The prevalence of an excessive prepuce and the effects of distal circumcision on premature ejaculation.Arab J Urol，2017，15（2）：140-147.

5.Kempeneers P，Andrianne R，Cuddy M，et al.Sexual Cognitions，Trait Anxiety，Sexual Anxiety，and Distress in Men With Different Subtypes of Premature Ejaculation and in Their Partners.J Sex Marital Ther，2018，44（4）：319-332.

6.Martyn-St James M，Cooper K，Ren S，et al.Phosphodiesterase Type 5 Inhibitors for Premature Ejaculation：A Systematic Review and Meta-analysis.Eur Urol Focus，2017，3（1）：119-129.

7.Park HJ，Park NC，Kim TN，et al.Discontinuation of Dapoxetine Treatment in Patients With Premature Ejaculation：A 2-Year Prospective Observational Study.Sex Med，2017，5（2）：e99-e105.

8.Pavone C，Abbadessa D，Gambino G，et al.Premature ejaculation：Pharmacotherapy vs group psychotherapy alone or in combination.Arch Ital Urol Androl，2017，89（2）：114-119.

9.Rowland DL，Kolba TN.The Burden of Sexual Problems：Perceived Effects on Men's and Women's Sexual Partners.J Sex Res，2018，55（2）：226-235.

10.Saadat SH，Ahmadi K，Panahi Y.The effect of on-demand caffeine consumption on treating patients with premature ejaculation：a double-blind randomized clinical trial. Curr Pharm Biotechnol，2015，16（3）：281-287.

11.Saitz TR，Serefoglu EC.Advances in understanding and treating premature ejaculation.Nat Rev Urol，2015，12（11）：629-640.

12.Serefoglu EC，McMahon CG，Waldinger MD，et al.An evidence-based unified definition of lifelong and acquired premature ejaculation：report of the second international society for sexual medicine ad hoc committee for the definition of premature ejaculation.Sex Med，2014，2（2）：41-59.

13.Sun Y，Yang L，Bao Y，et al.Efficacy of PDE5Is and SSRIs in men with premature ejaculation：a new systematic review and five meta-analyses.World J Urol，

2017, 35 (12)：1817-1831.

14.Verze P, Cai T, Magno C, et al.Comparison of Treatment Emergent Adverse Events in Men With Premature Ejaculation Treated With Dapoxetine and Alternate Oral Treatments：Results From a Large Multinational Observational Trial.J Sex Med, 2016, 13 (2)：194-199.

15. 黄宇烽，李宏军 . 解读我国首个《早泄诊断治疗指南》. 中华男科学杂志，2011, 17 (11)：963-965.

16. 李宏军 . 盐酸舍曲林在男科疾病中的应用 . 中国男科学杂志，2013 (7)：66-69.

17. 张建中，李宏军 . 早泄治疗的新进展 . 中华男科学杂志，2018, 24 (10)：933-936.

17. 慢性前列腺炎临床诊疗新理念

慢性前列腺炎一般不会危及生命，但其发病率高，可严重影响生活质量，多数患者对治疗效果不满意，许多医师在诊治前列腺炎过程中感到很棘手，经历过明显的挫折和失望，普遍对该病缺乏自信心和准确诊断的能力，并最终导致不能进行合理治疗。近年来出现的一系列新理念有助于改变对该疾病的认识和临床应对，并使其成为急待深入探索的热点疾病。

（1）定义：将其看作是一组症状而非疾病

有关慢性前列腺炎的定义存在较大争议。2007 年中国学者制定的指南则将前列腺炎定义为"一组疾病"，扩大了概念的范畴，将膀胱、精囊、盆底等也纳入进来。比较接受的定义认为："慢性前列腺炎是由于前列腺受到微生物等病原体感染或某些非感染因素刺激而发生的炎症反应，及由此造成患者前列腺区域不适或疼痛、排尿异常、尿道异常分泌物等临床表现，并持续存在3个月以上，是一种常见且让人十分困惑的疾病"。概念中主要强调了一系列的相关临床症状，包含下尿路症状、存在的炎症和前列腺受累3个基本要素，各个要素的表现程度可以存在较大的差异。目前普遍认为它不是一个独立的疾病，而是具有各自独特形式的综合性疾病或综合征，是一组常见且让人十分困惑的症状，将其看作是一组症状更加有利于患者教育和临床工作的开展。

（2）发病机制：多元化因素

目前，"多元化学说"为众多学者普遍接受，其核心内容是：在慢性前列腺炎的发生过程中，前列腺可能作为始动器官，并可能具有周围组织器官、肌肉和神经原发性或继发性疾病，甚至在这些疾病已经治愈或彻底根除后，它（们）所造成的损害与病理改变仍然在独立地持续起作用，其病因的中心可能是感染、损伤、免疫、内分泌和异常的盆底神经肌肉活动的共同作用，这些因素作用于遗传或解剖学易感人群，导致周围敏感化和神经内分泌的"瀑布"式分泌，并造成周围（前列腺、盆底肌肉、筋膜、肌腱等）和中枢组织器官的致敏作用，最终出现慢性神经病理性疼痛和皮质中枢对盆底调节功能的失调。在脊髓和高位中枢神经系统参与下，外周和中枢神经原的增量调节，导致神经病理性疼痛状态。患者因此由于最初的感受伤害刺激（尤其是早期事件仍然在起作用）、异常性疼痛（非有害性刺激产生疼痛）、痛觉增敏（降低疼痛阈值且增加正常疼痛刺激的痛觉），出现广泛的盆底疼痛和功能异常。这种功能异常状态进一步被良性或不良的精神心理和社会因素所调节，如紧张、焦虑、恐惧、心境恶劣、不良应对方式等。

疾病的发生有启动或始发因素，通过有害介导因素的协助和（或）放大作用，最后由引起临床症状的效应因素所引发。具体患者发病机制中这些启动因素的组合情况，以及引起临床症状的主要机制（介导因素）及其严重程度往往有所差别，这也造就了不同患者病情和治疗反应的异质性。而传统的生物医学治疗模式强调直接针对多种始动因素或原发疾病的治疗，毫无疑问这种治疗方法将会遭遇多数患者治疗无效的打击。因此不能片面地强调某一因素的作用。任何单一器官或单一的发病机制都不可能合理解释前列腺炎复杂的临床表现，因为其往往是多种因素通过不同机制共同作用的结果，其中可能有一种或几种起关键作用。

（3）分类：应该以治疗目的为导向

探索不同条件下慢性前列腺炎的分类或亚类十分必要，临床医师可以根据患者不同症状和可能的病因制定具有显著个体化的治疗方案。根据前列腺炎的临床表现、病原学、病理学等特征，可以将其分为不同的类型；根据患者的发病过程和临床表现，可将前列腺炎分为急性前列腺炎与慢性前列腺炎；根据病原学不同，则可分为细菌性前列腺炎、非细菌性前列腺炎、淋菌性前列腺炎、真菌性前列腺炎和滴虫性前列腺炎等；根据前列腺的病理变化，可分为特异性前列腺炎与非特异性前列腺炎；以往主要采用"四杯法"为基础的传统分类方法，即将前列腺炎划分为急性细菌性前列腺炎、慢性细菌性前列腺炎、慢性非细菌性前列腺炎和前列腺痛四种类型。但是到目前为止，还没有产生绝大多数学者所完全接受的分类方法。

1995 年，NIH 在过去综合分类的基础上，对前列腺炎进行了重新分类，包括 I 型（急性细菌性前列腺炎）、II 型（慢性细菌性前列腺炎）、III 型（慢性非细菌性前列腺炎 / 慢性骨盆疼痛综合征，CP/CPPS）和 IV 型（无症状的炎症性前列腺炎，AIP）。该分类方法在一段时间内得到了空前重视，但是其临床指导价值仍然遭遇了严峻挑战。

Shoskes 等将慢性前列腺炎 / 慢性骨盆疼痛综合征的常见症状分为 6 个类型：泌尿、社会心理、器官特异性、感染、神经 / 系统性、疼痛不适六类，简称 UPOINT，是一个新的诊疗模式，并在治疗上获得了一定突破，患者还可以在网上进行自评，引导了临床应对患者症状的对症治疗策略，是目前最受推崇的分类方法。但此分型仍然不能完整覆盖这个疾病，可能还有多种亚型存在，部分专家建议将 ED 作为第七个症状，组成 UP-OINT'E 系统。精索静脉曲张是成年男性常见病，常与慢性前列腺炎同时存在，并且在发病机制上都属于盆底静脉丛性疾病，表明两者间存在某种关联性，伴有精索静脉曲张的慢性前列腺炎可能成为另一个新亚型。

（4）诊断目的：判断病情和排除其他疾病

目前还没有诊断慢性前列腺炎的"金标准"，且可用于临床研究的方法学非常有限。毫无疑问，一些基本的传统诊断方法仍然具有重要价值，但是它们必须被赋予新的更广阔的含义，其作用也应该重新评价并进行必要的改进，如针对如何看待前列腺按摩液（expressed prostatic secretion，EPS）内白细胞的问题就产生许多新认识。目前认为，EPS 内的白细胞数量与患者的临床症状无明显相关性，与是否合并感染没有必然联系，与临床选择治疗药物的关系不大，对预后的判断意义也有限。因此认为，EPS 的检测结果并不是判定病情轻重和治疗效果的理想指标，患者也不需要频繁检查 EPS。

慢性前列腺炎的临床症状复杂，常单纯依靠患者的主观感受和表述很大程度上受到社会背景、风俗习惯、医疗条件、医师知识面及患者心理因素等多方面影响。症状评分系统可以了解并量化患者的临床症状及对治疗效果的评估，其中 NIH 的慢性前列腺炎症状指数在临床上广泛使用，具有客观、简单、方便、快速被患者接受等特点，并具有稳定性、可重复性、高度的辨别性和一定的心理测试性，被多数专家所接受。

由于前列腺炎的临床表现错综复杂，且不具备特征性的临床症状，尽管可以通过临床症状而初步推断，但必须在进行广泛的检查并除外其他的泌尿外科疾病与异常后才能够确定。必要的检查是确定诊断和鉴别诊断的主要依据，也是保护医患双方权益的重要举措，但盲目选择昂贵和最先进的检查手段本没有必要，应该尽量避免繁杂和花费多的检查项目。根据病情需要，可选择直接相关的辅助检查项目，其中简单易行的经直肠前列腺指检（肛诊）、尿常规分析及泌尿系统 B 超检查非常重要和必要。此外，慢性前列腺炎往往是一种排除性或缺陷性诊断，应做好鉴别诊断。鉴别诊断的主要内容就是要排除前列腺的其他疾病和前列腺外的疾病。对于前列腺炎的分类诊断依据也是排除方法，即缺乏其他类型前列腺炎的阳性特点。

（5）治疗目的：控制症状、改善生活质量

近年来，随着对慢性前列腺炎认识的不断进步，学者们越来越关注疾病带给患者精神心理和生活质量的严重不良影响，对其治疗领域也已经表现出长足的改进，最大进步在于治疗目的的变化，从以往的根治和治愈疾病转化为以临床症状为治疗导向，控制疾病带给患者的不适症状和改善生活质量，这也是衡量治疗成功与否的关键。对慢性前列腺的治疗早已经不再以单纯使用某种抗生素或联合使用抗生素为主要方法，更加偏好于非抗生素的综合治疗。

（6）治疗方法：个体化的综合治疗

尽管慢性前列腺炎的治疗方法众多，但多是经验性治疗并面临挑战，与循证医学的要求相距甚远，治疗结果并不令人满意，目前尚没有统一、规范的治疗方案。

由于临床上诊断的慢性前列腺炎并不是单一的一种疾病，而是一组具有排尿异常、下腹会阴部疼痛不适、前列腺液白细胞增多（也可以正常）的疾病组合，每种情形都有自己的特点，况且每位具体患者的病因、病情轻重、精神心理因素严重程度、对治疗的反应性、对前列腺炎的认识程度等都不尽相同。因此，不可能期望会有一种适合于所有患者的"灵丹妙药"，因此，个体化的综合疗法得到广泛推崇和普及。结合患者的具体情况，个体化选择药物的配伍种类及剂量一般需联合使用 3～4 种药物，从前列腺炎发病机制中的各个环节入手，针对疾病多因素、多病因的特点，采用多种药物联合治疗，多可获得满意效果。以下 5 项治疗原则供参考：①许多前列腺炎患者无明确病因，多采用经验治疗，尽管缺乏严格循证医学的验证，但几乎所有患者都愿意接受这些非特异性的治疗方法，这也由此表明医师的个人智慧和经验变得非常重要。②慢性前列腺炎是一种相当常见、非致命性的疾病，在选择经验性治疗方法时，应该尽量避免毒性强或有严重不良反应的药物及仪器治疗。首先尝试简单、方便、无创或微创的方法进行治疗是明智的。③关注患者的饮食制度、生活方式和精神心理状态，尽可能对饮食制度、生活方式和精神心理进行调整，必要时使用药物，万不得已时选择局部治疗（热疗和生物反馈等）或邀请其他专科专家共同治疗。④由于Ⅲ型前列腺炎可能存在"炎症"（EPS 内的 WBC 增高）以外的作用因素，在选择治疗方法时，严格区分Ⅲ A 型和Ⅲ B 型前列腺炎的意义有限。

⑤Ⅳ型前列腺炎一般不需要治疗，只有在患者合并不育、前列腺癌、良性前列腺增生、计划施行下泌尿道检查或内镜操作及其他相关疾病时，才考虑采取相应的治疗措施。

（7）治愈标准：主要关注自觉症状消失或减轻

以往普遍接受的慢性前列腺炎治愈标准是：自觉症状消失或明显减轻、触诊时前列腺正常或明显改善、定位分段尿液试验正常、EPS 常规检查正常且细菌培养阴性，并需要进行连续 2 次以上、间隔不少于 1 个月的客观检查，结果均阴性才可以使治愈的确定更可信。但由于 EPS 内的白细胞、细菌等检测指标与前列腺炎的临床症状之间缺乏明确的相关性，而对慢性前列腺炎治疗目的的改变，使学者更加关注疾病带给患者的不适及生活质量的严重影响，即临床症状的轻重，所以治疗目的已经由根治前列腺炎转化为控制或消除临床症状、改善生活质量。因此，现代的治愈标准似乎仅仅局限在自觉症状消失或明显减轻这一项任务上了。

（8）预后：雾里看花终隔一层

Reichard 等认为，许多慢性前列腺炎患者是可以达到主观上治愈的目的，但是这些"治愈"的患者在治疗前 CPSI 分值往往略低一些，而且治愈后的 CPSI 评分绝大多数也很难达到 0 分。目前对慢性前列腺炎的自然转归情况还不完全清楚，缺乏良好的循证医学依据，初步认为药物治疗慢性前列腺炎的疗效判断较为困难，临床症状的完全缓解率为 30% ～ 40%，余下的患者将带有不同程度的临床症状，长期治疗者治愈率约 50%，但仍有治疗超过 1 年以上仍然没有任何效果，部分患者主动放弃治疗。预先告知患者本病的预后，使其能够对自身疾病及其转归有一个清醒的认识，这是非常必要和重要的。

对于许多慢性前列腺炎患者来说，并不是因为强化的治疗过程让他们获得痊愈。即使是最恰当合适的治疗方法，单纯使用也是不够的，往往需要有生活制度、饮食习惯和精神心理方面的配合调节。因此，如何保护前列腺是治疗过程中和疾病治愈后始终要注意的问题。尽量避免一切有害因素，有助于疾病的康复并防止复发或再感染。而时间似乎对疾病转归的影响更加明显，多数患者症状的自然转归被认为会随着时间的推移而逐渐减轻，甚至自愈。

（9）预防：教给患者保护前列腺常识

如何保护前列腺是前列腺炎患者在治疗过程中和疾病治愈后始终要注意的重要问题。尽量避免一切对前列腺有害的因素，有助于疾病康复并防止其复发，这也是防治前列腺疾病长治久安的办法。

通过身心医学咨询、饮食制度改善、生活习惯调整、植物药治疗、维生素与矿物质供给、营养成分补充等手段来预防和辅助治疗慢性前列腺炎，也包括减轻紧张焦虑的方法（瑜伽等）、针灸、运动疗法等，均取得了一定的效果，但其治疗经验有待总结，目前还不属于传统医学或主流医学范畴。

参考文献

1.Brunahl C, Dybowski C, Albrecht R, et al.Mental disorders in patients with chronic pelvic pain syndrome (CPPS) .J Psychosom Res, 2017, 98：19-26.

2.Chen X, Hu C, Peng Y, et al.Association of diet and lifestyle with chronic prostatitis/chronic pelvic pain syndrome and pain severity：a case-control study.Prostate Cancer Prostatic Dis, 2016, 19 (1) ：92-99.

3.Dagher A, Curatolo A, Sachdev M, et al.Identification of novel non-invasive biomarkers of urinary chronic pelvic pain syndrome：findings from the Multidisciplinary Approach to the Study of Chronic Pelvic Pain (MAPP) Research Network.BJU Int, 2017, 120 (1) ：130-142.

4.Gallo L.Effectiveness of diet, sexual habits and lifestyle modifications on treatment of chronic pelvic pain syndrome.Prostate Cancer Prostatic Dis, 2014, 17 (3)：238-245.

5.Giannantoni A, Porena M, Gubbiotti M, et al.The efficacy and safety of duloxetine in a multidrug regimen for chronic prostatitis/chronic pelvic pain syndrome. Urology, 2014, 83 (2) ：400-405.

6.Guan X, Zhao C, Ou ZY, et al.Use of the UPOINT phenotype system in treating Chinese patients with chronic prostatitis/chronic pelvic pain syndrome：a prospective study.Asian J Androl, 2015, 17 (1) ：120-123.

7.Jhang JF, Kuo HC. Bladder dysfunction in 2016：New insights into interstitial cystitis and chronic pelvic pain syndromes.Nat Rev Urol, 2017, 14 (2) ：69-70.

8.Koh JS, Ko HJ, Wang SM, et al.The association of personality trait on treatment outcomes in patients with chronic prostatitis/chronic pelvic pain syndrome: an exploratory study.J Psychosom Res, 2014, 76 (2): 127-133.

9.Koh JS, Ko HJ, Wang SM, et al.The impact of depression and somatic symptoms on treatment outcomes in patients with chronic prostatitis/chronic pelvic pain syndrome: a preliminary study in a naturalistic treatment setting.Int J Clin Pract, 2014, 68 (4): 478-485.

10.Kutch JJ, Ichesco E, Hampson JP, et al.Brain signature and functional impact of centralized pain: a multidisciplinary approach to the study of chronic pelvic pain (MAPP) network study.Pain, 2017, 158 (10): 1979-1991.

11.Liang CZ, Hao ZY, Li HJ, et al.Prevalence of premature ejaculation and its correlation with chronic prostatitis in Chinese men.Urology, 2010, 76 (4): 962-966.

12.Liang CZ, Li HJ, Wang ZP, et al.Treatment of chronic prostatitis in Chinese men.Asian J Androl, 2009, 11 (2): 153-156.

13.Magri V, Marras E, Restelli A, et al.Multimodal therapy for category III chronic prostatitis/chronic pelvic pain syndrome in UPOINTS phenotyped patients.Exp Ther Med, 2015, 9 (3): 658-666.

14.Nickel JC. Is chronic prostatitis/chronic pelvic pain syndrome an infectious disease of the prostate?Investig Clin Urol, 2017, 58 (3): 149-151.

15.Nickel JC, Freedland SJ, Castro-Santamaria R, et al.Chronic Prostate Inflammation Predicts Symptom Progression in Patients with Chronic Prostatitis/Chronic Pelvic Pain.J Urol, 2017, 198 (1): 122-128.

16.Rees J, Abrahams M, Doble A, et al.Diagnosis and treatment of chronic bacterial prostatitis and chronic prostatitis/chronic pelvic pain syndrome：a consensus guideline.BJU Int, 2015, 116（4）：509-525.

17.Reichard CA, Makovey I, Shoskes DA. Phenotype, symptom severity and treatment in a 'cured' cohort of chronic pelvic pain syndrome patients.Can J Urol, 2015, 22（1）：7623-7626.

18.Sung YH, Jung JH, Ryang SH, et al.Clinical significance of national institutes of health classification in patients with chronic prostatitis/chronic pelvic pain syndrome. Korean J Urol, 2014, 55（4）：276-280.

19.Tran CN, Li J, Shoskes DA. An online UPOINT tool for phenotyping patients with chronic prostatitis.Can J Urol, 2014, 21（2）：7195-7200.

20.Zhang R, Sutcliffe S, Giovannucci E, et al.Lifestyle and Risk of Chronic Prostatitis/Chronic Pelvic Pain Syndrome in a Cohort of United States Male Health Professionals.J Urol, 2015, 194（5）：1295-1300.

21. 郭应禄，李宏军 . 前列腺炎 .2 版 . 北京：人民军医出版社，2007.

22. 李宏军，李汉忠，商学军，等 .α 受体阻滞剂治疗Ⅲ型前列腺炎的效果分析 . 中华泌尿外科杂志，2006，27（6）：424-427.

23. 李宏军，张志超，高瞻，等 . 联合迈之灵治疗慢性前列腺炎伴精索静脉曲张随机平行对照的多中心研究 . 中华泌尿外科杂志，2013，34（6）：435-439.

24. 李宏军 . 慢性前列腺炎的诊治心得 . 中国男科学杂志，2006，20（10）：65-67.

18. 辅助生殖技术前对男性不育症患者的常规处理

ART 技术的迅猛发展给男性不育症诊治带来了革命性的巨变，也使绝大多数严重的男性不育症患者都能获得自己的后代。专家们基本上形成了一定的共识，结合患者年龄、不育原因、不育时间、配偶情况等综合分析后采取针对性处理，有些患者需要尽快进入 ART 的治疗，有些需要进行适当的治疗以提高 ART 的治疗成功率，极大地改善了预后。然而针对 ART 而言，对于男性不育症是否需要进行一定的干预和前期处理，尤其是常规的药物和手术治疗是否有价值，尚存在许多研究空白和认识误区，值得深入探究。

（1）ART 前男性不育症进行常规处理的意义

①深化对常规治疗的研究

男性是通过射精，精子经女性生殖道，使卵子受精而生育子代。所以，对精子质量和性功能的深入研究是生殖医学的重要组成部分，也是男性获得自然生育能力的必经之路。ART 的广泛开展和生殖医学的迅猛发展，使男性生殖的研究取得了长足的进步。如何更加有效地将 ART 与男科常规治疗结合起来，提高男性不育症的治疗效果，是当前的迫切任务。

目前，ART 前的这种药物和手术治疗处在经验医学范畴，尚缺少循证医学的强力支持。尽管经验医学是循证医学的早期和初级阶段，但它是医学发展的必经之路，男性不育症的药物和手术治疗也要经历经验医学阶段，循证医学的全部证据必然首先来自于临床经验的积累。应该积极提倡和鼓励泌尿男科医师加强对ART前男性不育症常规治疗的探索，包括药物治疗、手术及实验室技术的基础与临床领域研究，走出一条成功之路。此外，与ART的较高费用比较，药物治疗、手术及实验室技术的花费是低廉的，而患者的收益可能是超乎想象的。临床实践也证明，多数男性不育症患者首先选择的是常规治疗，而不是ART。

新时代的机遇与挑战并存，ART的出现，让男科医师有底气来探索以往没有勇气涉猎的治疗领域，如严重少弱精子症和无精子症，毕竟ART宣称的只要有一个精子就可以解决生育问题的口号，极大地鼓舞了我们探索的决心。努力抓住机遇并深入研究，就可能实现认识和治疗突破。

②有助于ART顺利深入开展的研究

尽管ART前药物和手术治疗改善精液质量的研究仍然处在探索和经验性阶段，这种药物和手术治疗在很大程度上有助于改善ART的治疗结局尚缺少强力证据，但是具有高质量精子和良好的性能力是男性生育的基础，也是男性参与ART治疗的必要过程，对其进行有效改善，理论上应该有助于获得良好的ART治疗结局，临床实践也在不断加以证明。此外，绝大多数已经选择ART治疗的男性不育症患者，也愿意接受ART治疗前期的常规治疗。

近年来，相关领域的研究工作和论文发表逐渐增加，初步的研究结果表明，ART 前的药物治疗有助于改善 ART 的治疗结局；手术治疗可以使部分患者获得自然怀孕机会、改善精子，手术（显微）取精配合实验室精子冷冻技术可以使那些以往没有生育机会的患者获得自己的生物学后代的机会。获取精子是 ART 的必需步骤，一旦男性出现性功能问题（勃起功能障碍、不射精等）和精液内找不到精子等情况发生，都是十分不利的，甚至因此而可能放弃 ART 的治疗，这已经引起了广泛关注，而加强 ART 前的药物治疗、手术治疗和实验室精子保存的探索可望有所突破。总之，药物、手术、实验室技术等均为改善男性性功能、提高精子质量、有效获得精子和保存精子奠定了基础。

（2）ART 前男性不育症常规治疗方法

①药物治疗

A. 确保有足够数量和质量较好的精子用于 ART

ICSI 治疗在精子质量极差的情况下，选择出几个有活力及形态俱佳的精子不是一件容易的事情，甚至可能因此而造成 ART 进程的终止。而药物治疗可以有效改善精子质量，提高 ART 精子选择的余地，降低严重少精子症患者选择的难度。

以往对严重少精子症患者采用负反馈疗法，短期内大剂量睾酮制剂来抑制促性腺激素分泌，停药后可使垂体在短时间内释放大量促性腺激素，促进生精小管生精功能，使精子数量及活力增加，此即为反跳疗法，但此法有导致永久性无精子的风险，目前已经不再采用，而经验性的联合药物治疗广泛开展。Foresta 等对睾丸活检轻度精子发生功能障碍且 FSH 和抑制素 B 正常的特发性少精子症者，使用重组的人 FSH（recombinant human follicle stimulating hormone，r-hFSH）隔日肌内注射 100IU，为期 3 个月，可显著增加生精细胞和精子数量。

对于一般的少、弱、畸形精子症患者，药物治疗可以有效改善精子质量，可能使选择 ART 的级别降低，并有自然怀孕的机会。选择治疗药物的主要依据是精液质量分析、查体和辅助检查结果，针对精子发生、成熟和获能的多个环节，选择 3～4 种药物联合应用成为共识，如促激素类(hCG、hMG)、抗雌激素类(枸橼酸克罗米芬、他莫昔芬)、抗氧化剂（左卡尼汀、维生素 E）、雄激素（十一酸睾酮胶丸）、改善微循环（胰激肽释放酶）、微量元素及维生素、中草药（麒麟丸）等。根据精子生成周期，多数学者将疗程确定为 2～3 个月，如果获得了预期的疗效，则可以继续治疗；反之则建议根据精液质量复查结果调整药物或治疗方案。如果合理治疗＞6 个月无效，需选择进一步的治疗措施，经验性治疗不应该超过 6～12 个月。合理选择药物组合的综合治疗，2～3 个疗程可以使 60%～80% 患者的精液质量有显著性改善，配偶妊娠率可达 30%～40%。

选择 ART 治疗后的患者仍然有自然怀孕的可能性。Cahill 等调查 116 对不育夫妻，累计观察最多 3 年，总体的自然怀孕率达到 18%，这主要决定于不育时间和诊断，不育年限较短（＜3 年）并排除输卵管因素者，自然怀孕概率大。所以，对于那些已经决定放弃自然怀孕的夫妻，许多人仍然有自然怀孕的可能性，在等待 ART 治疗期间仍然可以通过药物治疗来改善精子质量，甚至有可能在获得自然怀孕，类似的案例并不罕见。

B. 改善 ART 治疗结局

有许多研究报道，对男性不育症患者进行常规治疗可以提高 ART 的成功率。Acosta 等研究发现，对于选择性的严重性男性因素不育患者，在进行 IVF/ICSI 前使用高纯度 FSH 系统治疗是有益的，其受精成功率和怀孕率有明显提高。Baccetti 等随机对照研究证实，采用 FSH 治疗男性不育症可显著改善精子的超微结构，推测改善了早期胚胎的质量和种植率，从而提高 ICSI 治疗的妊娠率。

精子的氧化损伤可以造成精子 DNA 的断裂，监测精子 DNA 和染色质完整性在男性不育症诊断和预后判断中的应用越来越多，虽然精子的活力和形态未见得出现严重的改变，接受 ART 治疗的受精率也还勉强，但是精子的氧化损伤与自然怀孕率、IUI、IVF 妊娠率低下关系密切，且对持续妊娠是十分不利的，往往成为 IVF 及 ICSI 后早期流产的重要因素。Bradley 等的荟萃分析表明，精子 DNA 碎片（sperm DNA fragmentation，SDF）结果可以预测 ICSI 结果，而对于 SDF 较高的患者进行有效的干预是有益的，可以逆转这些不利的结果。Greco 等研究发现，在进行 ICSI 前给予精子 DNA 损伤患者口服抗氧化剂（每日维生素 C 与维生素 E 各 1g）治疗 2 个月，可以减少损伤精子的百分率，并显著改善 ICSI 的临床妊娠率（48.2% *vs.* 6.9%）和胚胎种植率（19.6% *vs.* 2.2%）。

不得已的情况下，畸形精子也可能作为 ICSI 的候选精子，但是其对受精及妊娠结局具有不良影响，尤其是对于以往有 ICSI 治疗失败经历的患者。虽然 Setti 等的荟萃分析认为，对于以往有 ICSI 失败经历的不育患者，采用 IMSI 可以增加着床率 3 倍、妊娠率 2 倍，降低流产率 70%，但是缺乏随机研究证据，而且这也只能是一种被动的选择，而药物治疗则可以改善精子形态，有望从根本上扭转被动局面。Caroppo 等对于接受 ICSI 治疗的 23 例少弱畸形精子症患者，采用人重组 FSH 预先治疗，150IU 隔日 1 次治疗 3 个月，可以改善睾丸内分泌环境，睾丸容积和精子参数改善，ICSI 的平均受精率较高 (62.3 ± 22.4) % *vs.* (47.2 ± 20.4) %，妊娠率达到 30.4%。此外，男性的一般健康状况和疾病史，包括神经系统疾病、呼吸系统疾病、骨骼肌肉疾病及内分泌系统疾病，与其 IVF 的不良结果也具有一定的相关性，而这些因素是可以预先干预的。

C. 非梗阻性无精子症及 ART 治疗失败后的再努力

对于绝大多数的 NOA 患者，尤其是那些进行过睾丸活检，并经病理证实没有生精功能的患者，进行供精人工授精或领养子女可能是其最后情非得已的选择。但是 ART 的出现，仅仅需要几个精子就可能实现生育目的的极低要求，总是让患者和医师心有不甘，其中部分患者的努力可能会有一定的结果，如睾丸发育尚可、排除染色体和 Y 染色体微缺失异常、FSH 偏低或在生理水平的低限附近、血清抑制素 B 正常等情况下，通过强化的药物治疗，可能使部分 NOA 患者达到 ICSI 要求，甚至于自然怀孕。至于治疗患者的选择和药物选择都在探索中，尚难以有统一的意见。很多情况下，在多次或多种 ART 方法尝试治疗失败后，重新审视不育的潜在病因和可能的治疗环节，就成为生殖中心妇科与男科医师必须面对的问题，对双方配子的质量调节在所难免。此时，改善精子质量可能是一种突破，尤其是在无明确病因的情况下，夫妻双方共同努力是治疗的方向和新选择。

D. 性功能障碍的处理

在近年来广泛开展的 ART 中，由于紧张焦虑、不适应环境、高额的医疗支出等不利情况，男性不育症患者容易发生性功能障碍（主要是 ED），尤其是在女性排卵期发生的应激性 ED，并给性交和精液标本的获取带来困难。所以，在男性不育症患者中存在较高的 ED 和应激性 ED 的发生率。杨彬等调查 278 例男性不育症患者中，ED 的发生率为 71.6%，其中重度 ED 占 2.9%；在易受孕期性交中容易发生不同程度的应激性 ED，尤其是合并 ED 的不育患者中 20.1% 存在应激性 ED。此时的 PDE5 抑制剂是这种应激性 ED 的有效治疗药物，预先冷冻精液也可以考虑，并应该在决定其他有创伤取精方式之前的优先选择。

②手术治疗

男性不育症手术治疗的目的是促进精子发生（精索静脉高位

结扎手术、隐睾症手术、垂体瘤手术等）、排放（输精管吻合术、附睾－输精管吻合、射精管切开等）和直接获取精子（睾丸活检、睾丸或附睾穿刺）。Kirby 等的荟萃分析结果表明，手术治疗对于临床型精索静脉曲张的不育患者是具有实质性好处的，对于接受 IVF 或 IVF/ICSI 的少精子和无精子症患者，手术治疗临床型精索静脉曲张可以改善活产率和妊娠率；即使是对于那些手术治疗后仍然是少精子或无精子，且需要 ART 治疗的患者，手术治疗也可以改善精子的获取回收率。Esteves 等的荟萃分析结果也认为，对于临床型精索静脉曲张患者，在选择ICSI之前完成手术治疗，可以改善妊娠结局。

近年来广泛开展的显微手术极大地改变了男性不育症的治疗现状，其主要包括显微附睾输精管吻合手术、精索静脉曲张显微手术、睾丸显微取精术等。Peng 等对 73 例特发性的梗阻性无精子症患者进行显微附睾输精管吻合手术，随访 53 例，平均随访（13.5±5.3）个月，总的通畅率为 71.7%；平均随访（9.9±4.2）个月的自然怀孕率为 33.3%。Peng 等对以往手术直接取精、ICSI 治疗失败的 62 例患者尝试附睾输精管显微吻合手术治疗，对其中的 53 例患者平均随访（19.8±9.1）个月，总的通畅率为 79.2%，自然妊娠率为 35.8%，总的活产率为 28.3%。Peng 等对 145 例精索静脉曲张的显微手术患者平均随访 21 个月，75.2% 患者的精子浓度和活力改善，自然怀孕率为 45.5%，平均怀孕时间（11.7±6.2）个月，尤其是手术前精子浓度较高（$\geqslant 20 \times 10^6$/ml）

患者的自然怀孕率高。Bernie 等荟萃分析了包括 1890 例非梗阻性无精子症患者在内的 15 项研究，结果 MD-TESE 显著地提高了精子获得率，是传统 TESE 取精成功率的 1.5 倍，是 TESA 取精成功率的 2 倍，而且其标准化操作还在不断地完善。采用 MD-TESE，Ozveri 等从克氏症患者睾丸中获取精子率达到 66.6%，且每次胚胎移植的妊娠率为 40%。即使是严重的睾丸发育不良（睾丸容积＜ 2ml），也不会影响到 MD-TESE 的睾丸取精率。这些都远远超过了人们的一般想象力，极大地扩展了 ART 的治疗范围。

③实验室技术

男性不育症 ART 前的常规实验室技术包括对精液质量的评估和精子处理。精液质量的评估是反映精液质量的重要参数，是 ART 治疗方法的选择和评估预后的重要参考指标。精子处理技术主要是指精子冷冻技术，包括常规的精子冷冻和精子显微冷冻。充分利用精子库的意义重大，尤其是一些高危人群，如严重少精子症（偶见精子者）、不可逆转的梗阻性无精子症、计划生育手术前、生殖保险。对于那些取精困难者，尤其是 ED 的易患人群，包括年龄超过 40 岁、具有相关基础疾病、长期服用易致 ED 药、生活紧张和压力过大者、不良的生活习惯者均应该在 ART 前认真询问其性功能状况，尤其是即时取精的困难程度，必要时考虑预先冷冻精子，以免遭遇尴尬，甚至因此而终止 ART 治疗周期。徐鸿毅等报道的 ART 治疗周期中偶发 ED 的 93 例男性患者，其中 30 例提前冷冻了精子。

　　对于精液内精子极其稀少（尤其是间歇性无精子和隐匿性无精子症）患者的精子是极其珍贵的，无精子症患者主要通过TESA、显微附睾精子抽提术和PESA等获得少量的睾丸或附睾精子，这些精子数量往往很有限且来之不易，难以保证随时获得足够数量的精子用于ART，对于这种患者可以采用稀少精子冷冻保存技术。此外，将这些患者受精当日剩余或取出的微量精子冷冻保存，还可以避免下个周期因为精子缺乏而造成受精失败或卵子浪费。

参考文献

1.Bernie AM，Mata DA，Ramasamy R，et al.Comparison of microdissection testicular sperm extraction，conventional testicular sperm extraction，and testicular sperm aspiration for nonobstructive azoospermia：a systematic review and meta-analysis. Fertil Steril，2015，104（5）：1099-103，e1-e3.

2.Bradley CK，McArthur SJ，Gee AJ，et al.Intervention improves assisted conception intracytoplasmic sperm injection outcomes for patients with high levels of sperm DNA fragmentation：a retrospective analysis.Andrology，2016，4（5）：903-910.

3.Bryson CF，Ramasamy R，Sheehan M，et al.Severe testicular atrophy does not affect the success of microdissection testicular sperm extraction.J Urol，2014，191（1）：175-178.

4.Eisenberg ML，Li S，Wise LA，et al.Relationship between paternal somatic

health and assisted reproductive technology outcomes.Fertil Steril, 2016, 106 (3):
559-565.

5.Esteves SC, Roque M, Agarwal A.Outcome of assisted reproductive technology in men with treated and untreated varicocele: systematic review and meta-analysis.Asian J Androl, 2016, 18 (2): 254-258.

6.Li HJ.More attention should be paid to the treatment of male infertility with drugs--testosterone: to use it or not?Asian J Androl, 2014, 16 (2): 270-273.

7.Ozveri H, Kayabasoglu F, Demirel C, et al.Outcomes of Micro-Dissection TESE in Patients with Non-Mosaic Klinefelter's Syndrome without Hormonal Treatment.Int J Fertil Steril, 2015, 8 (4): 421-428.

8.Peng J, Yuan Y, Zhang Z, et al.Microsurgical vasoepididymostomy is an effective treatment for azoospermic patients with epididymal obstruction and prior failure to achieve pregnancy by sperm retrieval with intracytoplasmic sperm injection.Hum Reprod, 2014, 29 (1): 1-7.

9.Peng J, Zhang Z, Cui W, et al.Spontaneous pregnancy rates in Chinese men undergoing microsurgical subinguinal varicocelectomy and possible preoperative factors affecting the outcomes.Fertil Steril, 2015, 103 (3): 635-639.

10. 白刚, 李宏军. 男性不育伴精索静脉曲张的诊治进展. 生殖与避孕, 2012, 32 (6): 398-402.

11. 白刚, 佟宪, 李宏军. 胰激肽原酶在男科疾病中的应用. 生殖医学杂志, 2014, 23 (2): 165-168.

12. 李宏军, 黄宇烽. 实用男科学. 2 版. 北京: 科学出版社, 2015.

13. 李宏军. 芳香化酶抑制剂在男性不育治疗中的应用. 生殖医学杂志, 2015, 24 (7): 597-600.

14. 李宏军. 辅助生殖技术前应重视男性不育患者的常规处理. 中华生殖与避孕杂志, 2017, 37 (4): 343-346.

15. 李宏军. 加强对男性不育的认识及诊治规范化. 中华泌尿外科杂志, 2013, 34 (6): 406-409.

16. 李宏军. 男性不育治疗策略. 中华泌尿外科杂志, 2009, 30 (8): 574-575.

17. 徐鸿毅, 邓锴, 罗清炳, 等. 手术取卵日偶发 ED 男性不同取精方式对助孕结局的影响. 中华男科学杂志, 2015, 21 (12): 1093-1097.

18. 徐景岭. 夫精人工授精过程中的精液质量评估. 生殖与避孕, 2015, 35 (9): 650-654.

19. 杨彬, 祁玉霞, 李宏军, 等. 男性不育患者中勃起功能状况的初步研究. 生殖医学杂志, 2016, 25 (9): 799-804.

20. 张明明. 麒麟丸联合左卡尼汀治疗特发性少弱精子症临床疗效观察. 生殖与避孕, 2016, 36 (4): 332-335.

19. 先天性低促性腺激素性性腺功能减退症的药物治疗

先天性低促性腺激素性性腺功能减退症（congenital hypogonadotrophic hypogonadism，CHH）是一种相对少见疾病，但却可以有效治疗。多数患者存在性腺激素缺乏的系列症状，并因青春期启动异常或缺乏、男性第二性征发育不良或不育而就诊。治疗目的是维持男性第二性征的正常发育和恢复生育能力，药物治疗以激素替代为主，主要包括雄激素和促性腺激素，多数患者预后良好，可以获得满意的男性第二性征发育、恢复睾丸的生精能力，甚至可以达到自然生育的目的。

（1）概述

人类生殖潜能的启动和维持依赖于下丘脑脉冲式分泌的 GnRH。CHH 是由于 GnRH 正常节律性分泌作用异常，使其未能对正常的垂体 - 性腺轴产生足够刺激作用所引发的性腺功能减退（如果伴发嗅觉减退或消失，则称之为 Kallmann 综合征），导致青春期发育延迟和不育。患者常无明确病因，多是由于产生促性腺激素的下丘脑、垂体 - 性腺轴分泌减少所致，是一种相对少见疾病。CHH 的临床病症主要表现为青春期发育延迟或者缺失、成年后生育障碍及终身的雄激素缺乏问题，是一个值得在整个生命过程中全程关注的疾病。由于罹患该病的患者体内 FSH 和 LH 水平偏低或正常，亦有采用孤立的特发性中枢性性腺功能低下

(idiopathic central hypogonadism，ICH）这一术语来定义该疾病，以区别于伴有其他垂体缺陷的中枢性性腺功能减退。

CHH 的发病机制可能与某些基因的异常或突变有关。到目前为止，共发现有 30 余种不同的致病基因，不同类型的 CHH 可由同一种致病基因引起，不同致病基因也可导致同一类型的 CHH。

CHH 的诊断比较具有挑战性，尤其是青春期发育早期，基因诊断仅用于有明确家族史，或有指向某一综合征表现的患者。多数男性 CHH 患者是由于青春期启动异常或缺乏而就诊，部分患者是因为成年后不育而求治，极少数是在婴幼儿期确诊。婴幼儿 6 月龄前做激素分泌测定，可明确诊断，因为 1～3 月龄婴幼儿 FSH 和 LH 水平分泌达到第一个高峰，在第 6 个月时 FSH 和 LH 分泌降低，直到青春期才重新升高。Swee DS（2019）总结了 CHH 患者丧失的微小青春期（missing minipuberty）临床治疗策略及其重要性，认为在出生后的数月内整合临床和生化数据，可以早期诊断疾病并干预，甚至可以改变新生儿疾病的过程。

CHH 的治疗目的包括改善男性的第二性征和促进睾丸精子发生，药物（包括口服药物和针剂）是目前的主要治疗手段，针对 CHH 的药物治疗可分为雄激素替代治疗和促性腺激素治疗。由于对该类患者的激素诱导精子发生具有较好的疗效，绝大多数 CHH 无精子症患者可以经过药物治疗而产生精子，极大地激发了人们对其关注程度。

（2）睾酮替代治疗

睾酮替代治疗可以使 CHH 患者的血清睾酮水平恢复到生理水平，维持全身各个器官系统的生理功能，改善雄激素缺乏所引发的相关症状，如增加肌肉容积、骨密度，并促进男性第二性征发育。对于青春期和成年患者来说，睾酮替代治疗均应该长期使用。即使是成年男性也应该坚持长期使用睾酮替代治疗，其意义很大，Saad 等（2019）的研究证实，观察持续 12 年长期睾酮替代治疗的患者发现，其有助于减轻勃起功能障碍、改善心肌代谢的危险因素，并减少前列腺癌的发生。

目前临床应用的各种睾酮制剂各有优缺点，因缺乏对照研究，还不能确定哪种睾酮制剂更为有效。

①常用睾酮制剂

a. 口服睾酮制剂：目前国内口服睾酮制剂以十一酸睾酮胶丸为主，起始剂量 80 ～ 160 mg/d，药物要求与脂肪餐同服（利于吸收，食物中含有 19g 脂肪即可使睾酮充分吸收）。口服制剂使用方便，血药浓度达峰时间约 30 分钟。

b. 注射睾酮制剂：注射用睾酮制剂分为长效制剂和短效制剂。短效制剂 150 ～ 200 mg，一周两次，其具有半衰期 5 ～ 7 天、价格便宜、可随时停止治疗等优点。长效制剂可维持有效、稳定的血药浓度12周以上，缺点是容易造成血清睾酮水平过高。

c. 睾酮凝胶：睾酮凝胶制剂使用剂量从 40 ～ 60 mg/d 不等，可维持稳定的血药浓度 48 ～ 72 小时，其具有起效快、接近生理模式、血药浓度稳定等优点。

d. 睾酮皮下埋植剂：皮下埋植剂为短棒状药丸，每 3 ～ 4 个月埋入 600 ～ 1050 mg，约 1 个月时间达到峰值浓度，可维持有效血药浓度 3 ～ 4 个月。其优点是可维持长时间、稳定的血药浓度，缺点是需进行小手术，且药丸存在破损的可能性，影响药效。

e. 外用睾酮贴片（透皮贴片）：每日 2 ～ 6mg（1 ～ 3 片），可以维持睾酮生理水平 24 小时，其优点是可模拟睾酮昼夜分泌的节律，并且使用方便，但是对局部皮肤有刺激性。

②**治疗方法**

睾酮诱导青春期发育的治疗应该持续进行，期间应该每 3 个月进行生长发育评估，以调整用药剂量，以符合青春期发育的节律，避免睾酮过度替代及骨骺过早闭合，降低预期身高。一旦患者男性化诱导达到预期，即可使用口服剂型的睾酮维持治疗。为了持续获得稳定睾酮治疗（testosterone therapy，TTh）的最大益处，成年男性 CHH 患者应该进行长期 TTh，Saad 等在 2019 年的研究证实，观察持续 12 年长期 TTh 的患者发现，其可以有助于减轻 ED，改善心肌代谢的危险因素，并减少前列腺癌的发生。

③**睾酮替代治疗的不良反应及应对措施**

由于睾酮在外周可转化为双氢睾酮，其对雄激素受体的作用是睾酮的 10 倍，过多的双氢睾酮可导致红细胞增多、痤疮、脂溢性皮炎、脱发和前列腺增生等并发症。红细胞压积升高是睾酮替代治疗最常见的不良事件，因此，在睾酮替代治疗期间定期检测红细胞压积是避免严重不良反应的重要措施。研究发现，导致 CAG 重复序列变短的雄激素受体基因突变，可导致患者对雄激素的敏感性升高，此时需减少睾酮的用量；当红细胞压积＞55% 时，说明患者存在红细胞增多症，需将睾酮用量减少 25%。目前认为，睾酮替代治疗不会增加前列腺特异抗原水平，与前列腺癌发生率的相关性尚无定论，且前列腺癌罕见发生于青年男性。

（3）促性腺激素治疗

促性腺激素治疗的优势是可以使患者雄激素水平更加稳定，睾丸体积增大，并促进精子的生成，所以促性腺激素治疗一般应用于有生育要求的患者。但长期连续使用促性腺激素会诱发产生促性腺激素抵抗，这种激素抵抗可能和机体产生中和性抗体有关。故对于暂时无生育要求的患者，应给予睾酮替代治疗，且不会影响以后促性腺激素对精子生成的作用。

①常用制剂

作为基础用药，hCG 具有 LH 类似的作用，可使睾丸合成增加，促进曲细精管发育，增加精原细胞数量，部分初始睾丸体积较大的患者，单用 hCG 治疗即可产生精子，因其几乎没有 FSH 作用，多数 IHH 患者单纯使用 hCG 治疗的效果不佳，仍难以产生精子，需联合人绝经期促性腺激素（human menopausal gonadotropin，hMG）治疗。

a. hCG 与 hMG 联合治疗：具有良好的疗效，经过 9～12 个月治疗一般可产生精子。hCG 的初始计量一般为 2000 U，肌内注射，

2 次 / 周。部分对药物不敏感的患者，需加量至 5000 ～ 10 000 U，2 次 / 周，以诱导正常的睾酮水平。这可能是由于这部分患者本身就残存一定 FSH 分泌的功能。

b. hCG 与 u-hFSH 联合治疗：对 hCG 治疗不敏感，或严重少精子及无精子症患者，需要增加 FSH 治疗。hCG 与 u-hFSH（urinary human follicle stimulating hormone，u-hFSH）联合治疗的效果优于 hCG 与 hMG 联合治疗。目前应用的是 r-hFSH，初始剂量为 75 U，皮下注射，隔日 1 次，若生精效果和睾丸发育不明显，可加量至 150 U，隔日注射 1 次，甚至 150 U/d。hCG 加 u-hFSH 治疗 6 ～ 10 个月后，可使大部分患者睾丸容量增加，80% ～ 95% 的患者精液中出现精子。促性腺激素的传统给药方法为肌内注射，但皮下给药也可，这大大增加了患者的依从性。

c. hCG 与 r-hFSH 联合治疗：r-hFSH 是近年来应用基因工程技术人工合成的纯度达 100% 的 FSH 制剂，较 u-hFSH 纯度更高、特异性更强、作用持续更久，其消除半衰期约（48±5）小时，且无内源性 LH 活性。另外，r-hFSH 可促进抑制素的分泌，刺激睾丸 Sertoli 细胞释放非类固醇因子，促进 leydig 细胞合成睾酮，以增加睾丸局部睾酮的浓度。Kobori 报道了一组病例，约 70% 以上的患者产生了精子。

d. 脉冲式 GnRH 治疗：脉冲式 GnRH 治疗适用于有生育要求的垂体功能正常的 IHH 患者，因其可模拟生理脉冲分泌，是最符合生理调节机制的治疗方法。其可启动青春期发育、维持第二性征和性功能、启动和维持精子 / 卵子发生。GnRH 主要通过可编程的便携式输液泵发挥作用。

脉冲式 GnRH 治疗效果优于 hCG 与 hMG 联合治疗，对无精子症的 IHH 患者，能使约 80% 的患者产生精子，其需要的治疗时间更短。少数患者对 GnRH 治疗不敏感，多为携带 *KAL1* 基因突变的患者，可能是由于该突变破坏了 GnRH 信号转导通路。有证据表明，GnRH 治疗对睾丸生长速度的作用优于促性腺激素治疗，但在睾丸最终容量、生精能力、精子浓度、受孕率等方面，并无明显优势。

②影响因素和有效指标

由于小部分 CHH 患者对促性腺激素的治疗效果不佳，即使不断延长治疗时间仍然无效，人们开始关注影响促性腺激素治疗的预后因素，这主要是与短暂青春期丧失有关，而男性发育早期阶段的短暂青春期在睾丸成熟中非常关键，并且对最终的精子发生具有深远的影响。此外进一步加剧生殖健康障碍的因素还在于没有及时启动青春期诱导发育过程，导致了生殖系统和性心理的发育不良。目前发现影响促性腺激素治疗的预后因素主要包括治疗前的睾丸容量、有无隐睾病史、抑制素 B 水平、性腺成熟度、既往雄激素治疗史和 BMI。

治疗前睾丸容量大小是促生精治疗和受孕时间的独立影响因素。睾丸初始体积大于 4 ml，其治疗效果明显好于睾丸体积小于 4ml 的患者。对 BMI $< 30 \, kg/m^2$ 的 IHH 患者进行促生精治疗的成

功率为 88%，较 BMI > 30 kg/m^2 的 IHH 患者的成功率（64%）要高；且前者精子浓度 ≥ 1.5×10^9/L 的比例显著高于后者（75% *vs.* 43%）。抑制素 B > 60 ng/L 的生精治疗效果好。既往曾经应用促性腺激素或 GnRH 治疗过的 IHH 患者生精治疗效果相对较好。已有青春启动的 IHH 患者应用 GnRH 或促性腺激素治疗成功所需时间较短。

（4）预后

由于 IHH 治疗的目的是维持男性第二性征的正常发育和恢复生育能力，所以在判断预后上也主要观察这两个方面的变化。

①维持男性第二性征

绝大多数 IHH 患者接受睾酮替代治疗的预后良好、患者可以获得满意的男性第二性征等发育，包括体力增加、性功能改善、阴茎不同程度增长、阴毛逐渐增多、出现胡须、睾丸总体积明显增大，并出现遗精现象。杨晓玉等观察了 41 例男性特发性低促性腺激素性性腺功能减退症患者，治疗前后对比，第二性征均出现了明显的改善。

②生育能力的恢复

绝大多数 IHH 患者接受促性腺激素治疗的预后良好，患者的睾丸可以恢复产生精子的能力，甚至可以达到自然妊娠的目的。Liu 等通过对 75 例接受促性腺激素注射患者的研究，其中 64 例接受了一个疗程治疗，39 例接受了 2 个疗程治疗，13 例接受了 3 个疗程的治疗，发现该治疗方法可使 50% 的 IHH 男性患者生育，其中 33 例为自然妊娠，5 例为人工辅助妊娠。患者精液中出现精子的中位治疗时间为 7.1 个月，其妻子受孕的中位时间为 28.2 个月。在接受促性腺激素治疗过程中，患者配偶受孕的中位精子浓度为 $(5 \sim 8) \times 10^6/L$，表明虽然精子浓度未达到 WHO 的正常范围，但仍可使其配偶怀孕。配偶受孕以后，还可留取患者精子，进行冷冻保存，以备将来借助 ART，节约治疗成本。

现有的数个有关 hCG 和 r-HFSH 联合治疗研究结果显示，约 84% 的患者可以产生精子，精子出现的中位治疗时间为 6 ~ 10 个月，其中 60% 患者精子浓度 $\geq 1.5 \times 10^9/L$，所需的中位治疗时间为 9 ~ 12 个月，约一半的患者最终可自然生育，其余患者需辅助生殖技术解决生育问题。对于近期准备再次生育的患者，可首先尝试单独使用 hCG 进行维持治疗，以保留其生育能力；近期不准备生育的患者，可恢复睾酮替代治疗。Ortac 等（2019 年）分析 112 例三低（T、LH、FSH）（泌乳素正常）的 HH 患者，接受 LH 与 FSH 类似物治疗，96 例（85.7%）精液内出现精子，已婚的 72 例希望生育者中 48 例（66.7%）自然妊娠，认为现代药物治疗可以有效解决 HH 患者的精子和生育问题。

综合文献分析，CHH 患者经过系统治疗后有可能达到生育目的，产生精子的时间为 6 ~ 10 个月；即使精子浓度不能达到正常水平，仍有可能使配偶自然妊娠；对于那些顽固性的少精子或无精子症患者，尤其是对促性腺激素治疗不敏感者，即使不能自然妊娠，亦多可借助辅助生殖技术，其主要包括体外受精、宫腔内人工授精和 ICSI，甚至供精、人工授精等技术，以实现生育目的获得比较高的生育率。

（5）性腺功能减退症状的返转

10% ～ 20% 的 CHH 患者可以出现自发性的生殖功能和性腺功能减退症状的返转。Sidhoum 等对这种特殊现象给出的定义：a. 不应用促性腺激素释放激素及促性腺激素可以生育；b. 经过洗脱期后，睾酮水平大于 250 ng/dl （8.68 nmol/L）；c. 在那些未使用过促性腺激素释放激素及促性腺激素治疗的 IHH 患者中，睾丸体积大于 4ml 或者睾丸体积最少增加了 2 ml；d. LH 脉冲水平和频率在正常范围。最近 Dwyer 等提出了预测 IHH 患者性腺功能返转的有效指标，主要包括睾丸体积大于 5 ml，基础 LH 在 1.0 U/L 以上，经药物治疗后 LH 可以升高到 28 U/L。因此，在对 IHH 患者进行治疗时，应考虑在青春期发育完善后停止治疗 3 ～ 6 个月，以评估患者性腺功能减退患者性腺功能返转的可能性。

总之，IHH 是泌尿男科医师临床工作中经常遇到的疾病，及时诊断和合理治疗可以有效诱导青春期发育，改善性能力、骨发育、代谢和心理健康，绝大多数患者的预后良好，且绝大多数 CHH 患者可以通过脉冲式 GnRH 或促性腺激素治疗恢复生育能力，值得推广相关知识并深入研究。

中国医学临床百家

参考文献

1.Boehm U, Bouloux PM, Dattani MT, et al.Expert consensus document: European Consensus Statement on congenital hypogonadotropic hypogonadism-pathogenesis, diagnosis and treatment.Nat Rev Endocrinol, 2015, 11 (9): 547-564.

2.Corona GG, Rastrelli G, Maseroli E, et al. Testosterone Replacement Therapy and Cardiovascular Risk: A Review.World J Mens Health, 2015, 33 (3): 130-142.

3.Dwyer AA, Raivio T, Pitteloud N.Management of endocrine disease: Reversible hypogonadotropic hypogonadism.Eur J Endocrinol, 2016, 174 (6): R267-274.

4.Dwyer AA, RaivioT, Pitteloud N.Gonadotrophin replacement for induction of fertility in hypogonadal men.Best Pract Res Clin Endocrinol Metab, 2015, 29 (1): 91-103.

5.Gokce G, Hurmeric V, Mumcuoglu T, et al.Effects of androgen replacement therapy on cornea and tear function in men with idiopathic hypogonadotropic hypogonadism.Postgrad Med, 2015, 127 (4): 376-380.

6.Kang DY, Li HJ. The effect of testosterone replacement therapy on prostate-specific antigen (PSA) levels in men being treated for hypogonadism: a systematic review and meta-analysis.Medicine (Baltimore), 2015, 94 (3): e410.

7.Kobori Y, Suzuki K, Iwahata T, et al.Hormonal therapy (hCG and r-hFSH) for infertile men with adult-onset idiopathic hypogonadotropic hypogonadism.Syst Biol Reprod Med, 2015, 61 (2): 110-112.

8.Mao JF, Xu HL, Duan J, et al.Reversal of idiopathic hypogonadotropic hypogonadism: a cohort study in Chinese patients.Asian J Androl, 2015, 17 (3): 497-502.

9.McBride JA, Carson CC, Coward RM.Diagnosis and management of testosterone deficiency.Asian J Androl, 2015, 17 (2): 177-186.

10.Pitteloud N, Dwyer A. Hormonal conrtol of spermatogenesis in men: therapeutic aspects in hypogpnadotropic hypogonadism.Ann Endocrinol (Paris), 2014, 75 (2): 98-100.

11.Ramasamy R, Armstrong JM, Lipshultz LI.Preserving fertility in the hypogonadal patient: an update.Asian J Androl, 2015, 17 (2): 197-200.

12.Saad F, Caliber M, Doros G, et al.Long-term treatment with testosterone undecanoate injections in men with hypogonadism alleviates erectile dysfunction and reduces risk of major adverse cardiovascular events, prostate cancer, and mortality. Aging Male, 2019, 20: 1-12.

13.Sidhoum VF, Chan YM, Loppincott MF, et al.Reversal and relapse of hypogonadotropic hypogonadism: resilience and fragility of the reproductive neuroendocrine system.J Clin Endocrinol Metab, 2014, 99 (3): 861-870.

14.Swee DS, Quinton R.Managing congenital hypogonadotrophic hypogonadism: a contemporary approach directed at optimizing fertility and long-term outcomes in males.Ther Adv Endocrinol Metab, 2019, 10: 2042018819826889.

15.Young J, Xu C, Papadakis GE, et al.Clinical Management of Congenital Hypogonadotropic Hypogonadism.Endocr Rev, 2019, 40 (2): 669-710.

16. 黄炳昆，茅江峰，徐洪丽，等 .GnRH 脉冲输注与 HCG/HMG 联合肌注对男性 IHH 患者生精治疗效果比较 . 中华医学杂志，2015，95（20）：1568-1571.

17. 李宏军，黄宇烽 . 实用男科学 .2 版 . 北京：科学出版社，2015.

18. 孙启虹，窦京涛 . 男性低促性腺激素性性腺功能减退的临床诊断及药物治疗 . 药品评价，2013，(7)：21-28.

19. 王海，李宏军 . 特发性低促性腺激素性性腺功能减退症的药物治疗 . 生殖医学杂志，2016，25（11）：1035-1039.

20. 王海，杨彬，李宏军 . 男性特发性低促性腺激素性性腺功能减退症 2 例报告暨文献复习 . 中国性科学，2017，26（3）：5-7.

21. 徐洪丽，伍学焱 . 男性低促性腺激素性性腺功能减退症替代治疗 . 中国实用内科杂志，2013，33（7）：513-515.

22. 杨晓玉，刘金勇，舒黎，等 .41 例男性特发性低促性腺激素性性腺功能减退症的临床分析 . 国际生殖健康 / 计划生育杂志，2014，33（6）：418-422.

23. 赵芳雅，陈海冰 . 男性低促性腺激素性性腺功能减退症的诊治 . 中华内分泌代谢杂志，2013，29（11）：998-1001.

20. 迟发性性腺功能减退症的药物治疗

和女性相同，随着人体由成熟走向衰老，男性也会经历更年期阶段，部分中老年男性出现与女性围绝经期综合征相似的临床症状和体征，对多系统器官的功能造成不良影响，并降低生活质量，此表现称之为男性更年期综合征。约 40% 的中老年男性可能会出现不同程度的症状和体征，是一种多病因、多因素性疾病，其中由于雄激素缺乏导致的男性更年期综合征被称为 LOH，是一种与年龄增长相关的临床和生化综合征，其特征为血清睾酮水平降低、具有一定临床症状、对机体多种器官和系统功能有不利影响，严重影响生活质量。尽管对 LOH 的认识还存在广泛争议，LOH 药物治疗尚缺乏统一的标准或规范，但我们必须面对这些患者，并有责任和义务利用现有的认识，帮助他们摆脱疾病困扰。药物是目前 LOH 的主要治疗方式，也有一定的基本原则可以遵循。

（1）LOH 的药物治疗原则

由于 LOH 只是生命进程中的一个阶段性不利事件，其对多器官系统的潜在不良影响还不完全清楚，所以控制症状、改善生活质量是现阶段药物治疗 LOH 的主要目的。由于雄激素水平降低是 LOH 的明确原因，补充雄激素必然成为其治疗的核心。LOH 病因复杂，不能单纯用雄激素缺乏来解释其全部现象，如雄激素受体敏感性的下降、肥胖、疾病、药物及不良生活习惯等，均是促进 LOH 发生和加重的不可忽视原因，单纯使用 TST 不可能解决 LOH 所带来的全部问题，因此主张采用综合治疗原则，在纠正雄激素缺乏的同时，进行对症治疗，实现对症治疗与病因治疗的有机结合。

LOH 症状多而复杂，患者具有显著的异质性特征，TST 的疗效和疗程存在较大的差异，这可能与睾酮的药代动力学、基因及非基因作用、雄激素受体多态性及细胞间的甾体类代谢等因素有关。况且每个患者对药物治疗的反应性、精神心理状态、生活方式、个体需求等都存在极大差异，所以，个体化治疗 LOH 十分重要。此外，要加强医患沟通，对患者存在的诸多疑问要给予详尽解释，这样可以提高患者对药物治疗的依从性，进而保证药物治疗的顺利实施及其疗效。

（2）LOH 的常用治疗药物

①睾酮补充治疗

TST 的目的是通过外源性补充睾酮，使其达到正常生理浓度，从而消除由于雄激素缺乏而导致的生理变化及临床症状，并全面改善患者的生活质量。对于中老年男性存在明确的 LOH 临床症状，并有血清睾酮水平降低（血清总睾酮水平＜ 8 nmol/L 或 230 ng/dl），推荐直接进行睾酮补充治疗；若血清总睾酮水平处于 8 ～ 12 nmol/L 的可疑区间，建议重复测定血清总睾酮，同时可测定游离睾酮，或者根据检测的 SHBG 水平和血浆白蛋白水平，计算血中游离睾酮水平，如果血清游离睾酮低于 225 pmol/L，则是进行睾酮补充治疗的有力证据。但由于检验技术水平的限制，多数医院尚无法测定游离睾酮，所以对总睾酮水平在 8 ～ 12 nmol/L 的患者，推荐 3 个月的 3T 试验。如果治疗有效，说明 LOH 诊断成立，则继续用药；如果治疗无效，则应该停止睾酮补充治疗，寻求其他原因。

由于睾酮缺乏可以给全身多器官系统带来不利影响，尽早开始 TST 可以让患者更多获益，建议一旦 LOH 诊断成立，即应该立即启动 TST。TST 不仅对性欲及性功能有所改善、增加性生活频度、增加自发性勃起硬度、维持男性化特征，还可以恢复健康的感觉、体能和精力，预防骨质疏松并增加骨密度，显著降低体重和腰围，减少皮下脂肪和内脏脂肪，增加瘦体量，改善胰岛素敏感性，减少心血管疾病的发生，改善大脑敏感度，且安全性良好。此外，TST 还能改善更年期男性精神方面的紊乱。Arver 等评估 TST 的成本效益，认为对于性腺功能低下的患者，终生接受 TST 是值得的。

可用的睾酮制剂种类繁多，但治疗 LOH 常用的口服药为十一酸睾酮胶丸，推荐剂量为 80 mg，2 次 / 日，可以满足 LOH 患者的日常生理需要。药物通过淋巴吸收，没有肝脏首过效应，随时可以终止治疗，并以其安全、有效、方便的特性而广为使用。由于每个患者的睾酮缺乏程度不同，药物剂量也应该有所不同。原则上，基础睾酮水平越低，临床症状与睾酮缺乏的相关性越大，需要补充的睾酮剂量越多。Heidari 等发现，对于那些雄激素水平在正常生理范围低限值的 LOH 患者也可以接受 TST，同样能够改善性欲和 LOH 症状。

TST 的疗程尚无统一认识，但可遵循的原则是其时效性。雄激素缺乏可导致众多的临床症状和体征，不同需求、不同疗程，TST 对多器官系统效应发挥疗效具有明确的时效性。对于性欲、勃起与射精、情绪、脂肪、低体质量、肌肉容积及肌力等常见诉求，都可以在 3 个月内有所改善，所以建议疗程最少 3 个月，

中国医学临床百家

这也是对于睾酮水平处在 8 ～ 12 nmol/L 的可疑 LOH 患者进行 3 个月 3T 的依据所在。

一旦实验室检查证实睾酮缺乏，且 TST 有效，则 LOH 诊断明确，可以继续进行药物治疗；否则应该停止 TST，寻求其他病因并调整治疗方案。如果诊断结果提示合并存在其他疾病（共病）或异常，则建议请相关科室专家会诊，联合诊治。

②LOH 的其他治疗药物

口服抗雌激素药物克罗米芬通过减少雌激素对下丘脑－垂体－性腺轴的抑制作用，引起 FSH、LH 和睾酮水平的升高。芳香化酶抑制剂通过抑制睾酮向雌二醇和双氢睾酮的转化，从而提高血睾酮水平。hCG 注射治疗能促进内源性睾酮分泌，治疗效果明确，但因其价格及需要注射给药，因此其接受程度有限。选择性 SARMs 也可以发挥其对前列腺、皮肤、毛发等生理效应，提供合成代谢作用，主要用于改善急性肌肉萎缩者生理功能和瘦体量。其他用于 LOH 治疗的激素也有报道，如生长激素、褪黑素、脱氢表雄酮等，但尚不能证明其合理性。

传统的中草药也可用于 LOH 的治疗，并获得了一定的疗效，但其机制与 TST 不同，且主要适用于轻症患者。游离卡尼汀水平低下可以作为 LOH 和尿毒症血液透析抑郁患者的治疗靶点。

（3）LOH 的药物治疗体会

a. 全面检查是基础：为了明确病因、病情及做好鉴别诊断，对初次就诊的 LOH 患者应进行全面问诊、查体和必要的辅助检查。许多慢性疾病可对睾酮水平造成较大的影响。询问那些可以使 LOH 提前发生的疾病或异常，患者是否合并先天性或获得性的睾丸损伤，如睾丸下降不全、睾丸扭转、睾丸炎和精索静脉曲张等，均可导致睾酮分泌减少。同时，必要的体格检查和辅助诊断，如血清 PSA、直肠指检检查患者是否可能合并前列腺癌，血常规分析明确有无红细胞增多症等，以除外 TST 的禁忌证。

b. 尽早、尽快、有效控制症状：了解患者的主要症状或诊治诉求十分重要。TST 虽然是 LOH 药物治疗的核心，但是其发挥疗效需要一定时间，况且明确雄激素缺乏程度及排除 TST 治疗禁忌证也需要时间。为了尽快改善患者症状，可以在启动 TST 之前及补充的同时，给予对症的药物治疗，如失眠患者给予睡眠药物，具有 LUTS 症状的患者给予 α 受体阻滞剂和植物药，合并焦虑抑郁患者辅以抗抑郁药物，ED 患者给予 PDE5 抑制剂等，这可以让患者尽快感受到药物的疗效，提高 TST 的依从性。在全部检查结果齐全后复诊，结合辅助检查结果及药物治疗的初步效果确定诊断和调整药物。

c. 关注患者的精神心理状况：要重视患者的情绪，如抑郁、焦虑等通常也是 LOH 的常见症状。在诊治过程中，要详细告知雄激素缺乏引起抑郁的可能性及 TST 的有效性，必要时也可配合抗抑郁药物。通常 LOH 患者不太容易接受精神心理科医师的诊治，必要时可请相关专家会诊。

d. 准确预测疗效：医师应该详尽地告知患者全部治疗计划，

并根据 TST 多器官系统效应的时效性，来预测起效时间及疾病的动态变化，让患者准时获得期待的疗效，并增进对医师的信任度。

e. 安全性考虑：尽管前列腺癌是 TST 的明确禁忌证，但到目前为止，还没有 TST 导致前列腺癌的证据。为了保护医患双方的利益，建议对准备接受 TST 的患者全面评估，包括存在雄激素缺乏的临床症状和血清学证据，排除前列腺癌的存在（血清 PSA < 4 ng/ml）对于依从性良好的患者可以进行 TST，并密切观察相关指标。

（4）展望

LOH 的药物治疗仍然有许多问题需要澄清，是一个极有可能获得重大突破的新领域。深入研究将使我们对其认识更加明确，并有希望通过药物治疗来预防、推迟、减轻或消除许多老化过程中出现的 LOH 症状。

参考文献

1.Arver S，Luong B，Fraschke A，et al.Is testosterone replacement therapy in males with hypogonadism cost-effective. An analysis in Sweden.J Sex Med,2014,11（1）:262-272.

2.Coss CC，Jones A，Hancock ML，et al. Selective androgen receptor modulators for the treatment of late onset male hypogonadism.Asian J Androl，2014，16（2）:256-261.

3.Huhtaniemi IT.Andropause--lessons from the European Male Ageing Study.Ann Endocrinol（Paris），2014，75（2）：128-131.

4.Surampudi P，Swerdloff RS，Wang C.An update on male hypogonadism therapy. Expert Opin Pharmacother，2014，15（9）：1247-1264.

5.Zhang X，Yang B，Li H. et al. Prevalence and Risk Factors for Erectile Dysfunction in Chinese Adult Males.J Sex Med，2017，14（10）：1201-1208.

6. 白刚，李宏军 . 睾酮补充治疗的多器官系统效应及时效性 . 中华男科学杂志，2013，19（8）：748-752.

7. 李宏军，李汉忠，郭应禄 . 应加强我国男性更年期综合征的研究 . 中华医学杂志，2005，85（13）：870-872.

8. 李宏军 . 勃起功能障碍治疗理念的深化 . 中华男科学杂志，2017；23（4）：291-295.

9. 李宏军 . 迟发性性腺功能减退症的药物治疗 . 中华泌尿外科杂志 .2014，35（11）：870-872.

10. 李宏军 . 进一步关注男性更年期综合征的诊治与研究 . 中华全科医师杂志，2017，16（6）：417-420.

11. 李宏军 . 男性更年期综合征的治疗与预防 . 中华全科医师杂志，2017，16(6)：427-430.

12. 李宏军 . 雄激素与男性生命质量及心理健康 . 中华全科医师杂志，2017，16（8）：585-588.

13. 王晓峰，朱积川，邓春华 . 中国男科疾病诊断治疗指南 . 北京：人民卫生出版社，2013.

21. 男科疾病患者精神心理障碍及其药物干预

男科疾病的范畴包括男性性功能障碍、男性不育症、前列腺疾病、男性更年期综合征等。男科学的重要性是由男性在生殖、家庭和社会中所担任的重要角色决定的，而男性生殖健康的严峻性则是摆在我们面前的残酷现实。

在男科疾病中抑郁症终生患病率较高，调查发现抑郁症为4.4% ～ 19.6%，心境恶劣为3.1% ～ 3.9%。许多男科疾病患者具有不同程度的精神症状，抑郁症的发生率明显高于一般人群。抑郁症和抗抑郁药物已经深入到男科学的各个疾病，抗抑郁药物在男科疾病中有广泛的使用，而抑郁及抗抑郁药物也可能成为男科疾病的直接病因和加重疾病的重要因素。对男科疾病患者合理使用抗抑郁药物，并有效规避其不良反应，具有重要意义。

（1）男科门诊所见抑郁和焦虑

由于社会的进步和生活水平的不断提高，人们对生活质量的要求也不断提高，尤其关注生殖健康方面的问题。在这种大背景情况下，男科学变得越来越重要。男科疾病患者逐年增加，许多综合医院纷纷开设男科门诊，男科医院也应运而生，其主要诊治男性的性功能障碍、男性不育症、前列腺疾病、男性更年期综合征、男性性腺发育等疾病。由于男科疾病的特殊性，患者的精神心理因素特别明显，许多男科疾病患者具有不同程度的精神症状，焦虑和抑郁障碍的发生率明显高于一般人群，并与男科疾病互为因果，形成恶性循环，阻碍疾病的康复，应该引起专科医师的高度重视。

男科疾病患者的情绪障碍普遍存在，抗抑郁药物治疗具有一定的价值，但由于男科疾病患者往往不愿意承认自己存在情绪障碍，尤其是忌讳医师把自己看作精神有问题，更加不愿意接受抗抑郁药调治，使得患者接受情绪调整存在一定困难，如何说服那些具有明显情绪障碍的患者接受精神科药物治疗，提高患者的治疗依从性，是对专科医师的重大考验。

以下分别以男性的勃起功能障碍、男性不育症、慢性前列腺炎及男性更年期综合征进行论述。

①性功能障碍

男科门诊接诊最多的疾病就是性功能障碍。性功能障碍可区分为性欲低下、ED 和射精障碍，后者包括早泄、不射精、逆行射精。在 ED 的病因研究中发现，精神心理因素贯穿始终。长期 ED 可以使患者心理上变得脆弱、抑郁。抑郁和焦虑是公认的 ED 病因。抑郁情绪本身就可以引起 ED，ED 又加重抑郁情绪，因而改善患者的抑郁情绪将有助于性功能的康复。

值得注意的是，即使接受精神专科治疗的患者也普遍存在性功能障碍，主要原因是疾病本身及抗抑郁药物的影响，抗抑郁治疗过程中出现性功能障碍超过 50% 与抗抑郁药物有关。抑郁患者中性功能障碍可表现为 3 种情况：抑郁症前就有性功能障碍；是抑郁的一个症状；抗抑郁治疗后出现的不良反应。抑郁症、抗抑郁药物及性功能障碍三者经常同时存在，给精神专科医师带来极大困扰，并经常成为被患者投诉的原因。以往在治疗精神科疾病时，专科医师常常会忽略患者的性功能问题，尽管有效治疗后患者的情绪稳定，但却常常因为性功能障碍而引发医疗纠纷，而且类似问题近年来变得越来越严重。

②**男性不育症**

许多调查发现，男性不育症患者的性能力普遍低于生育人群，他们之中的焦虑和抑郁情绪比较普遍。

欲速则不达，男性不育症患者中普遍存在的不良精神心理因素阻碍了他们获得理想疗效，不生育本身就成为男性不生育的病因之一。在治疗男性不育症中表现出来的"抱子得子"现象，启迪我们精神心理因素的重要性。但由于抗抑郁药物可能对男性生殖系统存在潜在不良影响，目前不主张使用抗抑郁药物，而主张通过精神心理来调整。

③**慢性前列腺炎**

前列腺炎是由于前列腺受到微生物等病原体感染或某些非感染因素刺激而发生的炎症反应，及由此造成患者前列腺区域不适或疼痛、排尿异常、尿道异常分泌物等临床表现，是一种男性常见且让人十分困惑的疾病，绝大多数属于慢性。

慢性前列腺炎患者的精神心理因素产生原因有：久治不愈容易产生焦虑状态，对治疗丧失信心；容易与性病、性功能障碍和不育牵连，加重患者的焦虑和抑郁状态；媒体广告的虚假夸大宣传加重患者的心理压力；患者本身多具有内向型性格，情绪不稳定，容易受外界环境和情绪所左右。张锐强等研究 315 例慢性前列腺炎患者，精神心理症状的发生率为 51.1%，认为疾病久治不愈加重了患者精神心理症状。袁涛等采用 SCL-90 症状自评量表对 82 例顽固性前列腺炎患者的心理状态进行调查，结果 84.3% 的患者存在不同程度的精神症状，其中 45% 患者的症状比较严重，有明显抑郁的 23.7%，焦虑的 21.4%，表明病程与精神症状的严重程度相关。陈修德等对 258 例合并有不同程度心理障碍的慢性前列腺炎患者分组治疗 3 ～ 6 个月，结果采用常规疗法及心理治疗（心理暗示、心理疏导及认知疗法）组患者的症状改善效果达到 93.2%，明显优于对照组的 74.5%，治愈率分别为 75.7% 和 61.8%。乔博义诊治 286 例前列腺炎，经 HAMD 量表发现 34% 伴有明显的焦虑和抑郁症，对其中的 96 例伴情绪障碍的前列腺炎患者随机分为 2 组，采用氟西汀协同常规方法治疗 8 周，结果采用抗抑郁药组的总有效率为 87.5%，对照组为 60%；HAMD 的总有效率为 93.8%，对照组为 50%。

④男性更年期综合征

LOH 的主要症状包括：生理体能症状；血管疏缩症状；精神心理症状；性方面的症状。其中精神心理症状中的失眠、健忘、焦虑、抑郁、缺乏自信、效率降低、注意力不集中的发生率较高。卡路瑟斯调查了 31 ～ 80 岁（平均 55 岁）男性的众多临床症状和不适，其中抑郁症有 70%、易怒和不理智现象有

60%。笔者诊治的 112 例男性更年期综合征患者的精神心理症状占 83.0%，而补充雄激素并配合米氮平、舍曲林、氟西汀等抗抑郁药物治疗，获得了满意的疗效。

总之，男科疾病的病因和发病机制的复杂性决定了任何单一治疗都难以获得满意疗效，因此强调综合疗法，联合使用专科治疗措施，尤其是男科疾病多与精神心理状态密切相关，因此强调对患者的精神心理调整，必要时配合抗抑郁药物，多可获得满意疗效。

（2）抗抑郁药物在男科疾病中的应用

①常用抗抑郁药物的分类及不良反应

a. 分类：根据药物特性分类，常用的抗抑郁药物包括：三环类：阿米替林、氯米帕明；四环类：马普替林；SSRIs：舍曲林、帕罗西汀、达帕西汀、氟西汀、西酞普兰、氟伏沙明；SNRIs：文拉法辛；去甲肾上腺素和选择性 5- 羟色胺能抗抑郁药物（noradrenergic and specific serotonergic antidepressant，NaSSA）：米氮平；其他：曲唑酮、奈法唑酮等。

b. 不良反应：常用抗抑郁药物的不良反应主要有：性功能：性欲低下、ED、性快感减弱；消化系统：恶心、食欲改变、便秘；神经精神系统：头晕、头痛、失眠、多梦、情绪改变；其他：口干、皮肤瘙痒等。

②抗抑郁药物与男科疾病

a. 性功能障碍：性功能障碍可区分为勃起功能障碍和射精障

碍，后者包括早泄、不射精、逆行射精。抑郁患者中的性功能障碍可表现为 3 种情况：抑郁症前就有性功能障碍；是抑郁的一个症状；抗抑郁治疗后出现的不良反应。

抑郁症、抗抑郁药物及性功能障碍三者经常同时存在。Menza 等大型前瞻研究发现，性功能障碍在抑郁症患者中普遍存在，主要原因是疾病本身及抗抑郁药物的影响，抗抑郁治疗过程中出现的性功能障碍超过 50% 与抗抑郁药物有关，1022 例使用 SSRIs 的患者中 604 例（59.1%）存在性功能方面的问题，以西酞普兰和帕罗西汀为最明显，分别为 72% 和 70%，其中性欲降低最常见。Montejo-Gonzalez 等在 344 例服用 SSRIs 精神病患者中发现，帕罗西汀、氟伏沙明、舍曲林、氟西汀出现性功能障碍的概率分别为 65%、59%、56% 和 54%，但是在 SSRIs 治疗前多数患者（58%）不存在性功能问题。

b. 勃起功能障碍：尽管 ED 可能是由于血管、神经精神和内分泌等组织器官病变所引发，但精神心理因素贯穿始终。即使是心因性 ED 也可以进一步导致精神改变的躯体症状化，形成组织器官某些生理机能的改变，并形成恶性循环。长期 ED 可以使患者心理上变得脆弱、抑郁，适当采取药物、心理、行为等综合治疗原则是行之有效的。

抑郁和焦虑是公认的 ED 病因。抑郁情绪本身就可以引起 ED，ED 又加重抑郁情绪，而改善患者的抑郁情绪将有助于性功能的康复。李先富等对心因性 ED 患者测评结果表明，ED 患者具有明显的抑郁情结，个性特征表现为不稳定的内向性格，而通过心理治疗后性功能显著改善。对于那些因抑郁而影响了勃起功能的患者来说，经过适当的抗抑郁药物治疗后，他们对性欲和对性活动的兴趣有所提高，许多患者的性功能也逐渐恢复或改善，但部分患者仍然需要进行性治疗。Boyer 等分别采用舍曲林和氟西汀治疗抑郁症患者，6 周后性功能满意度的改善率分别为 60% 和 45%。

尽管经过充分的抗抑郁治疗后其他多数症状消失，但约有 5% 用三环类抗抑郁药物治疗抑郁症患者的性功能却不改善，性功能进一步降低。所以，对抑郁已经解决而仍然有勃起困难者，进行性治疗当然是合适的，性治疗的适应证与治疗时机的选择很重要，否则不但无效，反而使精神病恶化。如对选择性的轻度抑郁而认知功能尚未显著受损者，在急性抑郁发作期用性治疗是可取的。

此外，在 ED 的病因中，精神心理因素和长期服用易致 ED 药物有密切关系，其中抗抑郁药物就是常见的导致 ED 药物。抗抑郁药可通过对 5- 羟色胺受体 2（$5HT_2$ 受体）、α_1 受体、胆碱能受体、泌乳素受体、一氧化氮合酶（NOS）等途径的影响而导致 ED，并由于对受体的选择性及代谢特性的不同而存在差异。治疗抗抑郁药物导致 ED 的方法众多。Nurnberg 等选择 65 例使用 SSRIs 的 ED 患者，应用西地那非治疗 3 ～ 7 周，33 例安慰剂对照，认为有效；Seidman 应用西地那非治疗 152 例患 ED 的抑郁症患者，结果不仅改善抑郁症状，生活质量和性功能也显著改善；王飚在使用 SSRI 治疗抑郁症 6 周后，患者的抑郁症状明显改善，但性高潮障碍成为严重问题，勃起自信心丧失，使用西地那非治疗 31 例患者，性功能改善有效率为 84%。

c. 射精障碍：抗抑郁药物对射精功能的影响主要是引起射精量减少、射精无快感和射精延迟。由于精神科医师在使用抗抑郁药物时观察到的药物延迟射精、不射精不良反应，被男科医师借鉴由于治疗早泄，成为抗抑郁药物用于男科疾病治疗的最大亮点。抗抑郁药治疗早泄的机制在于：阻断 5-HT 的再摄取，提高体内的 5-HT 水平；具有抗胆碱能作用；三环类药物也具有阻断 5-HT 和去甲肾上腺素的再摄取作用，同时还具有镇静、抗胆碱能和抗组胺的特性，从而提高生殖器部位感受器的刺激域。

尽管早泄者并不一定存在抑郁，但抗抑郁药治疗早泄效果肯定。蔡健等采用氟西汀治疗 42 例早泄患者 4 周，早泄改善率为 76.2%，夫妻双方性生活满意度提高率为 71.4%，9 例性欲增强，4 例性欲下降。笔者在北京协和医院使用米氮平治疗早泄患者 130 余例，随访治疗有效率 60% ～ 70%，药物治疗不良反应小，尤其对于合并睡眠质量差和食欲低下的患者更佳。孙少鹏等采用舍曲林联合可多华治疗 46 例早泄患者 6 周，治疗前后的射精潜伏期由 0.57 分增加到 3.90 分，性生活满意度积分由 6.1 分增加到 9.8 分，配偶性生活满意度积分由 5.5 分增加到 8.9 分。唐文豪等观察 120 例早泄患者，比较舍曲林、西地那非、多沙唑嗪控释片单独及联合行为疗法治疗早泄，结果夫妻性生活满意度及性交时间延长效果依次为舍曲林、西地那非、多沙唑嗪控释片及单纯行为疗法，并推荐使用舍曲林联合行为疗法治疗早泄。对于合并 ED 的早泄患者，孙祥宙等建议改善性功能是关键。

③抗抑郁药物用于男科疾病治疗的注意事项

由于抗抑郁药物主要在精神科疾病中使用，而在男科疾病中使用往往要面对许多问题，医师应该格外小心，充分关注用药的细节问题，以免将自己置于尴尬境地。

a. 不是治疗患者的"精神病"：由于男科疾病患者往往不承认自己存在情绪障碍，尤其是忌讳医师把自己看作精神有问题的人，而抗抑郁药在男科的某些疾病（如早泄）中也不是针对患者的不良情绪，因此有必要讲解使用抗抑郁药物的必要性和真实作用，尤其是不良情绪调整在疾病康复作用中的作用。

b. 合理使用药物，提高治疗的依从性：普通抗抑郁治疗中的患者依从性往往很低，治疗 12 周后仅有 56% 患者还在坚持治疗。充分讲解药物的使用方法，包括服用注意事项、剂量、疗程等，可以提高抗抑郁治疗的依从性，以免因不良反应而让患者放弃了治疗机会，毕竟绝大多数抗抑郁药物是先见不良反应，然后才是正作用（通常抗抑郁药物获得情绪调整和延迟射精等功效往往需要 1～2 周时间，而不良反应则出现在用药后的当天或次日），或因使用不当而难以获得满意疗效。此外，选择那些对男性性功能伤害小的药物，可能更受欢迎。Gelenberg 等对使用 SSRI 类药物的患者切换至米氮平，6 周后发现男性和女性的性功能状况都有所改善，ASEX 评分下降。所以，使用曾经使用过的药物，尤其是那些起效快、高效、作用持久、服用方便、耐受和安全性好的抗抑郁药物是明智选择。

通常要求抗抑郁药物要在饭后服用，以避免其胃肠道刺激作用。小剂量开始，药物剂量做到个体化和有效的最小剂量。其治疗疗程明显不同于精神科的长期大量用药，获得男科疾病症状改善的时间为 1～2 个月，因此治疗疗程多为 1 个月，有效者可连续使用 2～3 个疗程，并逐渐减量维持；无效者应该重新审视疾病病因，继续使用抗抑郁药物也难以获得满意效果。

c. 强调综合治疗：男科疾病的病因和发病机制的复杂性决定了任何单一治疗都难以获得满意疗效，因此强调综合疗法，联合使用专科治疗措施和药物，多可获得满意疗效，而切忌单一使用抗抑郁药物。男科疾病多与精神心理状态、生活方式和夫妻感情等相关，因此强调自我调整，尤其是生活方式、性技巧和夫妻配合的综合手段。

参考文献

1.Yang B，Zhang J，Qi Y，et al.Assessment on Occurrences of Depression and Anxiety and Associated Risk Factors in the Infertile Chinese Men.Am J Mens Health，2017，11（3）：767-774.

2.Yang B，Xu P，Shi Y，et al.Erectile Dysfunction and Associated Risk Factors in

Chinese Males of Infertile Couples.J Sex Med，2018，15（5）：671-677.

3.Zhang X，Yang B，Li N，et al.Prevalence and Risk Factors for Erectile Dysfunction in Chinese Adult Males.J Sex Med，2017，14（10）：1201-1208.

4.陈修德，郑宝钟，金讯波，等.慢性前列腺炎患者的心理障碍及治疗.中华男科学，2004，10（2）：113-114.

5.洪霞，魏镜，赵晓晖，等.综合医院老年住院患者联络精神医学的回顾性分析.中国医学科学院学报，2016，38（4）：422-427.

6.杰德·戴尔蒙德著.金光辉，徐新译.度过男性更年期.上海：东方出版中心，2003.

7.郭应禄，李宏军主编.男性更年期综合征.北京：医药科技出版社，2005.

8.李宏军，李汉忠，张学斌，等.男性更年期综合征的临床特点——112 例临床病例报告.中国男科学杂志，2006，20（12）：39-42.

9.李宏军，李汉忠.应加强勃起功能障碍临床诊治的规范化.中华泌尿外科杂志，2011，32（3）：157-159.

10.李宏军.抗抑郁药物在男科疾病中的应用.临床药物治疗杂志，2008，6（6）：21-25，37.

11.李宏军.男性更年期综合征的治疗与预防.中华全科医师杂志，2017，16（6）：427-430.

12.李宏军.抑郁和抗抑郁药物与男性性功能障碍.中华男科学杂志，2009，15（7）：579-583.

13.袁亦铭，方冬，张志超，等.男科门诊常见疾病患者抑郁焦虑患病特点的单中心大样本调查研究.临床泌尿外科杂志，2016，31（4）：303-307.

14. 张锐强，谢燚，黄钟明，等 . 慢性前列腺炎患者精神心理症状相关因素分析 . 中华男科学杂志，2005，11（9）：677-679.

15. 中国医师协会精神科医师分会综合医院工作委员会 ."医学难以解释的症状"临床实践中国专家共识 . 中华内科杂志，2017，56（2）：150-156.

22. 应加强男科医师与检验技师的沟通

理论上讲，生育能力低下患者的生育能力还可能存在，"不育"的概念应当是相对的。时间让患者可能在没有任何医疗干预的情况下自然怀孕，甚至在专业的生殖中心等待辅助生殖技术的患者，自然怀孕现象也时有发生，"时间因素"可能改变人们对"不育"的认识。问题是：怎样去判断？哪些人可以等待自然怀孕？哪些人需要药物或 ART 帮助？哪些人没有任何治疗价值？

理所当然的，医师们首先想到的一定是从实验诊断中寻找答案，而遭遇打击也是必然的，很多情况下医师是难以从实验诊断结果中获得满意答案的。在没有确切实验诊断为依据的前提下，面对患者的医师就不得不费尽口舌去解释，而且往往这种解释会显得苍白无力、事倍功半，患者的就医满意度较低，医疗投诉不断，而且也使得许多研究结果没有可比性，专业文章遭遇质疑。本节就生殖医学（主要是男性不育）实验诊断中临床医师与检验技师的常见困惑与科学衔接相关内容加以阐述，并列举典型问题加以分析。

（1）实验诊断的作用、意义及困扰

①实验诊断的作用和意义

生殖医学实验诊断包括两个目的：评估患者的生育能力、探索不育的病因。实验诊断是用于分析疾病的病情和病因、评估治疗效果、推断疾病预后与转归的重要手段，其最重要的目的是指导临床医疗决策。通过科学准确的实验诊断来决定哪些患者具有潜在可治疗的病因，哪些患者难以治疗却可以进行 ART，发现 ART 中可能影响后代健康的遗传异常（即使 ART 也不能解决问题且只能进行 AID 或领养）发现潜在威胁健康和生命的疾病或异常。然而，目前生殖医学实验诊断的现状堪忧，在很多情况下并没有达到或很好地实现这两个目的，难堪重任且困难重重，虽然诊断项目有扩大化趋势，但许多特殊的检查项目都存在一定缺陷。从各自不同的角度出发，生殖医学实验室人员（主要是检验师）与临床医师对实验诊断的理解与认识肯定是不同的，这需要协调和沟通，否则必然会对疾病管理和医疗决策带来不利的影响。

②实验诊断的困扰

生殖医学的快速发展，不仅在于临床治疗患者的技术和药物进步，还有赖于实验诊断方法的进步。虽然大量的新的诊断技术方法和正常参考值不断涌现，甚至有些让人应接不暇，与此同时有关实验诊断存在问题的讨论和争论不断，实验诊断方法不是不足，而是太杂乱，但是又很难以准确理解，远远不能满足临床工作的需要，甚至有些时候还会起误导作用。临床医师对实验方法的准确性、与疾病相关性等方面的疑问始终存在。临床诊疗与检验医学能否实现顺利衔接，是医师做出合理医疗决策的基础，临床医师与检验技师的深入沟通是实现这种衔接的基础和关键，也是某种形式的转化医学。

临床医师直接面对患者，需要对繁多的化验结果给出合理解释，并结合患者的病情做出疾病性质及严重程度的准确判断和总结，给出具体的治疗方案，并判断预后和疾病转归。但是在许多时候，面对让人眼花缭乱的检测方法及千变万化的实验诊断结果，却往往很难给出符合逻辑性的解释，甚至会完全颠覆了临床的预判，让患者难以理解和接受，也让医师十分无奈。临床医师不仅需要完整全面地理解检验结果，还需要实验诊断结果具有稳定、准确并与病情变化相一致，因此迫切需要与实验诊断的检验技师密切配合，而临床工作中的这种配合往往难以顺利、有效开展。在这种诊断技术水平难堪重任且困难重重的情况下，临床医师开展诊疗工作的处境就很艰难，而且在很大程度上，医师的自主决策成为治疗的主导意见，偏差与争议在所难免！过度的检查和治疗加重了患者负担，违背了有利于患者的医学原则，实验诊断责无旁贷！

通过临床医师与检验技师对生殖医学实验诊断中相关话题的学术研讨和直接对话，不难发现临床医师存在许多困惑，临床与实验室存在沟通和衔接障碍。许多临床医师对精液分析、生殖激素检测结果、遗传分析报告等实验诊断结果普遍感到失望和挫

中国医学临床百家

折，并提出明确的期望，包括重新认识实验诊断的作用和意义、对常规检验分析结果和新诊断技术方法临床价值的再认识。此外，还有一大批检验项目，如已经开展的精液特殊检查项目（精子低渗肿胀实验、精子顶体完整率分析、精子染色实验、精液脱落细胞分析、精浆 α- 葡糖苷酶、精浆果糖定量、精浆酸性磷酸酶、精浆肉碱、精浆免疫抑制物、精浆抗精子抗体）及大量新检验项目的结果及意义，都需要加以重新评估和确定。

（2）临床医师对检验结果的需求

①临床医师与检验师对实验报告结果的理解应该一致

实验诊断报告应该客观反映患者的真实情况，并准确无误地传导给临床医师。检验技师在实验条件下（显微镜、电泳条带等）所能够发现的实验诊断结果，应该能够与医师看到的报告单理解的一样！实验诊断结果应该让临床医师一看就明白，可有的放矢，并可以有效地为患者实施对症及对因治疗，但是在具体工作中却很难做到。临床医师拿到的检验结果却经常是含糊不清、前后不一，除了诊断标准和技术水平存在一定的差异外，实验室人员不了解临床医师诊断疾病的客观需求指标，临床医师与检验技师的认识差异和沟通不畅成为主要障碍。这种现状不利于临床工作的顺利完成和医患和谐关系的有效构建，尤其是疗效判断不准确，对于科学研究和总结治疗经验也十分不利，甚至会得出错误的结论。

a. 前列腺按摩液检查结果：影响检查 EPS 结果的因素太多，

包括来自患者的因素、来自医师的因素、来自实验员的因素。不仅如此，对 EPS 化验单的误读是经常存在的。不同的实验员，可以对同一份 EPS 给出不同的结果，然后再经过医师的解读，可以获得不同的临床诊断。如仅就 EPS 内 WBC 的报告单，就不难看出其结果的明显不同：WBC 8 个 /HP；WBC 3 ～ 13 个 /HP；WBC 3 ～ 13 个 /HP，多数均匀分布；WBC 3 ～ 13 个 /HP，分布不均匀，可见局部成堆分布；WBC 分布不均匀，绝大多数视野内 3 ～ 13 个 /HP；WBC：分布不均匀，绝大多数视野内 0 ～ 5 个 /HP，多个视野内可见集簇分布。这些结果可能是来自于一份 EPS 的结果，但是理解起来却不一致，甚至可能获得完全不同的结果（存在前列腺炎或不存在前列腺炎），而临床工作中需要更多的数据来加以综合判断其诊断结果。最为重要的是，医师理解的结果应该与显微镜下检验医师的发现一致，才不至于发生理解偏差的情况。

b. 精液常规分析结果：由于不同精液质量改变多是非特异性的，给临床工作上的病因判断造成了困难，目前只能根据精液分析的结果初步预测生育潜能的大小，任何检测结果都不能成为临床医师判断是否与生育直接相关的诊断结论。那么，科学理解精液检查的结果就变得十分重要。

实验结果是对患者提供各种标本的理化和生物学特性的客观判断。但是，在具体的个体患者而言，存在着显著的异质性，主要包括患者的年龄、性别、身高、体重等自身情况，还存在着生活方式、饮食习惯和精神心理状态等显著差异。此外，在获取实验标本时患者的配合程度是否满意也很重要，这些都会对生殖医学相关检测结果造成显著的影响。正如哲学上的观点"人从来不会经过同一条河流"一样，任何事情都是在不断地变化过程中，我们可以期望，甚至要求检验技师将检测结果做到精益求精，不断完善对精液分析的标准化探索，但是临床医师一定不要僵化机械地理解具体数据。对于生殖医学实验室技师的主要期望是：能否让检测结果更准确地反应患者的真实情况？在取精出现各种干扰情况下，如精液常规分析的取精间隔时间、取精方式、身体健康状况、情绪等因素下的精液常规分析结果的矫正参考值？

抛开主观因素和环境因素之外，实验诊断方法学的不规范，缺乏标准化问题，一直是困扰结果准确性的重要原因。尽管近年来在推广标准化和规范化检测方面已经进行了大量的工作，但是仍然有深入探索和推广普及的巨大空间。

②实验结果最好同时做到对病因和病情的双重诊断

无论是精液常规，还是 EPS 的常规检查，其获得的结果多是对病情严重程度的评估，但是均为非特异性的，不能明确其真正病因，毕竟许多危险因素或药物等均可以对人体产生相同的伤害作用，而同一个危险因素对同一个个体影响的结果可能又存在很大差异，并且可能同时又多器官系统损害。例如，导致精子数量、活力、形态损害的因素千奇百怪，而某一个损害因素（发热、感染、损伤、药物等）又可以同时导致精子指标的全面异常。所以，男性生殖实验诊断给出的结果，往往是从某一个侧面来反映事物的属性，显然不够全面，而且存在一定的缺陷。

A. 精液常规分析及形态检查结果并非病因诊断

男性不育症不是一个疾病诊断，而是一个症状（没有后代）描述，是各种异常结果共同作用后的相同表现，而精液分析描述的不是病因诊断，精液质量异常提示的只是病情的严重性。所以，无论精液质量是否正常，都应该对患者进行全面的病史询问及体检，以发现性功能及其他病因。

a. 精液常规分析指标多样化：多年的临床实践告诉我们，只有针对病因的治疗才能够获得满意的疗效。所以，在男性不育症的诊治过程中，迫切需要提供病因诊断的实验证据，而精液常规及质量分析是男性不育症诊断的基础检查，也是临床医师最为看重的检查项目。然而，检验技师给出的精液分析结果却经常让临床医师感到困惑，极大地困扰了临床医师。精液常规和质量分析只是对精子一般特性的总结，主要包括对精子数量、活力、形态及精浆特性的综合描述，精液质量的好与坏都只是对病情的基本判断，不能给出病因诊断。到目前为止，还难以单纯通过对精液质量的常规分析来判断病因，检验技师曾经试图探索吸烟、酗酒、精索静脉曲张等有害因素导致精液质量异常的特异性改变，如"尼古丁精子""酒精精子"等，但是却都难以获得理想的结果，更谈不上为广大的专业人士所接受，毕竟某种精液质量的异常可以由多种疾病、药物或异常等不利因素所诱发；而一种损害因素，同时可以造成精液质量多种参数的异常。临床医师应该结合以往的工作经验和患者的病情加以综合判断，尤其是可以结合患者的病史、查体及其他检查进行综合分析，并做好鉴别诊断。

b. 精子形态异常率太高：按照传统思维，第五版的精子形态分析方法及结果很难被患者及医师接受，精子异常形态率结果往往高得离谱，门诊患者的精子形态检查结果绝大多数的畸形率均在96%以上，还有许多患者的精子形态检测结果达到了100%畸形。较高的精子畸形率能否生育，能否发育成正常的健康后代成了患者心中极大的顾虑。此外，绝大多数的精子畸形也难以与明确的病因相关，多属于非特异性改变。

Ⅰ.医师难以向患者解释：如何认识现代的精子形态分类？即使是完全异常形态的精子，也有许多男性成功生育健康后代。各种精子形态的特征很难说明什么，往往与临床治疗结局难以挂钩。多年从事男科临床工作的男科医师都知道，这些年精子畸形率的正常标准一直在变化，而且变得越来越难以理解和接受，从最早期阶段的超过了20%畸形就认为是异常，增加到50%、70%、85%，而WHO第五版精液分析标准将异常精子率超过96%才认为是异常，这也存在争议。临床报道结果也让医师难以招架，许多不育患者的精子畸形率超过96%，甚至达到100%畸形者比比皆是。这样高的精子畸形率，一旦遭遇不育、流产或畸胎都难免与其挂钩，并让医师和患者都充满了联想，甚至让后续的医疗决策陷入迷途。

Ⅱ.精子形态已知的事实：畸形与非畸形精子的机会不是均等的，活力异常的精子中含有的正常形态精子百分率明显降低；异常形态精子的单链 DNA 和 DNA 损伤发生率高，再次体现机会不是均等的；形态严重异常及 DNA 不完整的精子很难或不能与卵细胞透明带结合。真实世界的结论：精子形态对 IVF 结局影响不大。克里夫兰临床生殖中心 ICSI 的一项回顾性研究（$n = 1074$）主要的结果变量受精率、怀孕率、胚胎植入与精子形态之间没有相关性，而且畸形精子最严重组怀孕率和出生率也不受其影响。

Ⅲ.理性接受科学发展现状：精子形态给医师的困扰最大，这个问题不仅在三甲医院存在，在基层医院同样遇到并普遍感到很棘手，应该引起重视。

首先是诊断标准问题。WHO 出版 5 个诊断标准，临床工作中究竟该执行什么标准，确实存在广泛争议。尽管 WHO 地位权威、WHO 第五版手册及参考值被视为"圣经"，但其参考值只是一个阶段性的历史记录，不是终点，是新起点。为此，有学者认为第五版手册的诊断标准趋向于用辅助生殖技术，并可作为筛查健康献精员的参考标准，而临床一线诊断仍可沿用第四版标准。此外，检验师做出必要的调整很重要，应将传统（真正意义上的畸形）和现代（非标准形态意义上的畸形）的精子形态标准检测结果都给出来，以供临床医师判断病情和病因，并为后续的分析提供完整的形态学资料。

其次是检测技术标准化问题。在临床男科实验室、生殖中心、精子库和检验科开展精子形态学分析的标准化研究很有必要，并具有重要临床和科研价值。对精子形态学的分析，一定要标准化操作并做好质量控制，可以显著提高分析结果的准确性。许多基层检验技师对精子形态的正常与异常标准缺乏必要的完整理解，需要加强相关培训工作。

B. 遗传异常的可能性 ≠ 后代获得遗传异常的概率

在生殖医学中，遗传异常发生的检出率不低，而其危害性和重要性不言而喻。据 2013 年的 EAU 指南根据 11 篇文献报告，在 9766 例不育男性中，染色体异常率为 5.8%，其中，性染色体异常为 4.2%，常染色体异常占 1.5%。医学诊断技术的进步带动了科学的发展，也给临床医师带来了许多困扰，尤其是遗传学问题。新的诊断技术发现了大量性质不明确的突变和多态，五花八门遗传检测结果的临床价值值得商榷。医师期望了解：哪些遗传异常是绝对的没有治疗价值？哪些遗传异常是没有临床意义的生理变异？哪些是可以携带遗传异常但可以存活的情况？某些遗传异常的不良妊娠结局概率是多少？但是残酷的现实却很是骨感，并常常让医师不知所措，毕竟一旦实验诊断发现有遗传异常和基因变异时，必须对不育夫妻做遗传咨询，而这种异常与临床表型在很多情况下难以一一对应。

a. 精子 DNA 碎片化分析结果与异常妊娠结局不确定：精子 DNA 碎片化分析（sperm chromatin structure assay，SCSA）是近年来开展的新检测项目，一般采用流式细胞术检测精子 DNA 完整性，其检测原理是受损的 DNA 在酸作用下变性成单链，吖啶橙与双链 DNA 结合发出绿色荧光，与单链 DNA 结合发出红或黄色荧光，然后通过配有专用软件的流式细胞仪得出相关参数。DNA 碎片化指数（DNA fragmentation index，DFI）正常：DFI ≤ 15%，临界值：30% > DFI > 15%，异常：DFI ≥ 30%。

尽管 DFI 异常结果与各种异常生育结局都可能挂上钩，如不育、流产、畸形胎儿、试管婴儿治疗失败等，但是都不是结论性意见。DFI 增高只是反映精子整体上的质量问题，并不能具体到每一个精子，而怀孕只需要一个精子，理论上应该一定是功能最好的精子去受孕（而这个精子不应该是 DFI 有问题的精子或者 DFI 异常的精子，这基本上没有自然受孕或 ICSI 受孕的机会）。真实世界的情况是，DNA 损伤的精子很难 / 不能与卵透明带结合，而那些已经正常生育过的男性，精子的 DFI 都正常吗？显然不是。DFI 过高是否一定不怀孕？导致 IVF 中的卵子不受精？一定流产？如 DFI 为 60% 是否意味着流产概率也为 60%？显然也不是。DFI 检测结果异常 ≠ 不生育或流产 / 畸胎，其结果的意义仅仅是指后代生育概率问题，而不是绝对表明不生育或异常妊娠结局。当然，DFI 结果异常可能同时伴发其他的不利情况，会不会是其发生较高频度的不良妊娠结局的真实原因！既然如此，为何要对 DFI 过于耿耿于怀？还有哪些诊断方法可以预测 DFI 异常对生育的不利影响是需要关注的，而不能单纯凭借 DFI 检测结果一家独大，否则将会使得我们忽略对真正病因或主要病因的探索，迷失合理治疗的方向。

b. 染色体平衡易位与流产的关系错综复杂：染色体平衡易位获得正常胚胎的可能性有多大？这个问题很难回答。按照遗传学规律进行咨询的结果：后代可能有 1/18 正常核型，1/18 与亲本一致的核型，总体上 1/9 的后代可存活；8/9 非平衡染色体不可存活。还有其他一些可能的学说认为后代可能存活的概率为 1/26、1/36……患者对于生育自己后代普遍没有信心，医师个人经验的说服性也很有限！

现实情况是每种配子出现的概率不一样（1/18 正常遗传的可能性 ≠ 1/18 正常概率）。来自 PGD 的经验告诉我们，获得可移植胚胎（正常胚胎 + 与亲代相同核型胚胎）概率 > 1/9。欧美几个生殖中心平衡易位患者获得胚胎情况：1081 例，可移植 276 例，占 25.5%。其中男性因素 29.8%，女性因素 23%。有学者表示：染色体平衡易位患者家庭正常妊娠的概率为 40% ～ 50%；男性染色体平衡易位患者比女性更容易产生正常的配子。设想一下：几亿个精子中的染色体正常或接近正常的精子（1/18 正常核型，1/18 与亲本一致的核型，总体上 1/9 可存活）与其他的精子是否具有同样的竞争成功率？所以，临床医师与患者都不应该固守 1/18 正常核型概率的束缚，努力尝试自然怀孕或 PGD。那么，生殖实验室检测项目是否可以为此提供新的、有力的佐证或依据？值得期待。

c. PGD/PGS 要慎重选择：PGD/PGS 的开展让 ART 又上了一个台阶，解决了一部分人的后代遗传健康问题，如 21 三体综合征、血友病等，但是其本身存在的问题更多，需要进一步加强研究，如有些遗传异常难以明确定位基因或染色体，有些是多基因疾病，有些遗传异常只是没有意义的多态，有些是没有明显危害的遗传表现，有些是基本不会遗传的遗传异常（如 47，XXY），即使是明确的遗传异常，也不是都能靠 PGD/PGS 来明确或加以有效排除。由此可见，医学要求的求真、求精与现实的距离有多大! PGD/PGS 带来的不全是益处，目前开展的 PGD/PGS 诊断项目还很有限，再加之考虑到不菲的检测费用和失败率（医师诊断不一定完全准确及患者成功生育率降低），一定要慎重选择。

C."正常值范围"的困扰

设定实验报道结果的正常值有许多标准，如学术团体的规范和指南会给出重要影响和权威性的正常值范围；各级医疗行业与医疗机构自身也会给出正常值；甚至生产试剂盒的制造商及每个试剂盒本身都可能有不同的正常值范围。当然，这些"正常值"也是会与时俱进，永远在不断地变化和更新中，如仅仅精液常规分析，WHO 就给出了五个版本。但是，正常值在某些"数字"医师（单纯根据化验单结果的正常与否来判断疾病诊断）看来，就成为诊断疾病与健康的绝对标准，并经常被误读。

a.精液常规分析的正常值范围：以精液分析报告为例，临床检验提供"正常、异常"结果，包括精液量、液化、酸碱度、浓度、活力、形态等，甚至还有千奇百怪的精子功能测定。尽管精液质量异常者中不生育的概率较大，但那些检验异常的"精液"也不总是预示不育。来自于人类精子库（健康献精员）的数据提示，许多已经生育者的精液分析都或多或少地存在各种各样问题，甚至是很严重的问题。所以，精液分析能够提示的重要结论：任何情况下都不能许诺患者"能怀孕"，也不允许肯定患者"不能怀孕"，而只能告诉其怀孕概率。此外，还有不同年龄、生理、病理状况下的"正常值范围"的差异，在分析问题时均应该加以考虑。此外，比较遗憾的是，作为 13 亿人口的大国，在WHO 等多个国际学术组织制定的规范中，还缺乏许多国人生殖医学相关的正常参考值范围，临床参考依据又别无选择，只能在摸索中前行，也是造成目前被动局面的重要原因。

b. 生殖内分泌激素测定结果的正常参考值：门诊工作中，一些患者在拿到内分泌激素结果报告单时，常常会有这样的疑问："检查结果都在正常范围，为什么说我不正常"？这需要以我院给出的正常值参考范围加以解释。FSH 1.27 ～ 19.26 mIU/L；LH 1.24 ～ 8.62 mIU/L；PRL 2.64 ～ 13.13 ng/ml；E_2 < 47 pg/ml；睾酮 1.75 ～ 7.81 ng/ml。FSH 的水平可以协助判断睾丸的生精潜能，FSH 越高，提示睾丸功能越差。对于一个健康的育龄男性，FSH 结果一般不会超过 7 mIU/L，超过 10 mIU/L 提示生精功能已经受损，超过 15mIU/L 应该是已经提示存在很严重的睾丸生精功能损害，而正常值的上限是 19.26 mIU/L；睾酮水平的下线是 1.75 ng/ml，但是在

临床工作中，睾酮低于 3 ng/ml 已经怀疑存在雄激素水平低下了；PRL 的上限值是 13.13 ng/ml，但是不超过 20 ng/ml，临床医师一般不太会关注。

（3）临床医师与检验师的共同期待

①生殖实验诊断标准化

标准化检测是医师与检验师的共同期盼，这样可以省略很多复杂和困难的校对与解释，而且不同实验室的结果才具有可比性，发表科学文章才容易被接受，尤其是多中心的研究更加需要检测结果的标准化。

精液分析的标准化一直是临床医师盼望的目标，国家正在加紧开展工作（组织科研），科技部基础研究平台、国家卫健委科研所、南京军区总院等均在进行相关的研究和探索。

生殖激素测定是生殖实验室最常见的检查项目之一，对实验方法具有较为严格的要求，毕竟有许多因素可以干扰检测结果，如一般限定在上午 7 ～ 9 点抽血，让患者放松、别紧张，询问是否用药治疗过；使用 hCG 者，FSH 可以下降；使用抗雌激素药物（克罗米芬、他莫昔芬）可以使 FSH 增高。

②从实践中发现临床工作的真实需求

医学应该尊重和遵循患者求医治病的初衷。真实需求（我们开展检验的原动力）来自于临床实践，并需要在实践中不断地加以验证与总结，这也是临床医师不断提出新的诊断需求的基础。无论实验诊断方法怎样变化，其为临床服务和疾病诊治的本质不会变，临床中需要的诊断方法是那些即简单明确，又客观和精准的项目，没有必要追求方法上的多样性和华而不实的项目。所以，许多检验诊断的临床价值得知商榷，而许多检验结果的异常也未见得一定指代疾病，反之亦然。单纯依靠检查结果就给患者确定为某种疾病或者排除某种疾病，这是偏离了医学的原动力。

临床医师提出了对实验诊断工作的基本需求，也就是检验医学如何为临床服务的问题，同样也是转化医学在生殖医学实验诊断方面的具体体现，值得提倡与开展。在对男性不育症诊断的实验诊断分析中，临床医师和检验技师的沟通不畅表现得特别严重和普遍，这对提高医疗技术和改善患者服务水平都是十分不利的。迫切需要加强临床与实验室的沟通，彼此要全面深入地了解对方的工作特点。

A. 现实工作中临床医师对实验诊断的需求

a. 临床医师认为对精液内的细胞进行鉴别十分必要：在临床工作中，精液细胞学检测报告多数没有区分白细胞和生殖细胞，精液内的细胞性质难定。能有效地鉴别精液中细胞的性质，结合精浆生化指标测定可鉴别阻塞性无精症和非阻塞性无精症，取代输精管造影，并可反映睾丸的生精功能，了解细胞毒类药物、温度等因素对生精细胞的影响。动态观察精液生精细胞的变化，可作为疗效观察和判断预后的指标之一。

精液内的细胞成分太复杂，一旦在精液内发现圆细胞，许多基层（也包括部分大型综合医院）的化验员习惯于报告成白细胞，而在精液内发现白细胞，则意味着存在炎症，惯性思维是炎症＝病原体感染、病原体感染＝细菌存在＝需要抗生素治疗。如果将精液内的圆细胞都报告成白细胞，一定会存在错误的报道结果，最终导致误诊误治，不能给患者解决问题且容易造成伤害。实际上，精液内的细胞成分不仅仅可能是白细胞，还可能是生殖细胞，尤其是在无精子症患者中的精液内圆细胞多数都可能是生殖细胞。为此，对精液细胞学的鉴别非常重要。即使是生精细胞，也存在着千差万别，并且具有不同的意义。精液中生精细胞包括精原细胞、初级精母细胞、次级精母细胞、精子细胞。

对于那些确实需要明确细胞学特性的精液样本来说，检验人员可以有效鉴别精液中细胞的性质（应该是对检验人员的基本要求），且区分白细胞与生精细胞是检验人员必须的责任，可以通过对氧化应激水平的检测、直接镜检法、瑞－姬染色或巴氏染色法染色、过氧化物酶染色法（甲苯胺兰、联苯胺及邻甲苯胺过氧化物酶染色）、荧光原位杂交法、免疫细胞化学法测定 [CD45、CD4、CD8、弹性蛋白酶、白细胞介素 -8（IL-8）] 及溶菌酶测定等给临床医师进行综合判定提供更多的依据。

明确区分炎症细胞与生殖细胞在治疗上起到关键作用，一旦诊断为炎症细胞，需要了解是否存在感染的病原体；一旦诊断为生殖细胞，需要分析其细胞构成及主体细胞是什么，生精阻滞在哪一个发育环节，有助于判断睾丸功能。根据精液生精细胞的动态分析，还可作为疗效观察和判断预后的指标之一，如细胞毒类药物、温度、治疗药物、手术等因素对生精细胞的影响。需要引起检验人员和临床医师的重视。

实际上，精液脱落细胞学一词的含义更广泛、涵盖了精液中显微镜可见到的所有内含物。依据精液脱落细胞学检测结果，可以确定不育夫妻双方存在的病理性因素，作为观察与判断疗效的指标，探讨睾丸生殖功能障碍与生殖激素代谢综合征关系，为不育症患者的治疗提供理论依据。

b. 不活动精子 ≠ 死精子：精液常规化验结果表示精子活动力为 0（无活力），是一个很严重的问题。但是，精子不活动，不一定是死精子，需要进行判断，尤其是对于 ART 开展的 ICSI 选择精子，意义更大。常见的方法包括伊红染色、低渗肿胀试验、与改善精子活力的药物共同孵育、超高倍显微镜下观察、机械刺激观察等。如果有条件的单位，还可以选择进行电镜分析。

c. 精液不液化要给出严重程度的判断：目前的生殖实验诊断中均未能检测和区分精液不液化的严重程度，这给临床工作判断病因和病情带来很大的盲区！迫切需要实验室人员总结和给出精液不液化严重程度的判断，同时我们还可以借助与一些其他指标加以综合判断。如看一下精子的活动能力，寻找一下不液化的可能原因，可以体外有效处理不液化。所以，不液化 ≠ 不能怀孕。此外，值得注意的是，虽然精液的液化酶是在前列腺内分泌的，但是不液化 ≠ 前列腺炎，该检测指标只能提示前列腺的分泌功能低下。

d. 对生殖能力的综合评估：良好的生育功能需要男性具有优良的精子和良好的性功能，而在实验室评估生育潜能的时候，不仅在于对精液的分析，还应该包括附睾功能、前列腺功能、精囊功能等，甚至全身各个组织器官的功能状况。具如同高考一样，给出一个总评分，是临床工作所期待的。在评估男性精液质量的各个参数（精子数量、活力、形态，精浆生化、液化、黏稠度、酸碱度等）时，实验诊断能否也给出一个针对男性生育能力的综合评分，以全面评估男性不育症的生育潜能及预后？最终医师需要了解的是：通过实验诊断，患者的生育潜能很好、一般、很差、极差，达到这些就足够了，简化诊断工作，把复杂的事情同时简单化，做到深入浅出。

B. 深受临床医师欢迎的检验项目

临床医师和临床工作需要那些检验结果准确、可重复、对诊断具有较强支撑价值、准确判断预后的实验诊断项目，这也必然成为实验诊断技术研究和广泛开展的基本动力。

a. 预测男性不育症药物治疗预后的检测项目：在治疗非梗阻性无精子症及少弱畸形精子症患者中，经常涉及预后判断的问题，FSH、AZF、抑制素 B、染色体核型等都是判断预后的实验诊断指标。Check 在 2007 年发现，当血清 FSH，LH 和（或）T 低下或在正常范围偏低时，使用枸橼酸氯米芬效果较好。Foresta 等在 2007 年发现，FSH 受体基因及其多态性等相关因素也很重要。但是直到目前为止，这些结果预测预后的准确性有限，尚无脱颖而出的才俊。

b. 预测精索静脉曲张手术后对精液质量改善的项目：什么样的精索静脉曲张患者手术治疗后会获得精子质量的有效改善是广为关注的问题。手术是精索静脉曲张的有效治疗方法，但是并不一定适合于全部患者，过度医疗问题也引起了广泛关注。邢俊平团队的研究发现，只有在男性不育症患者带有 *GSTT1* 基因表型阳性的患者接受手术治疗才可望获得理想效果，而对 *GSTT1* 基因表型阴性的患者手术治疗效果不好，不建议手术治疗。对青春期精索静脉曲张患者带有 *GSTT1* 基因表型阳性的患者接受手术治疗可能预防其成年后的不育。NOA 伴精索静脉曲张患者手术后 10% 出现活动精子，6% 自然怀孕，如何提高其手术治疗的精子出现率非常重要；智二磊等研究认为，对于精浆 miRNA-192a 低下者进行精索静脉曲张手术治疗是可取的，精浆 miRNA-192a 水平可能成为预测临床手术治疗效果的潜在标志物，而且分析精浆具有方便、无创、快捷等优势，方便开展工作。

③加强复合型人才培养与制度建设

积极培养男科实验室人才，学科要发展，人才是关键。临床医师应该了解实验诊断结果是如何获得的，而检验技术也应该了解疾病的诊断过程及检验结果在诊断中的重要作用。建议有条件的医院，临床男科医师最好能够在实验室工作一段时间，亲自完成相关的实验检测与分析，了解其机制和操作过程，对于全面理解实验诊断结果具有非常重要的价值；检验技师也应该参与门诊的诊治工作，深入到临床工作中，了解一线工作人员的真实需求，并给出最符合临床要求（接地气）的报告单。

④建立生殖实验室检验技师与临床医师的长效沟通机制

任何事情的规范化和长期稳定开展，都需要有制度的保障。加强相关领域的组织和管理工作也迫在眉睫。建立统一的男性实验诊断规范化管理机构、统一管理不育症的检测与质量控制管理刻不容缓。生殖医学实验诊断的诸多问题是客观存在，显而易见的，不能回避而要积极面对，迫切需要加强检验与临床专家之间的有效沟通。希望相关学术团体，包括中华医学会检验医学分会、中华医学会男科学分会、中华医学会生殖医学分会、中国性医学专业委员会等，深切体会临床医师的苦衷与困难（不仅要超负荷看患者，还必须面对患者的诸多质疑），重视男科学实验诊断的应用与发展，切实关怀生殖医学实验诊断的检测与临床应用，开展规范化、统一的数据资料库，建立并提高我国生殖医学的临床诊断与治疗标准和水平。

参考文献

1.Dai R，Pan Y，Fu Y，et al.Role of male genetic factors in recurrent pregnancy loss in Northeast China.Eur J Obstet Gynecol Reprod Biol，2018，224：6-11.

2.Gat I，Li N，Yasovich N，et al.Sperm DNA fragmentation index does not correlate with blastocyst euploidy rate in egg donor cycles.Gynecol Endocrinol，2018，34（3）：212-216.

3.Lews M，Tan J，Taskin O，et al.Does preimplantation genetic diagnosis improve reproductive outcome in couples with recurrent pregnancy loss owing to structural chromosomal rearrangement？ A systematic review.Reprod Biomed Online，2018，36（6）：677-685.

4.Lu JC，Huang YF，Lkin O，et al.Does preimplantation genetic diagnosis improve reproductive outcome in couples w121.Maithripala S，Durland U，Havelock J，et al.Prevalence and Treatment Choices for Couples with Recurrent Pregnancy Loss Due to Structural Chromosomal Anomalies.J Obstet Gynaecol Can，2018，40（6）：655-662.

5.Maithripala S，Durland U，Havelock J，et al.Prevalence and Treatment Choices for Couples with Recurrent Pregnancy Loss Due to Structural Chromosomal Anomalies.J Obstet Gynaecol Can，2018，40（6）：655-662.

6.Wu QF，Tang KF，Sun JH，et al.Glutathione S-transferase T1：a potential marker for the selection of varicocelectomy in infertile male patients with varicocele.Asian J Androl，2015，17（5）：859-860.

7.Sun TC，Zhang Y，Li HT，et al.Sperm DNA fragmentation index，as measured by sperm chromatin dispersion，might not predict assisted reproductive outcome.Taiwan J Obstet Gynecol，2018，57（4）：493-498.

8.Zhi EL，Liang GQ，Li P，et al.Seminal plasma miR-192a：a biomarker predicting successful resolution of nonobstructive azoospermia following varicocele repair.Asian J Androl，2018，20（4）：396-399.

9.曹兴午，徐晨，李宏军，等.精液脱落细胞学与睾丸组织病理学.2版.北京：北京大学医学出版社，2017.

10.李宏军，曹兴午.精液检测中临床医生与检验技师的互动.中华男科学杂志，2015，21（5）：387-390.

11.李洪涛，李宏军.医患沟通及其管理.中国医药科学，2014，4（11）：145-148.

疑难病例分析与临床经验分享

　　男科疾病的疾病种类繁多，发病率较高，社会需求巨大，严重威胁到男性的身心健康，还有许多涉及健康咨询和健康理念的诸多问题。男科疾病的复杂性和特殊性毋庸置疑，毕竟这是一类涉及多学科、多领域的疾病，遗传科、儿科、内分泌科、生殖科、精神心理科、中医科、老年科等均涉及男科问题，实际上医院的其他所有科室均不同程度地与男科疾病有关联；疾病不仅影响患者本人，还对其伴侣及家庭有不可估量的破坏作用，伴侣的作用不可低估；男科疾病还与环境、文化、教育、饮食、生活方式、社会因素等紧密相关，许多因素即是致病及加重因素，也在疾病的康复过程中具有不可估量的作用。这样错综复杂的情形下，男科疾病必然会表现出比其他科疾病更加复杂和疑难的特点，也正是这些诸多疑难病例，才构成了复杂的男科疾病，男科疾病是由每个独特的疾病组成的复合体，即没有个案也就没有了整体。许多男科疾病经验的分享也都是基于每一个个案的总结。

关注每一个个案非常重要，整体的智慧总结就存在于这些个案之中。本章给出的 3 个典型个案就均比较具有代表性。

23. 精索静脉曲张手术疑似失败 1 例报告及再手术指征探讨

精索静脉曲张为泌尿男科常见疾病，并可对睾丸生精功能产生一定的不良影响。虽然手术是否能提高其生育能力尚存在争议，但对不育症患者，手术治疗精索静脉曲张改善精液质量已为多数医师所认同。但由于手术指征尚无统一标准，对复杂精索静脉曲张手术适应证的掌握更为困难，尤其是手术后疗效不满意患者的后续治疗，是否选择再次手术，相关探索较少。本节回顾一例疑似精索静脉曲张手术治疗失败患者的诊治经过，结合文献复习，探讨精索静脉曲张再次治疗的手术指征。

（1）病历资料

基本信息：患者男性，21 岁，未婚。左下腹坠痛不适逐渐加重 1 个月。

精液常规：pH7.0，精液量 4.9 ml，液化时间 30 分钟，精液涂片镜检仅偶见一个活精子。

查体：左侧阴囊可见明显的下坠和膨隆，触诊双侧阴囊具有明显的压缩感，平卧后局部的下坠和饱满明显缓解。

超声检查：左精索静脉直径 0.36 cm，右精索静脉直径 0.26 cm，乏氏动作仅左侧可见反流；左侧睾丸 4.6 cm×2.6 cm×2.0 cm，右侧睾丸 5.6 cm×3.3 cm×2.7 cm，双侧睾丸包膜光整，内部回声均匀。

住院后经各项检查确诊为双侧精索静脉曲张（左侧Ⅲ度，右侧Ⅱ度）伴局部不适及精液质量严重异常。

（2）治疗经过

在排除手术禁忌证后，行腹腔镜双侧精索静脉高位结扎术。术后 2 个月自觉局部坠胀、疼痛症状明显缓解，但双侧精索静脉迂曲较术前更加明显，患者怀疑手术失败要求再次手术治疗到我院就诊。再次入院后查体：双侧阴囊膨隆饱满，触诊精索静脉压缩感明显，但平卧后无明显缓解，增加腹压后亦无明显加重。超声检查：左侧精索静脉直径 0.31 cm，右侧精索静脉直径 0.24 cm，乏氏动作后双侧均未见明显反流，右睾丸鞘膜积液深约 3 cm。结合上述查体及辅助检查资料，推测患者左侧精索静脉曲张存在，右睾丸鞘膜积液为术后局部组织水肿、局部回流受阻可能性大，建议暂不考虑手术治疗，观察等待，并对局部不适给予对症药物（迈之灵 300 mg，2 次 / 日）及物理治疗（下腹部热敷）。

3 个月后复诊，复查精液常规精液质量有所改善：pH 7.0，液化时间 30 分钟，精液量 4.6ml，镜检可见 0～3 个活精子 /HPF，0～3 个死精子 /HPF。超声检查：左侧精索静脉宽 0.42 cm，右侧精索静脉宽 0.34 cm，乏氏动作后未见明确反流；右侧睾丸 5.7 cm×3.3 cm×2.8 m，左侧睾丸 4.6 cm×2.6 cm×1.9 cm，双侧睾丸包膜光整，内部回声均匀。彩色多普勒血流成像：未见异常血流信号，双侧睾丸鞘膜未见明显积液。

（3）讨论

精索静脉曲张在一般人群中的发病率约为 15%，在不育症患者中的发病率为 30% ～ 40%，而在继发性不育症患者的发病率高达 60% ～ 70%，严重危害男性生殖健康。

①缺乏精索静脉曲张手术指征的统一标准

手术仍是公认的主要治疗手段，但手术指征尚无统一标准。目前广为接受的手术适应证：精索静脉曲张引起患侧局部坠胀疼痛且不能耐受；男性不育伴精液质量异常，患者期望恢复自然生育能力。但术后疗效不满意、并发症及复发问题常常成为困扰后续治疗选择的主要因素，对复杂精索静脉曲张手术适应证的掌握更为困难，尤其是手术后疗效不满意患者的后续治疗，是否选择再次手术，相关探索较少。

②手术治疗的并发症及后遗症必须认真对待

各种术式的术后并发症不尽相同。结合文献分析，显微外科手术的并发症发生率最低，开放手术的并发症发生率最高，腹腔镜手术的并发症发生率介于两者之间，但其和开放手术相比无明显差异。腹腔镜术后并发症包括空气栓塞、动脉损伤、生殖神经损伤、鞘膜积液、小肠损伤等，鞘膜积液是腹腔镜手术后最为常见的并发症之一，淋巴管结扎是其主要原因。根据多中心的文献报道，采用不保留淋巴管的腹腔镜手术，术后鞘膜积液的发生率高达 40%。Rizkala 等报道在保留淋巴管和不保留淋巴管的腹腔镜手术后鞘膜积液发生率分别为 4.5% 和 43.3%，Chiarenza 等报道分别为 0 和 10.1%。Ding 等总结了各大数据库数据后认为，显微外科技术相比腹腔镜、开放手术可显著降低术后复发和鞘膜积液的发生。Diamond 等报道了一组青少年病例，在腹腔镜术后鞘膜积液的发生率明显高于开放手术组，尤其是双侧精索静脉曲张手术患者中更为常见，约为 32%，淋巴管损伤、结扎是引起水肿、睾丸鞘膜积液的主要原因。为了降低术后睾丸鞘膜积液发生率，已有应用亚甲蓝术中标记淋巴管并在手术中加以保护的研究报道。

③手术后精索静脉曲张复发的判定要慎重

各种精索静脉结扎术式的复发率存在差异。传统的开放手术复发率为 10%～45%，腹腔镜精索静脉高位结扎术后复发率为 6%～15%，显微外科技术复发率最低，为 0～2%。术后复发的原因以漏扎精索动脉伴行静脉最为常见，而显微外科技术可显著减少此类情况的发生。据报道，传统开放手术保留精索动脉较不保留动脉术后复发率下降 3.5%～20.0%。其他引起复发的原因包括腹股沟内或腹膜后存在由睾丸发出的并行血管、结扎近端存在旁路静脉，以及膨胀的提睾肌静脉、精索内静脉交通支形成等。

术后复发需与术后近期精索静脉仍迂曲无缓解相鉴别。术后近期精索静脉仍迂曲主要是由于侧支循环建立的缓慢或不佳有关，不是复发的特征；而复发则是以精索静脉存在反流、乏氏试验阳性为特点，此为鉴别的关键条件。精索静脉曲张经过手术治疗后，部分患者对疗效不满意，并可能存在并发症及复发问题，使得后续治疗选择变得非常复杂，需要谨慎。对术后超声检查精索静脉曲张程度加重而未见反流的患者，需谨慎诊治，动态观察患者的精液质量、精索静脉曲张程度的变化以明确诊断。

④再手术指征的一点建议

选择对精索静脉曲张的再次手术治疗只能因为手术失败（存在明确的反流征象）且未能实现患者求治的原始诉求（疼痛不适与精液质量无改善）。本例患者的症状、体征、影像学检查及实验诊断均不支持复发（患者术后症状有明显减轻；查体及超声检查：局部静脉血流与体位及腹压变化不明显，无明确的反流迹象存在；术后观察时间过短，术后 2 个月内多处在侧支循环建立不完善阶段），因而谨慎采取观察和对症治疗。经观察等待及对症处理改善局部情况后，患者精液质量较前有所改善，睾丸鞘膜积液消失，进一步确证是由于术后并发症（侧支循环建立不佳）所致。而这种情况在同类手术中是比较常见的，综合文献报道术后水肿发生率为 3% ～ 33%，平均约 7%，鞘膜积液发生率为 5% ～ 21.3%。患者的临床表现（鞘膜积液及坠胀感）可随着时间推移而逐渐消退，配合药物及局部治疗可以加速其康复，改善局部不适症状及精液质量。

综合上述情况及结合文献复习，我们认为要明确精索静脉曲张术后复发的诊断标准，选择再次手术的指征应该严格掌握。精索静脉曲张手术之后一旦出现容易混淆的情况，仔细分析病情可为后续治疗做出合理选择。一旦发生误判而选择再次手术，如本例患者将不仅不能解决其原始诉求，而且还会使局部血液循环遭到进一步破坏而加重局部的充血水肿和鞘膜积液，甚至还会出现明显的坠胀不适症状，使整体病情加重，更加不利于康复，后果严重。因此，术后应观察3～6个月再进行综合判定精索静脉情况。

我们建议精索静脉曲张手术疑似失败尤其是双侧手术等的再次手术指征为：观察有明确的复发征象（与体位相关的精索静脉曲张及血液反流）存在；患者的原始诉求（疼痛不适、精液质量异常）仍然存在且无改善。对于难以判断的患者，建议观察等待并进行对症处理，可能会使"假象"复发者局部的解剖和功能状态获得改善，有助于进一步的准确判断。常用的方法是：尽量减少一切增加腹压的行为方式，配合改善血液循环及抗氧化应激药物并配合局部物理疗法可改善局部血液循环状态。

参考文献

1.Rizkala E，Fishman A，Gitlin J，et al.Long term outcomes of lymphatic sparing laparoscopic varicocelectomy.J Pediatr Urol，2013，9（4）：458-463.

2. 白刚，李宏军.男性不育伴精索静脉曲张的诊治进展.生殖与避孕，2012，32（6）：398-402.

3. 曹兴午，乔博义，施长春，等.成功治疗精索静脉曲张致严重少精子症一例报告.生殖医学杂志，2014，23（5）：407-410.

4. 李宏军，李汉忠.严格掌握男性不育患者精索静脉曲张的手术适应证.中华泌尿外科杂志，2010，31（4）：221-222.

5. 李宏军.男性不育伴精索静脉曲张的治疗策略.中华男科学杂志，2018，24（3）：195-198.

6. 李伟伟，殷秀荣，闫娅妮，等.青年和中年精索静脉曲张患者的精液质量和激素水平的比较.生殖医学杂志，2013，22（2）：136-138.

7. 王海，严肃，李宏军.精索静脉曲张手术疑似失败一例报告及再手术指证探讨.生殖医学杂志，2015，24（2）：134-137.

8. 杨彬，王浦，李宏军，等.腹腔镜下精索内脉管系统的解剖结构特点研究.中华男科学杂志，2016，22（5）：406-410.

24. 误诊为隐睾的低促性腺激素性性腺功能减退症病例分析

低促性腺激素性性腺功能减退症（hypogonadotropic hypogonadism，HH）是由于遗传或获得性因素引起的 GnRH、FSH 和 LH 的生成及分泌减少，进而导致继发性性腺功能减退的一类疾病。发病率约为 1/10 000，临床主要特征为青春期第二性征发育不良，外生殖器呈幼稚状态，表现为喉结不明显、胡须及阴毛无生长、睾丸未发育或隐睾、阴茎短小，常常伴发性功能低下、骨龄延迟、骨密度减低、成年不育等；如伴嗅觉减退或缺失，又称 Kallmann 综合征。由于阴囊发育不良及睾丸发育不良，睾丸位于阴囊内，部分伴发隐睾，临床上体检不仔细常引起误诊。而一旦误诊误治，其后果是非常严重的。本节报道一例 HH 伴肥胖男性患者的诊治经历和文献复习。

（1）临床资料

患者男性，22 岁，未婚。因双侧阴囊空虚 22 年伴男性特征发育不明显求治于北京协和医院泌尿男科门诊。查体发现阴囊空虚未触及明确睾丸，B 超平卧位检查腹股沟区发现疑似睾丸样结构，门诊首诊医师诊断为双侧隐睾，拟入院手术治疗。术前准备已经基本完成，不放心诊断且不愿意接受手术治疗而再次来门诊确诊。

患者平时早晨偶有阴茎勃起，手淫无排精，以往无遗精。既往无外伤手术史。一般查体：神清语顺，无胡须，未及喉结，双侧乳腺明显发育，身高 178 cm，体重 97 kg，BMI 30.61 kg/m^2。生殖器检查：外阴发育不良，包皮长，阴茎细小且部分隐匿，双侧阴囊发育不良（图 1A），站立位未触及睾丸，一手斜下方推压腹股沟，一手可于外环下触及小枣大小（约 0.5ml）椭圆形包块，移动度良好（图 1B），提示睾丸位于阴囊高位，平卧位包块上移，由于皮下组织多不易触及，超声检查：双侧腹股沟内低回声，隐睾可能，前列腺体积小。实验室检查：血总皮质醇 0.297 nmol/L（参考值：0.11 ～ 0.616 nmol/L）、T$_3$ 1.89 nmol/L（参考值：1.02 ～ 2.96 nmol/L）、T$_4$ 131.27 nmol/L（参考值：55.34 ～ 160.87 nmol/L）、TSH 3.163 mU/L（参考值：0.38 ～ 4.34 mU/L）、GH 0.3 μ/L（参考值＜ 2.0 μg/L）、FSH 0.44U/L（参考值：1.27 ～ 19.26 U/L）、LH ＜ 0.2 U/L（参考值：1.24 ～ 8.62 U/L）、

T 1.46 nmol/L（参考值：6.07 ～ 27.1 nmol/L）、E_2 69.03 pmol/L（参考值 < 172.49 pmol/L）、PRL 188.47 mU/L（参考值：55.97 ～ 278.36 mU/L）。骨龄相当于 15 岁，骨密度低。SCL-90 心理测试：强迫症中度，重复动作增多；人际关系程度轻度，性格内向、敏感、胆小易害羞、心理较脆弱。综合全部结果后初步诊断：低促性腺激素性性腺功能减退症。

（2）治疗方法与结果

hCG 2000 U 每周 2 次肌内注射，十一酸睾酮 80 mg 每日 2 次口服，建议患者 2 个月后复诊。复诊结果患者自觉睾丸增大且已部分下降。查体：可见稀少阴毛，阴囊略发育，双侧阴囊可触及约 2 ml 睾丸（图 1C）。进一步治疗方案：停用睾酮，继续 hCG 2000 U，每周 2 次肌内注射。

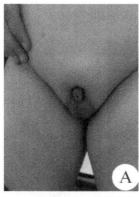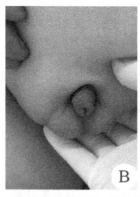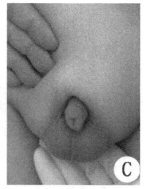

注：A：用药前外观：患者外生殖器外观明显发育不良，耻骨前皮下脂肪丰满、阴阜无阴毛、阴茎细小、阴囊发育欠佳、不够饱满；B：用药前手法触诊：左手在下腹部加压并向下推压，右手在阴囊部位触摸到高位睾丸，容积约 0.5 ml；C：用药后手法触诊：治疗 2 个月后复诊，阴阜部位出现少许阴毛，睾丸发育明显改善，易触及，容积约 2 ml。

图 1　治疗前后生殖器外观手法检查

经过系统诊断和诊断性药物治疗，最终的结论认为，hCG
联合睾酮能够有效治疗 HH，促进男性第二性征发育，可以使阴
囊发育，睾丸增大并下降，同时有助于 HH 与隐睾的鉴别诊断。
患者目前在继续后续治疗。

（3）讨论

① HH 与隐睾是完全不同的疾病

HH 是由于遗传或获得性因素引起的 GnRH、FSH 和 LH 的
生成及分泌减少，进而导致继发性性腺功能减退的一类疾病，包
括先天性（特发性）和后天获得性（继发性）两类病因。一般是
基于血清睾酮、FSH 和 LH 均低于正常而初步判定 HH 诊断，并
进行排除诊断，接受系统检测进一步确诊。

隐睾（cryptorchidism），也称为睾丸下降不全（undescended
testes，UDT），是指出生后睾丸未能通过腹股沟管并沿着腹膜鞘
突下降至阴囊，而停留在下降途中，包括停留在腹腔内。引起睾
丸下降异常的因素很多，由内分泌因素所致者多为双侧隐睾，低
促性腺功能低下引起的睾丸下降不全及隐睾临床表现伴发第二性
征发育不良，外生殖器幼稚；其他原因隐睾患者多不影响第二性
征发育，可见阴毛，阴茎发育尚可，睾酮轻度低下或正常，可见
FSH 和 LH 升高。一般通过询问病史，简单的体检（生殖器官检
查）和超声检查就可以明确诊断。

② HH 误诊为隐睾的原因分析

由于低促性腺功能低下患者的血清睾酮水平低下，男性第二性

征发育不良、阴囊及睾丸发育不良，容易被误诊为隐睾，尤其是本例患者由于肥胖，腹股沟皮下脂肪增多，因而更容易引发误诊。患者的病情显示是阴囊高位睾丸，并且伴滑动性睾丸，平卧位后睾丸位置进一步升高至腹股沟部位，极易误诊为隐睾。

首诊医师将本例患者诊断为隐睾的原因较多，可能与没有仔细查体有关，最为重要的是被超声检测诊断结果所误导。当然，超声医师给出的报告也没有实质性问题，毕竟患者是在平卧位状态下进行检查的，睾丸位置进一步上移在所难免，尤其是其阴囊发育不良，而且肥胖，这都是超声医师给出腹股沟区域发现睾丸的生理基础。

本病例避免误诊的两个关键点：一是患者站立位增加腹压并由腹部向下压迫后，可以在阴囊内触及睾丸；二是其垂体和睾丸激素（FSH、LH、睾酮）水平均低下，而绝大多数隐睾患者的垂体激素显著高于一般水平。

③误诊误治的后果严重

一旦将 HH 患者误诊为隐睾，并接受睾丸牵引固定手术治疗，其危害和后果是十分严重的。HH 患者显然是没有必要进行手术治疗的，盲目进行手术治疗不仅增加患者的伤痛和经济负担，还可能造成意想不到的医疗伤害。

通常睾丸牵引固定术首先是要分离精索，然后进行睾丸牵引。由于 HH 患者的精索与睾丸均发育不良，分离的结果不太容易满意，极其容易造成精索内的血管和输精管的损伤，影响后续的睾丸发育；一旦牵引效果不满意，按照隐睾的处理原则还可能进行睾丸切除手术，必将会让患者失去一个本来可以通过药物治疗康复的睾丸。这不仅会影响到患者后续治疗及生育诉求，还会影响到其全身多器官系统的功能，毕竟切除睾丸后的雄激素缺乏将会困扰患者一生，即使是采取雄激素替代治疗，也不能完全弥补其自身分泌睾酮丧失所带来的严重后果。

④ HH 伴肥胖患者的系统治疗

目前 HH 的治疗方案主要有 3 种，包括睾酮替代、促性腺激素生精治疗和脉冲式 GnRH 生精治疗。

本例患者 22 岁，尚未结婚，首先进行睾酮替代治疗是可取的，但是这只能改善其男性化特征，并不能促进其睾丸增大和下降，而患者急需明确诊断，单纯睾酮替代治疗是不完美的。理论上，hCG/hMG 联合生精治疗适用于有生育需求的 HH 患者，hCG+hMG 联合肌内注射，可促进睾丸产生精子。一般首先采用小剂量制剂开始，肌内注射 hCG 2000 U，每周 2 次，共 2 ～ 3 个月，期间调整 hCG 剂量，使血睾酮维持在 10.41 ～ 17.35 nmol/L（3.00 ～ 5.00 ng/dl）；然后添加肌内注射 hMG 75 ～ 150 U，每周 2 次，进行生精治疗。

对于 HH 患者，单纯使用 hCG 理论上就可以达到促进睾丸发育和睾酮分泌的双重效果。但是本例的最初治疗是采用了 hCG 联合十一酸睾酮胶丸的治疗方法，这是为了尽快实现睾丸下降并改善男性第二性征的目的而采取了较为强化的治疗方式。在进行

2 个月的强化治疗后，患者的睾丸明显下降，且有一定程度的发育，获得了极大的信心，也进一步确定了诊断，随后我们将治疗方案调整到了促进睾丸发育的 hCG 治疗。后续的结果在观察中。早期睾酮治疗并不影响生精结局。

⑤**后续的治疗展望**

采用 hCG+hMG 联合肌内注射治疗，70% ～ 85% 的患者在联合用药 0.5 ～ 2.0 年内产生精子，绝大多数的 HH 患者预后良好，甚至可以达到自然妊娠的目的。即使是较少数治疗无效的患者，还可以通过睾丸显微取精技术获得精子来解决生育问题。

GnRH 泵输注方法（GnRH 脉冲治疗）是治疗 HH 的一种重要而有效的方法。间隔时间一般设定为 90 ～ 120 分钟，每次皮下注射 GnRH（10 肽）的剂量为 5 ～ 25 μg 或 25 ng/kg。男性患者连续应用，一般 3 个月后会出现青春期的变化，血清 FSH、LH 和睾酮水平升高至正常成年男性范围。GnRH 脉冲治疗与促性腺治疗比较，由于前者更接近生理状态，有证据表明睾丸生长速度及精子出现时间均优于后者，但在睾丸最终容量、生精能力、精子浓度、受孕率等方面并无明显优势。少数患者对 GnRH 治疗不敏感，多为携带 *KALI* 基因突变的患者，可能是由于该突变破坏了 GnRH 信号转导通路。

参考文献

1.Dwyer AA，RaivioT，Pitteloud N，et al.Gonadotrophin replacement for induction of fertility in hypogonadal men.Best Pract Res Clin Endocrinol Metab，2015，29（1）：91-103.

2.McBride JA，Carson CC，Coward RM. Diagnosis and management of testosterone deficiency.Asian J Androl，2015，17（2）：177-186.

3.Nieschlag E.Current topics in testosterone replacement of hypogonadal men.Best Pract Res Clin Endocrinol Metab，2015，29（1）：77-90.

4.Pitteloud N，Dwyer A.Hormonal control of spermatogenesis in men：therapeutic aspects in hypogonadotropic hypogonadism.Ann Endocrinol（Paris），2014，75（2）：98-100.

5. 郭廷超，韩士广，孟令波，等 . 误诊为隐睾的低促性腺激素性性腺功能减退一例分析及文献复习 . 生殖医学杂志，2018，27（11）：1070-1073.

6. 黄炳昆，茅江峰，徐洪丽，等 .GnRH 脉冲输注与 HCG/HMG 联合肌注对男性 IHH 患者生精治疗效果比较 . 中华医学杂志，2015，95（20）：1568-1571.

7. 茅江峰，窦京涛，伍学焱 . 特发性低促性腺激素性性腺功能减退症诊治专家共识解读 . 中国实用内科杂志，2016，36（3）：204-207.

8. 王海，李宏军 . 特发性低促性腺激素性性腺功能减退症的药物治疗 . 生殖医学杂志，2016，25（11）：1035-1039.

9. 徐洪丽，伍学焱 . 男性低促性腺激素性性腺功能减退症替代治疗 . 中国实用内科杂志，2013，33（7）：513-515.

10. 杨晓玉，刘金勇，舒黎，等 .41 例男性特发性低促性腺激素性性腺功能减退症的临床分析 . 国际生殖健康 / 计划生育杂志，2014，33（6）：418-422.

11. 赵芳雅，陈海冰 . 男性低促性腺激素性性腺功能减退症的诊治 . 中华内分泌代谢杂志，2013，29（11）：998-1001.

12. 朱通，李彦锋，廖良功，等 . 促性腺激素释放激素泵治疗成年男性特发性低促性腺激素性性腺功能减退症的临床疗效与安全性观察 . 中华生殖与避孕杂志，2017，37（4）：261-267.

25. 男性特发性低促性腺激素性性腺功能减退症 2 例报道

IHH 是一种相对少见的疾病，其病理生理改变是产生促性腺激素的下丘脑、垂体性腺轴分泌减少，由于 GnRH 的作用未能对正常的垂体－性腺轴产生足够的刺激所引发的性腺功能减退。由于男性不育症的病因和发病机制十分复杂，对其治疗也比较困难，且普遍缺乏规范化诊疗规范，加强对其研究非常重要。尽量发掘那些可以有效治疗的疾病，并将其治疗方法规范化、系统化地展示出来十分必要，而作为男性不育症病因之一的 IHH，就是这种可以有效治疗的疾病，而且绝大多数患者的预后良好，值得深入探索。我们报道 2 例 IHH 患者的成功诊治经过及预后，并进行了系统的文献复习，探索针对 IHH 患者的临床应对策略。

（1）病例资料及诊治情况

【病例 1】

基本资料：患者男性，24 岁。因婚后 2 年不育求治。性交 1～2 次每周，射精量极少，自述晨勃罕见。查体：身高 74 cm，体重 70 kg，腋毛稀少，胡须、喉结未见，双侧乳腺发育中等，阴毛稀少，阴茎发育尚可，双睾丸容积 1 ml。实验诊断：包括精液常规：精液量 0.6 ml，pH 7.0，液化时间 60 分钟，不完全液化，离心未见精子；内分泌激素：FSH 1.0IU/L，LH 0.51IU/L，T 0.72 nmol/L，E 29.04 pg/ml，PRL 7.2 ng/ml；染色体：46，XY；Y 染色体微基因缺失检查：未见缺失。

诊治经过：于门诊给予绒促性素粉针（hCG）2000 U 2 次 / 周，肌内注射，治疗后 3 个月复诊，自觉睾丸有涨感，可耐受。将绒促性素粉针剂量调整至 3000 U 2 次 / 周，肌内注射；尿促性素粉针（hMG）75U 2 次 / 周，肌内注射。治疗后 3 个月复查：自诉出现胡须生长，腋毛和阴毛增多，阴茎晨间勃起次数增多，精液量增多。查体：双侧睾丸容积 3 ml，内分泌激素测定：FSH 0.4 IU/L，LH 0.68 IU/L，T 2.21 nmol/L，E_2 28.6 pg/ml，PRL 15 ng/ml。用药半年复查：自觉男性第二性征又有所改善，左睾丸容积 3 ml，右睾丸容积 5 ml，精液分析无精子。用药后 1 年复查：男性第二性征进一步改善，左睾丸容积增加至 5 ml，右睾丸容积增加至 7ml，内分泌激素测定：FSH 1.76 IU/L，LH 0.3 IU/L，T 5.41 nmol/L，E_2 45.71 pg/ml，PRL 14.6 ng/ml。精液常规：可见 1～3 个活精子 /HPF。药物治疗期间，患者每 3～6 个月复查精液常规，至治疗 12 个月后精液检查发现精子，双侧睾丸逐渐增大左睾丸容积 5 ml，右睾丸容积 7 ml。

治疗后 1 年半自然受孕，睾丸容积? 精液常规：可见 1～3 个活精子 /HPF。生育一子，健在。

【病例 2】

基本资料：患者男性，20 岁，因自觉生殖器发育不良、无遗精、体力差、无晨勃求治，手淫可以勉强排精。查体：身高 168 cm，体重 55 kg，胡须、喉结未见，双侧乳腺轻微发育，阴毛、腋毛未见，阴茎发育尚可，双睾丸容积 1 ml。精液常规：精液量 0.4ml，pH 7.0，液化时间 60 分钟，不完全液化，离心未见精子。内分泌激素：FSH 1.7 IU/L，LH 0.2 IU/L，T 0.79 nmol/L，E 7.8pg/ml，PRL 6.4ng/ml，染色体 46，XY，Y 染色体微基因缺失检查：未见缺失。

诊治经过：于门诊给予十一酸睾酮胶丸 80mg，2 次／日，12 个月后复查自觉体力改善、晨勃出现，双侧乳腺有所缩小、无遗精，查体：双侧睾丸 1 ml。2 年后因患者拟结婚，并有生育要求，治疗方案调整为：hCG 2000 U，2 次／周，肌内注射。治疗后 3 个月复查：精液量增多，出现阴毛，阴茎勃起次数增多、胡须出现，双侧睾丸体积增大，查体：双侧睾丸容积 2.5 ml，内分泌激素：FSH 1.8 IU/L，LH 0.6 IU/L，T 1.18 ng/ml，E_2 6.2 pg/ml，PRL 3.21 ng/ml。

应用促性腺激素治疗半年复查：男性第二性征进一步改善，双侧睾丸容积 4ml。随后进行治疗方案的再次调整，hCG 3000 U，2 次／周，肌内注射；hMG 75 U，2 次／周，肌内注射。应用促性腺激素治疗 1 年复查：左睾丸容积增加至 7 ml，右睾丸容积增加至 6 ml，阴毛继续增多，阴茎勃起好，有女友后可完成性生活，精液常规：未见精子。将 hCG 剂量调整为 3000 U，2 次 / 周，肌内注射，hMG 用量不变，应用促性腺激素治疗 1 年半复查，双侧睾丸 7.5 ml，精液常规：pH 7.5，精液量 0.8 ml，液化时间 20 分钟，精子浓度 0.664 亿 /ml，活动率为 71.6%，两年时配偶自然妊娠。

（2）讨论

IHH 是一种临床少见疾病，发病率约 1/10000，男女比为 4 ∶ 1，成年男性患者临床特点：第二性征缺乏、睾丸发育不良、不育。我们报道的 2 例 IHH 患者均为第二性征缺乏，总睾丸体积较小（< 2ml），无精子症，1 例以"不育"为主诉就诊，另外 1 例以"睾丸发育不良"求治，并在成年婚后也有生育诉求。

① IHH 患者的基本诉求

对于那些暂时没有生育诉求的 IHH 患者，IHH 的治疗以维持男性第二性征的正常发育，并为后续的治疗生育问题奠定基础，文献报道均以雄激素替代治疗来维持男性第二性征，以促性腺激素治疗解决生育问题。本节报告的这 2 例患者，1 例因就诊时未婚，暂时无生育要求，以雄激素替代治疗来维持男性第二性征，治疗期间尽管患者的睾丸体积无明显改变，但出现显著的男性第二性征，主要包括晨间勃起和遗精，体毛增多，体力明显改善，为其处对象和结婚奠定了基础。待患者结婚准备生育时，应用促性腺激素也获得了理想的生育结局，表明在暂时没有生育诉求时的睾酮替代治疗并不会影响后续促进生育药物治疗，这个观点早已经印证。

② IHH 患者的生育治疗结局

对于本节报道的这两例患者，在其有生育诉求后，我们均采用了促性腺激素的强化治疗，hCG 2000 U，2 次 / 周，肌内注射；hMG 75 U，2 次 / 周，肌内注射，治疗期间 hCG 剂量逐渐增加至 5000 U，2 次 / 周，肌内注射。第一例患者经 hCG 和 hMG 联合治疗 1 年，产生精子，1 年半时配偶自然妊娠。第二例患者在应用促性腺激素治疗 1 年半时出现精子，2 年时自然怀孕。综合文献报道，绝大多数 IHH 患者接受促性腺激素治疗的预后良好，患者的睾丸可以逐渐增大，并可以恢复产生精子的能力，不同的研究结果略有差异，有 70% ～ 95% 的患者可产生精子，产生精子的时间为 6 ～ 10 个月，刚好与本节报道的这两例情况相符合。

综合文献分析，IHH 患者经过系统治疗后是有可能达到生育目的，甚至可以达到自然妊娠的目的；即使精子浓度不能达到学术团体认定的正常值水平，仍有可能使配偶自然妊娠率达到约 44%。本节报道的第一例患者的配偶怀孕时，精液内仅可见 1 ～ 3 个活精子 /HPF。

本节报道的这两例诊疗过程和结局具有一定的典型代表意义，其特点是：初次就诊时的睾丸体积小，总体积＜ 2 ml，促性腺激素（LH、FSH）水平低，睾酮水平低，经过 hCG 和 hMG 联合治疗，均获得了理想的自然生育结局。其中第一例患者的睾丸体积分别为 5 ml 和 7 ml，虽然精子数量少（1 ～ 3 个活精子 /HPF），但仍可使配偶自然妊娠。第二例患者睾丸逐渐增大至

12 ml, 在治疗 18 个月时出现精子, 即产生了足够数量的精子并使配偶自然妊娠。与检索文献获得的结果类似, 即 IHH 患者的睾丸体积不一定完全恢复到健康男性的平均发育水平, 甚至精子数量远远低于正常水平, 仍然有可能使配偶自然妊娠。

③ IHH 患者的预后

结合本节报道的这两例 IHH 患者的诊治情况, 通过检索文献, 提示 IHH 是可以有效治疗且治疗效果良好的疾病, 治疗结局满意, 通过治疗, 可以有效维持男性第二性征, 使睾丸容积增加, 产生精子, 亦有使配偶自然妊娠的可能, 以达到生育后代的目的。

参考文献

1.Gokce G, Hurmeric V, Mumcuoglu T, et al.Effects of androgen replacement therapy on cornea and tear function in men with idiopathic hypogonadotropic hypogonadism.Postgrad Med, 2015, 127 (4): 376-380.

2.Kobori Y, Suzuki K, Iwahata T, et al.Hormonal therapy (hCG and r-hFSH) for infertile men with adult-onset idiopathic hypogonadotropic hypogonadism.Syst Biol Reprod Med, 2015, 61 (2): 110-112.

3.McBride JA, Carson CC, Coward RM. Diagnosis and management of testosterone deficiency.Asian J Androl, 2015, 17 (2): 177-186.

4.Nieschlag E.Current topics in testosterone replacement of hypogonadal men.Best

Pract Res Clin Endocrinol Metab，2015，29（1）：77-90.

5.Pitteloud N，Dwyer A. Hormonal conrtol of spermatogenesis in men：therapeutic aspects in hypogpnadotropic hypogonadism.Ann Endocrinol（Paris），2014，75（2）：98-100.

6.Ramasamy R，Armstrong JM，Lipshultz L I.Preserving fertility in the hypogonadal patient：an update.Asian J Androl，2015，17（2）：197-200.

7.Surampudi P，Swerdloff RS，Wang C.An update on male hypogonadism therapy. Expert Opin Pharmacother，2014，15（9）：1247-1264.

8. 李宏军，黄宇烽 . 实用男科学 .2 版 . 北京：科学出版社，2015.

9. 李宏军 . 加强对男性不育的认识及诊治规范化 . 中华泌尿外科杂志，2013，34（6）：406-409.

10. 孙启虹，窦京涛 . 男性低促性腺激素性性腺功能减退的临床诊断及药物治疗 . 药品评价，2013，（7）：21-28.

11. 王海、李宏军 . 特发性低促性腺激素性性腺功能减退症的药物治疗 . 生殖医学杂志，2016，25（11）：1035-1039.

12. 王海，杨彬，李宏军 . 男性特发性低促性腺激素性性腺功能减退症 2 例报告暨文献复习 . 中国性科学，2017，26（3）：5-7.

13. 徐洪丽，伍学焱 . 男性低促性腺激素性性腺功能减退症替代治疗 . 中国实用内科杂志，2013，33（7）：513-515.

14. 赵芳雅，陈海冰 . 男性低促性腺激素性性腺功能减退症的诊治 . 中华内分泌代谢杂志，2013，29（11）：998-1001.

"指南"解读与挑战权威理念

　　医学的进步使我们对疾病的认识不断深化，但理论不统一、技术不规范也变得越来越普遍，在给医师提供了更多诊治方法和技术的选择空间的同时，也经常会让他们在选择时感觉到困惑与茫然。随着医学模式从经验医学向循证医学的转变，医学界非常看重运用循证医学的理论来指导临床实践，医学各个专业都风起云涌地组织专家和学者开展各种常见疾病诊治指南的编写和推广工作。比较权威的临床指南网站（www.guideline.gov）收录了数千个临床指南，并有逐渐增加的趋势。此举在医学界和医师中引起了强烈的反响，广播、电视、报纸、杂志、网站等新闻媒体纷纷进行报道和评论，甚至连患者、律师、法官等相关人员也倍加关注。

　　实践是检验真理的唯一标准，权威理念也要忠实于临床实践，即使是权威指南也不能例外！在男科疾病的诊疗中，有些疾病的诊断和治疗方向是比较明确的，但是绝大多数的疾病都是难以解释得很清楚，甚至于完全说不清楚。尽管如此，遭受疾病痛苦的患者仍然希望他们眼中的救星（医师）能够帮助其彻底解决痛苦，从疾病的折磨中尽快走出来。此时的医师是无奈的，也是茫然的，面对许多现有的检查和测试结果，该如何给患者确定疾病的性质和治疗的方向，实在是难以抉择，而且是一件非常痛苦的事情。一些初出茅庐的医师，最初的心智和底气都是很足的，可最后逐渐地就被磨掉了棱角，甚至完全丧失斗志，采取随波逐流的态度，人云亦云，没有了自己的独立思考，对权威观点和国外观点的理念完全接受，不加思考，完全丧失了自我。实际上，权威观点和西方理念也不完全是正确的，检验真理的唯一标准一定是临床实践。只要你坚信自己的观点是正确的，是来自于临床实践（错误的实践除外），就应该加以坚持，并尽量让自己的观点发布出去，赢得别人的认同和尊敬，并且注定会在这种迎接挑战中成长、成熟，并达到人生至尊的境界。

26. 解读我国首个《早泄诊断治疗指南》

大家通常会对权威专家给出的指南奉若神明，但是任何指南都不是完全无可挑剔的，也存在时效性，也要忠实于临床实践，不应该盲从。一切理念均应该在哲学理念的指导之下，任何指南都不能置身事外。早泄是严重危害成年男性健康及其家庭性和谐的常见病和多发病，也是男科门诊患者求治的主要疾病之一，对其治疗存在着认识不统一、方法不规范，许多治疗方法广泛应用却无法保证其疗效，甚至有扩大化倾向。《早泄诊断治疗指南》是中国性医学专业委员会最早制定的疾病指南，一经发布就引起了广泛关注，对其进行解读和评头品足也在情理之中，而且也是十分必要的。

（1）制定《早泄诊断治疗指南》的必要性

与众多的临床指南相比，《早泄诊断治疗指南》（以下简称《指南》）具有特别的意义。早泄发生率高，严重地影响了患者及其配偶的性生活质量，给他们的精神与肉体造成了极大伤害，多数患者没有得到合理、有效的治疗。早泄也困扰了大批临床医师，在医治疾病过程中感到很棘手，经历过挫折和失望，缺乏准确诊断的能力，并最终导致不能合理治疗。此外，误诊误治与过度医疗所造成的高额医疗费用及医疗资源浪费，使其成为患者和公共卫生事业的巨大负担。但由于目前对其发病机制及病理生理改变的认识还比较有限，且对某些问题的认识存在明显分歧，也没有明确的标准可以遵循，许多传统的诊断与治疗方法都应该或已经被赋予了新的含义，而新的技术方法不断涌现。

（2）《早泄诊断治疗指南》的现实意义

《指南》应该是在现有资料和证据的全面客观分析后，对早泄临床问题最佳医疗实践的总结，理应成为医师临床实践的重要指导，在选择科学合理的诊断技术、切实有效的治疗方法及制定疗效标准等方面起到指导作用，在推进我国早泄的标准化、规范化诊治进程中的意义重大。

《指南》是对患者和医师权益的保障，使得医疗行为有据可依，也使得庸医和以赢利为目的的医疗机构没有了市场。近年来，通过强化的虚假广告宣传，一些所谓的专家和专科医院，可以把这种很普通的疾病渲染成洪水猛兽，而且这种现象愈演愈烈，早泄就是典型例证。过度渲染早泄及其危害，所为无非一个"利"字。因此，规范早泄的诊治非常必要。

（3）《早泄诊断治疗指南》的制定过程

《指南》是在中国性医学专业委员会的组织和授权下，先期由张志超和笔者起草初稿，参阅了大量国内外的相关文献，全面分析与评价当前研究证据和专家共识。随后经过多次北京部分专家逐字逐句修改而基本确定。最后，融合了国内在早泄研究领域享有盛名的部分专家审阅意见，就形成了今天展示在大家面前的这个《指南》。

在《指南》的制定过程中，我们借鉴了国内外相关早泄指南的内容，并将国际公认的指南制定原则、方法与中国国情紧密结合，是一次大胆的尝试和探索。从本指南制定的流程看，是比较透明和公开的，是集体智慧的结晶，具有广泛的代表性和接受性。虽然还达不到尽善尽美，但已尽量做到当前的相对最好，将偏倚降至最低限度。对某些缺乏研究证据并难以达到共识的问题，未作强制界定，而仅给出模糊表述，以便医师在《指南》原则指导下，根据经验给出个体化处理。

（4）《早泄诊断治疗指南》主要内容与特点

《指南》在流行病学、诊断与治疗共计 3 个方面进行了简要介绍，推荐了早泄的诊断治疗流程，对主要临床问题给出推荐意见，并标注了推荐强度和证据等级。《指南》的开篇即以"主诉还是综合征？"将争议和困惑展示给读者，是否将早泄看成是一种症状还是疾病，一直存在争议。《指南》中对早泄的定义描述仍然不十分明确，这也是现阶段人们对该疾病认识局限的充分体现。在疾病的分类上却较明确，是引自目前国际公认的分类方法，即原发性早泄、继发性早泄、自然变异早泄和早泄样射精功能障碍。

多数流行病学研究结果显示，早泄的患病率为 20%～30%。早泄的诊断和分类应依据病史和性生活史确定。应对 IELT、自我控制感、苦闷、人际交往困难和射精功能障碍进行多维评价。临床工作中应用自我估算 IELT 较为适当，而临床试验中则有必要采用秒表测定 IELT 法。体格检查是 PE 最初评价所必需的，以便鉴定与早泄或其他性功能障碍，尤其是与 ED 有关的基础疾病。实验室检查或神经生理检查应在病史或体格检查特定结果指导下完成指定检查，一般不推荐常规进行。早泄患者的治疗应该首先纠正包括 ED 在内的其他性功能障碍或生殖泌尿系统疾病。行为技术疗法有益于早泄治疗，然而这些疗法具有时间密集性，且需要得到伴侣的支持，故而难以实施。药物疗法是原发性 PE 治疗的基础。每日应用 SSRIs 是早泄治疗的有效药物，多数

SSRIs的药代动力学类型使其无法进行按需给药，而达帕西汀（商品名：必利劲）是短效SSRIs，现已被许多国家批准用于早泄的按需治疗，我们国家也已经正式批准（而且是到目前为止唯一获得批准治疗早泄的处方药物）应用于临床治疗早泄患者并在医院使用，药店也可以购买。局部麻醉药可作为SSRIs治疗的有效替代方案。行为疗法可增加药物疗效，加强复发预防。

（5）科学看待《早泄诊断治疗指南》

面对《指南》，部分医师奉若神明，严格按照它的规定来进行临床诊治工作的决策；部分医师则我行我素，完全无视它的存在；一些患者和律师则在逐字逐句地研读它，试图为其遭遇的医疗行为寻找差错或为当事人辩护寻求依据。这些极端态度都不可取。《指南》毕竟是较为强化地体现了多数专家的"共识"，所以在医疗行为中尽可能按照《指南》的意见去做显然是明智的，至少可以获得在当前比较理想的疗效，也可以在最大限度内规避医疗风险，是对患者和医师权益的最大保障。但《指南》与教科书是明显不同的，它只能给出疾病诊治的大体轮廓，而并不是精细和完整的系统。因此，希望根据《指南》来解决全部临床（疾病的复杂性及个体差异）问题是不切实际的幻想，也是《指南》所无法承担的责任。毕竟疾病有其自身的阶段性发展规律，不同的早泄患者存在显著的异质性，没有任何一个人是按照教科书中描述的那样来患病与康复，而医师对疾病的认识程度和治疗体验千差万别，医疗行为很难用"对与错"来简单概括。所以，《指南》

的推荐意见也并非金科玉律，医师在具体疾病的诊治过程中不应该忽视个人经验的重要性，同时还要做到个体化的诊治原则。虽然说在制定各种疾病专业诊治指南时，主办者都宣称是严格遵照循证医学的基本原则进行的，但早泄的循证医学证据却并不充分，甚至在某些环节上是完全空白的，使《指南》应该具有的效力打了折扣，并使其作为司法证据遭遇质疑，将《指南》看作是衡量医师的医疗行为正确与否及是否构成医疗过失的"金标准"显然有欠妥当。

任何指南的制定都难免存在各种不确定因素，并使指南的权威性受到挑战。如起草专家的学术地位与资格审核，相关文献的检索、收录及级别评定是否严格按照国际惯例进行，内容的组织安排是否合理（它不应该只是学术专著的简单压缩或"摘要"），都将决定指南的公正性与权威性。此外，国外在制定指南过程中存在的伦理学和方法学问题也值得引以为戒，如来自制药公司和某些机构的赞助行为、有利益冲突的主动声明已经成为共识和惯例，这将有助于读者自行判断指南或推荐意见的公正性和权威性。这些问题在国内制定指南过程中同样存在，尤其是早期制定的指南问题更多，但诸多问题却很少被制定者重视，更加很少给予说明和讨论。

（6）愿《早泄诊断治疗指南》一路走好

《指南》是规范早泄临床实践和提高医疗质量的指导性意见，希望得到广大专业人员的理解和认可，并逐渐深入人心和广泛接受。若临床医师能够全面知晓、准确执行《指南》的推荐意见，必将为我国社会、家庭和患者带来难以估量的益处。如何促进《指南》的推广与实施，别让它闲置，实现《指南》制定者的原始意图，将是《指南》面对的最大问题。

由于对许多疾病的诊治始终存在着不同的认识和经验，随着社会的进步和科学技术水平的提高，学者们对疾病的认识也必将不断发展和深入，许多传统的东西将不断更新，新理论、新技术方法和新的诊疗手段将不断出现和被接受。因此，新证据层出不穷，任何指南都不是固定不变的，都只是瞬间体现的相对正确的真理，尤其是早期制定的指南，它们都应该与时俱进，并具有简便、明确、实用等特点，使其在使用过程中不断总结、修改和完善，才能具有生命力，并真正起到指导临床实践的作用。所以，欢迎涉及有助于改进和完善《指南》的建设性意见、专业术语规范化、完善理论认识、与国际指南接轨和结合国情等问题加入共同讨论。

最后，祝愿《指南》日臻完善，造福社会。

参考文献

1.Bao B，Shang J，Wang J，et al.Efficacy and safety of behavioral therapy for premature ejaculation：Protocol for a systematic review.Medicine（Baltimore），2019，98（3）：e14056.

2.Gray M, Zillioux J, Khourdaji I, et al.Contemporary management of ejaculatory dysfunction.Transl Androl Urol, 2018, 7 (4): 686-702.

3.Jian Z, Wei X, Ye D, et al.Pharmacotherapy of premature ejaculation: a systematic review and network meta-analysis.Int Urol Nephrol, 2018, 50 (11): 1939-1948.

4.Li J, Liu D, Wu J, et al.Dapoxetine for the treatment of premature ejaculation: a meta-analysis of randomized controlled trials with trial sequential analysis. Ann Saudi Med, 2018, 38 (5): 366-375.

5.Porst H, Burri A. Novel Treatment for Premature Ejaculation in the Light of Currently Used Therapies: A Review.Sex Med Rev, 2019, 7 (1): 129-140.

6. 黄宇烽, 李宏军.解读我国首个《早泄诊断治疗指南》.中华男科学杂志, 2011, 17 (11): 963-965.

7. 李宏军, 张志超, 姜辉.早泄: 从病因到诊断和治疗.北京: 北京大学医学出版社, 2014.

8. 李宏军.盐酸舍曲林在男科疾病中的应用.中国男科学杂志, 2013 (7): 66-69.

9. 张建中, 李宏军.早泄治疗的新进展.中华男科学杂志, 2018, 24 (10): 933-936.

10. 中国性学会性医学专业委员会男科学组.早泄诊断治疗指南.中华男科学杂志, 2011, 17 (11): 1043-1049.

27. 男性不育症的治疗药物：用不用雄激素？

在阅读 2013 年 EAU 男性不育症指南时，觉得让人比较难以理解和接受。根据指南的意见，"雄激素补充治疗被严格禁止用于男性不育症的治疗，循证医学证据等级为 A。"对于这个结论，虽然在指南中也给出参考文献，但在仔细阅读文献出处之后，并未发现其所述客观事实能够作为 A 级推荐级别（最高级别）的证据，并且指南中给出推荐级别的注解为"根据专家共识而做出的更新"，也令笔者感到有些不解。在与一些国内外同行商讨和分析后，决定表达一下个人观点。

在以往对不育的药物研究报道中，由于雌激素受体调节剂他莫昔芬联合十一酸睾酮对于特发性少精子症的男性不育症患者具有较好的疗效，因此曾一度被推荐为男性不育症经验性治疗的一线选择，也是 EAU 前一个指南所推荐的药物治疗男性不育症的唯一选择。以上两个指南对于雄激素用于男性不育症的意见，似乎与以往研究结果和证据有巨大出入。除此以外，2012 年 EAU 的男性不育指南中，关于特发性不育的治疗部分曾有以下语句："抗雌激素联合睾酮治疗可能对一部分患者有效"，并附有相应的参考文献，而这个观点在 2013 年男性不育症指南中的相应部分却未能有所体现，连同参考文献都被删掉了。基于"抗雌激素联合睾酮治疗可能对一部分患者有效"这样的循证事实存在，笔者难以理解"指南"编写组给出如此重大调整的原因。

基于以下理由，笔者认为"雄激素补充治疗被严格禁止用于男性不育症的治疗"这个结论欠妥。

（1）首选药物治疗符合医学基本原则

自从 1992 年发明卵细胞的胞质内 ICSI 治疗男性不育症以来，难治性男性不育症的治疗取得了突破性进展，但对每一位男性不育症个体选择治疗时，药物作为传统方法还将是重要的治疗手段之一经常被采用，这种传统的治疗方法应受到重视。因此，首先选择药物治疗，包括使用雄激素，是符合医学原则的，简单、无创、微创，由简单到复杂的治疗原则，也是医学模式的基本要求。大部分男性不育症患者无明确病因，属于特发性不育，多采用经验治疗，这也符合医学的基本原则。绝大多数男性不育症患者都很难找到明确的病因，因此传统的经验性药物治疗也应该成为多数医师的选择，这也符合医学基本原则。

男性不育症的经验治疗始于 20 世纪 80 年代后期，目的是通过药物作用于下丘脑－垂体－性腺轴，强化刺激睾丸功能，使睾丸间质细胞和支持细胞发挥最大潜能，并刺激其附属腺体的分泌功能。希望当性腺功能增强时，精子产生和质量都能得到改善，从而增加怀孕机会。努力改善特发性男性不育症患者精子参数和增加怀孕机会的各种理论及经验治疗方法被广为采用，也都取得了某种程度的成功，或者有成功报道。虽然尚缺乏翔实的临床实践和数据，但几乎所有的男性不育症患者都愿意接受这种非特异性的治疗。因此，传统的经验治疗应该作为医师的一线选择。尽管这些药物的疗效和安全性尚有待临床研究和资料验证，但我仍然认为，至少这些药物被证实有效的机会不应该被剥夺。

（2）雄激素水平低下是生精的不利因素

睾酮在男性生殖系统发育与成熟过程中起着重要作用，尤其在生精过程中雄激素不可或缺。精子的生成需要间质细胞产生并维持睾丸内高浓度的睾酮水平，睾酮主要作用于睾丸生精上皮促使精子产生，睾酮水平低下可能造成精子生成障碍。人睾丸静脉中睾酮浓度达到 500 ～ 1200 ng/ml，是周围静脉血清睾酮浓度的 250 倍，这表明生精细胞的发育和成熟需要大大高于血清浓度的睾酮。大鼠垂体切除后，睾丸体积明显缩小，精子发生停滞在初级精母细胞阶段，而给予睾酮制剂可重新诱发精子发生。大鼠试验表明，如睾丸内睾酮浓度降低，精子不能变长，且易于从支持细胞上脱落下来而被支持细胞吞噬。有学者认为，睾酮对 FSH 有协同作用，其机制可能是防止支持细胞凋亡。此外，睾酮还有促进精子细胞后期分化作用。

近年来，睾酮水平低下及其对男性各方面功能和生活质量的影响逐渐被认识，有研究显示，在年龄大于 45 岁的健康男性人群中，按照总睾酮水平小于 300 ng/dl 为标准，性腺功能减退患者比例约为 38.7%。另有数据显示，睾酮水平低下可见于 20% ～ 30% 的不育男性患者中。不育男性中存在一定比例的雄激素缺乏，并因此可能对生精有不利影响，如果因为其被诊断为男性不育症而成为使用雄激素的禁忌证，显然是没有道理的。临床所见的各种睾酮缺乏的患者，如先天性睾酮合成酶缺陷、间质细胞发育不良、雄激素受体（AR）突变所致的雄激素不敏感综合征、Kallmann 综合征及其他先天或后天低促性腺激素均可导致生精障碍，甚至表现为无精子症。我们会因为这些患者出现无精子症、被诊断为男性不育症而拒绝使用睾酮吗？同样没有道理。

（3）药物剂量决定雄激素的负反馈程度

"不建议雄激素用于治疗男性特发性不育"的学者们，主要的顾虑是担心雄激素会负反馈抑制下丘脑－垂体－性腺轴，导致血清促性腺激素和睾丸内的睾酮减少，进而影响精子生成，这个顾虑源自激素避孕的单向思维。权威研究发现，欲实现负反馈抑制生精作用，需要超过正常生理需求的较大药物剂量，而且疗程要相对较长。

为探索使用雄激素可以抑制基础的促性腺激素释放激素刺激垂体促性腺激素分泌及基础的和人类绒毛膜促性腺激素刺激的睾丸间质细胞功能，Adamopoulos 等用短期的（10 天）或长期的（3 个月）十一酸睾酮（40 mg，3 次 / 日）治疗特发性少弱畸形精子症，结果证明，包括雄激素的各种类型治疗，这个药物剂量或者联用他莫昔芬，都没有对中枢或者外周的分泌活性产生抑制作用。有研究表明，起始剂量 1000mg 十一酸睾酮，以后每月一次 500 mg 十一酸睾酮注射，连续使用 6 个月，才能达到临床安全方便并且可逆的抑制精子生成的效果。有数据显示，小剂量十一酸睾酮（40 mg，3 次 / 日）联合他莫昔芬治疗男性特发性不育并不会降低精子质量，反倒会比单用他莫昔芬更能提高配偶妊娠率。目前，临床上治疗男性不育症主要使用小剂量雄激素，即每日 40mg 或者 80 mg 的十一酸睾酮。尽管目前缺乏好的对照研究，但小剂量补充雄激素的联合药物治疗在药物治疗特发性男性不育症中具有重要作用，完全没有必要过于担心雄激素负反馈影响生精。

（4）雄激素可能成为药物联合治疗的重要选择之一

循证医学就是最好的对专业知识的研究证据与患者偏好及价值的整合，临床判断通常需要决定将现有的研究证据用于每一个患者。由于男性不育症具有多病因、多因素及显著的个体差异，对其治疗存在很多不确定性及未知领域。所以，药物联合治疗男性不育症成为多数学者的共识，联合治疗可能让患者获益。笔者在临床工作中也从未单独使用过任何药物进行男性不育症的治疗。

尽管促性腺激素治疗能在一定程度上改善生殖能力，但也需要大量研究来进一步证实。用他莫昔芬治疗特发性男性不育症已经在一些研究中被评估，但其效果还不足以得到普遍接受。尽管一些研究证实他莫昔芬治疗男性不育症可以增加精子数量，但对于精子活力和形态的作用未被观察到。这种现象可能是由于他莫昔芬对主要负责精子成熟和活力的附睾和附属腺体没有作用。因雄激素缺乏引起的精子参数异常不能完全被他莫昔芬的作用抵消。因此，小剂量的雄激素补充不会影响中枢和外周的激素分泌，而且可以独立于睾丸间质细胞之外，刺激附睾功能，从而改

善精子质量。此外，十一酸睾酮（40 mg，3 次 / 日）可以显著
提高血清 DHT 而不引起促性腺激素改变。因此推测，联合使用
十一酸睾酮和他莫昔芬对改善精子参数是有益的。另外，Hsieh
等证实十一酸睾酮联合小剂量的人类绒毛膜促性腺激素，可以维
持睾丸内睾酮浓度，从而可以支持睾酮补充治疗患者的持续性精
子生成。因此，联合使用他莫昔芬和适当剂量的雄激素，或联合
使用小剂量的人类绒毛膜促性腺激素和适当剂量的雄激素的原
理，在于可以强化刺激垂体促性腺激素和睾丸间质 / 支持细胞分
泌的同时，强化刺激附属腺分泌和附睾功能。

尽管随机对照研究评价其他形式的药物治疗和联合治疗研
究尚处在初级阶段，但循证医学的初步结论：联合使用抗雌激素
药、抗氧化剂及雄激素大有前景。联合药物治疗研究发现：随机
对照研究、足够疗程、较大的样本量、设计完好的研究很可能从
下列药物中获得疗效：抗雌激素药、左卡尼汀、抗氧化剂及联合
治疗。尽管单药治疗男性不育症不被推荐，但包括雄激素在内的
联合治疗大有前景，应予以完善设计良好的临床试验来加以证实。

（5）雄激素通过多种途径改善生育能力

在男性不育症治疗的方法中，最全面的方法就是对生精器官
和精子成熟的系列区域，如睾丸和附属腺，进行强化刺激。

由于雄激素受体不仅在睾丸、前列腺等生殖相关器官存在，
还广泛存在于身体其他各个组织器官，如皮肤、骨骼、脂肪、大
脑等。因此，雄激素补充治疗不仅仅对于男性生殖器官发育和性

功能相关症状有改善作用，还可以维持睾丸内睾酮水平相对稳定（减少组织器官对内源性睾酮的需求释放减少），同时还具有广泛的多器官效应。另有研究表明，雄激素补充治疗不仅改善雄激素缺乏相关症状，同时也对患者精神状态和生活质量有综合提高。对于性欲、勃起、附睾及前列腺分泌功能、附睾功能、脂代谢、肌肉张力、精神状态和生活质量等的影响，都是成功妊娠的正向能量。基于这一点，我们不能忽视雄激素改善生育能力的多效潜能，将其理解为单纯作用于睾丸内的精子发生过程则有失偏颇。

（6）男性不育症的药物治疗研究需要引导和加强

抗雌激素药物克罗米芬通过提高内源性 FSH、LH 及睾酮水平，进而启动和维持精子生成。他莫昔芬联合十一酸睾酮治疗特发性少精症，可有效改善精子参数并可以相互增强单用的疗效。除了抗雌激素类药物他莫昔芬和克罗米芬外，现有的其他治疗男性不育症药物都没有得到认同和推荐。由于无法确认男性不育症的准确病因（尤其是特发性的精子参数异常），至今没有理想的治疗方法。此外，一个理想的治疗方法不应该等全面的病因因素明确后才成为现实。在这种几乎没有可以选择的有效药物现状下，我们如何来面对那些不育患者，都将他们推向 ART 吗？显然不现实。ART 高额的费用及潜在的风险，使得药物治疗男性不育症以获得自然生殖能力成为临床首选，并成为手术治疗及 ART 的基础治疗方法。

尽管在 2013 年欧洲泌尿外科协会制定的《男性不育诊疗指南》

中明确表示，对于特发性男性不育症没有推荐任何药物治疗，但在当代的医学实践中，针对男性不育症的经验性药物治疗广泛存在。在美国泌尿医师协会进行的一项关于男性特发性不育经验性药物治疗研究中发现，当患者有生育要求的情况下，在接受调查的泌尿外科医师中约有 25% 会使用雄激素治疗男性不育症。联合使用雄激素和其他药物治疗男性不育症已经成为各个国家生殖中心和专科医师的常用治疗方式，尤其是由于社会、宗教或经济方面原因而不能接受 ART 技术的地域。总的来说，约 60.5% 的医师会给予患者经验性药物治疗 3 ～ 6 个月，而在那些接受过专业培训的医师中约有 70% 会使用经验性药物治疗男性不育症。也就是说，在接受调查的美国泌尿医师当中，约有 2/3 会使用经验性药物治疗。而根据我们的了解，虽没有统计数据，这种情况在中国更加普遍。我们不能忽视这种现象存在的客观性及合理性，我们不应该回避现实，重要的是应该如何规范和引导其向着更加科学、合理和有效的方向发展。

（7）应该鼓励和强化（而不是阻碍）对药物治疗不育的探索

尽管 ART 取得了巨大治疗成功，但是绝大多数不育患者更愿意通过自己的努力实现自然生育后代的愿望，而不是在实验室里。首选药物治疗不违背医学原则，即由简入繁循序渐进选择治疗方法。到目前为止男性不育症的药物治疗虽然还没有太完善的成功经验，但缺少循证医学证据不等于没有证据，更加不能等同于可以不进行探索，我们应该鼓励医师进行更深入的研究和经验积累。今天的经验医学探索和努力，必将成为明天的循证医学证据。2013 年欧洲泌尿外科学会指定的"指南"意见似乎已经成为这种有益探索的障碍。快速发展的"对症"医学（ART 技术）是一把双刃剑，已经在一定程度上阻碍了针对男性不育症的常规治疗探索，所以我们更加不希望看到男科学界自己也在限制对学术问题的探索。

总之，在男性不育症的治疗中，是否能使用雄激素一直吸引着临床医师和专科医师的关注，并且引起广泛反应，从完全接受到持谨慎或批判的态度。男性不育症的经验性药物治疗将会一直处在经验治疗阶段，直到被足够的循证医学证据证明。因此，应该关注药物治疗男性不育症的研究，相关探索应得到鼓励和加强。除 ART 以外，对于男性不育症治疗的任何尝试和努力都不应该受到限制，这些均是经验性治疗的一种。

指南是规范医师临床行为的最高标准，理应表达出专业团队的共识，鼓励探索和百家争鸣，并引导学科向前发展。学术团体在制定相关诊疗指南时，是应该非常慎重和严谨的。基于以上论述，笔者认为，在指南中断言某种药物绝对不能如何，应该是具有充分证据的，尤其是这种断言可能阻碍了对该药物的后续联合治疗研究，而男性不育症是一个复杂的多病因、多因素疾病，联合治疗已经成为专家共识。因此，希望将这个问题展示出来，并与相关专家广泛商榷。基于现状，能否考虑明确以下信息：男性不育症中包括雄激素在内的经验性药物治疗需要更多研究，尤其是药物的联合应用,以便为学者开启药物治疗男性不育症的探索之门。

我们对"指南"的密切关注,并期望展示有关男性不育症治疗的争议,目的是希望引起关注和进一步讨论与完善,使其能够代表更多专家的共识,维护其公正性与权威性,更好地指导临床实践,并在实践中不断完善,逐渐深入人心和被广泛接受。此外,任何指南的制定都难免存在各种不确定因素,医学的进步使得人们对疾病的认识也必将不断发展和深入,并使指南的权威性不断受到挑战,任何指南都不是固定不变的,都只是瞬间体现相对正确的真理。学术争议是对科学家的最大尊重,因为这表明大家对其学术观点给予了深入的思考和关注,也是对科学的尊重。最后,我诚挚地希望指南能够与时俱进,并真正起到指导临床实践的作用。

参考文献

1.Hsieh TC,Pastuszak AW,Hwang K,et al.Concomitant intramuscular human chorionic gonadotropin preserves spermatogenesis in men undergoing testosterone replacement therapy.J Urol,2013,189(2):647-650.

2.Jan Z,Pfeifer M,Zorn B.Reversible testosterone-induced azoospermia in a 45-year-old man attending an infertility outpatient clinic.Andrologia,2012,44 Suppl 1:823-825.

3.Jungwirth A，Giwercman A，Tournaye H，et al.European Association of Urology guidelines on Male Infertility：the 2012 update.Eur Urol，2012，62（2）：324-332.

4.Ko EY，Siddiqi K，Brannigan RE，et al.Empirical medical therapy for idiopathic male infertility：a survey of the American Urological Association.J Urol，2012，187（3）：973-978.

5.Koukkou E，Billa E，Kapolla N，et al.An empiric treatment for idiopathic oligozoospermia revisited：a 20-year investigative saga.Andrologia，2012，44（5）：337-342.

6.Li HJ. More attention should be paid to the treatment of male infertility with drugs-testosterone：to use it or not?Asian J Androl，2014，16（2）：270-273.

7. 白刚，李宏军 . 睾酮补充治疗的多器官系统效应及时效性 . 中华男科学杂志，2013，19（8）：748-752.

8. 白刚，李宏军 . 雄激素在男性不育症治疗中的应用现状 . 生殖医学杂志，2012，21（2）：194-197.

9. 李宏军 . 应关注男性不育的药物治疗：睾酮，用还是不用 . 中国性科学，2014（8）：106-110.

出版者后记
Postscript

　　科学技术文献出版社自1973年成立即开始出版医学图书，40余年来，医学图书的内容和出版形式都发生了很大变化，这些无一不与医学的发展和进步相关。《中国医学临床百家》从2016年策划至今，感谢600余位权威专家对每本书、每个细节的精雕细琢，现已出版作品近百种。2018年，丛书全面展开学科总主编制，由各个学科权威专家指导本学科相关出版工作，我们以饱满的热情迎来了《中国医学临床百家》丛书各个分卷的诞生，也期待着《中国医学临床百家》丛书的出版工作更加科学与规范。

　　近几年，中国的临床医学有了很大的发展，在国际医学领域也开始崭露头角。以北京天坛医院牵头的CHANCE研究成果改写美国脑血管病二级预防指南为标志，中国一批临床专家的科研成果正在走向世界。但是，这些权威临床专家的科研成果多数首先发表在国外期刊上，之后才在国内期刊、会议中展现。如果出版专著，又为多人合著，专家个人的观点和成果精华被稀释。为改变这种零落的展现方式，作为科技部所属的唯一一家出版机构，我们有责任为中国的临床医生提供一个系统展示临床研究成果的舞台。为此，我们策划出版了这套高端医学专著——《中国医学临床百家》丛书。

"百家"既指临床各学科的权威专家，也取百家争鸣之义。

丛书中每一本书阐述一种疾病的最新研究成果及专家观点，按年度持续出版，强调医学知识的权威性和时效性，以期细致、连续、全面展示我国临床医学的发展历程。与其他医学专著相比，本丛书具有出版周期短、持续性强、主题突出、内容精练、阅读体验佳等特点。在图书出版的同时，同步通过万方数据库等互联网平台进入全国的医院，让各级临床医师和医学科研人员通过数据库检索到专家观点，并能迅速在临床实践中得以应用。

在与作者沟通过程中，他们对丛书出版的高度认可给了我们坚定的信心。北京协和医院邱贵兴院士说"这个项目是出版界的创新……项目持续开展下去，对促进中国临床学科的发展能起到很大作用"。中国人民解放军第二军医大学孙颖浩校长表示"我鼓励我国的泌尿外科医生把自己的创新成果和宝贵的经验传播给国内同行，我期待本丛书的出版"；北京大学第一医院霍勇教授认为"百家丛书很有意义"。我们感谢这么多临床专家积极参与本丛书的写作，他们在深夜里的奋笔，感动着我们，鼓舞着我们，这是对本丛书的巨大支持，也是对我们出版工作的肯定，我们由衷地感谢作者的支持与付出！

在传统媒体与新兴媒体相融合的今天，打造好这套在互联网时代出版与传播的高端医学专著，为临床科研成果的快速转化服务，为中国临床医学的创新及临床医师诊疗水平的提升服务，我们一直在努力！

科学技术文献出版社

附：作者的教育与专业创作经历

　　岁月如歌，记载了太多的人间欢乐与沧桑；岁月无情，也埋葬了太多值得回味的过往。为了忘却的记忆，即为了缅怀那些峥嵘岁月和璀璨的人生经历，铭记那些难忘的培养、教育过我的老师，特别撰写此后记。事实上，有太多的老师以多种方式指导和教育了我，遗憾的是已经很难将他(她)们的名字一一记得了，他(她)们当中的一些人甚至早已经离开了这个世界，这里仅记载我的班主任老师和我可以记得名字的部分老师，也许再过若干年，连这些记忆也难以留住了。

一、教育经历

1. 小学

（1）一年级（1971 年 9 月，辽宁省开原县民主小学）：戴淑琴老师

（2）二年级（1972 年 9 月，辽宁省开原县民主小学）：梁老师

（3）三年级（1973 年 9 月，辽宁省开原县民主小学）：周淑岩老师

（4）四年级（1974 年 9 月，辽宁省开原县民主小学）：苏玉梅老师

（5）五年级（1975 年 9 月，辽宁省开原县民主小学）：马秀云老师

2. 初中

（1）初一（1976 年 9 月，辽宁省开原县第三中学）：刘淑宇老师

（2）初二（1977 年 9 月，辽宁省开原县第三中学）：侯丙金老师

（3）初三（1978 年 9 月，辽宁省开原县第三中学）：唐振华、李书相、金丽娟、韦老师

3. 高中

（1）高一（1979 年 9 月，辽宁省开原县高中）：高笑尘老师

（2）高二（1980 年 9 月，辽宁省开原县高中）：李连文老师

4. 大学

1981 年 9 月—1986 年 7 月，中国医科大学（医疗系）：胡淑华老师、张桂兰老师

5. 硕士

1986 年 9 月—1989 年 7 月，山西医学院（传染病学）：解中坚老师、李春华老师

6. 博士

1995 年 9 月—1998 年 7 月，北京医科大学（泌尿外科）：郭应禄老师

7. 博士后

2002 年 6 月—2004 年 7 月，南京大学，南京军区南京总医院博士后工作站：黄宇烽老师

8. 培训经历

（1）专业培训：1987 年 9 月—1987 年 10 月，天津医科大学（寄生虫学教研室培训中心）：杨树森老师、杨秀珍老师

（2）英语专科培训：1990 年 3 月—1990 年 9 月，北京第二外国语学院（培训中心）：孙玲玲老师

二、出版学术专著（以出版年代为排序）

1. 主编 / 主译学术专著

（1）《前列腺炎》，第二主编，49 万字，人民军医出版社，2002 年 10 月

（2）《男性不育症》，第二主编，70 万字，人民军医出版社，2003 年 4 月

（3）《男科病诊治学》，第三主编，100 万字，羊城晚报出版社，2004 年 1 月

（4）《男性更年期综合征》，第二主编，81.9 万字，中国医药科技出版社，2005 年 5 月

（5）《前列腺炎（2 版）》，第二主编，62.8 万字，人民军医出版社，2007 年

（6）《检验与临床诊断：男科疾病分册》，第二主编，42 万，人民军医出版社，2007 年

（7）《实用男科学（1 版）》，第二主编，108 万，科学出版社，2009 年

（8）《精液脱落细胞学与睾丸组织病理学》，第二主编，40 万字，北京大学出版社，2011 年

（9）《男科学（德国原著第 3 版）》，主译，150 万字，北京医科大学出版社，2013 年 4 月

(10)《早泄》，主译，45 万字，北京医科大学出版社，2014 年 6 月

(11)《实用男科学（2 版）》，第一主编，136 万，科学出版社，2015 年

(12)《男性不育：对生活方式和环境因素的全面指导》，主译，39.5 万字，北京医科大学出版社，2015 年 5 月

(13)《男科疾病诊疗规范》，22 万字，中国医药科技出版社，2016 年 1 月

(14)《精液脱落细胞学与睾丸组织病理学（2 版）》，第三主编，77.5 万字，北京大学出版社，2017 年 5 月

(15)《男性更年期综合征》，35 万字，人民卫生出版社，2019 年 4 月

2. 副主编学术专著

(1)《泌尿外科临床新进展》，中华医学电子音像出版社，2005 年 11 月（郭应禄主编）

(2)《男科手术学》70 万字，北京科学技术出版社，2006 年（刘继红主编）

(3)《性医学》，67 万字，广东教育出版社，2008 年（张滨主编）

(4)《性医学》69.4 万字，广东高等教育出版社，2015 年（张滨、陈俊、陈斌主编）

(5)《精子能量学：代谢与治疗》，24 万字，人民卫生出版社，2017 年 5 月（商学军主编）

(6)《高龄男性生育》，44.5 万字，科学出版社，2019 年（许蓬、朱伟杰主编）

三、发表文章（以发表年度时间为排序）

1. 李宏军. 器官发生期大鼠全胚胎的体外培养. 癌变畸变突变，1990，2（4）：80-84.

2. 李宏军，解中坚. 弓形虫滋养体的组织培养. 国外医学寄生虫分册，1990，3：106-109.

3. 李宏军. 孕妇弓形体感染与优生. 实用优生杂志，1990，6（3）：18-21.

4. 解中坚，李宏军，李春华，等. 弓形体对三种培养细胞感染的实验研究. 中国人兽共患病杂志，1990，6（6）：39-41.（硕士论文）

5. 李宏军. 弓形虫的侵入促进因子. 国外医学寄生虫分册，1994，21（2）：56-58.

6. 李宏军，等. 弓形体感染与原发性自然流产的关系. 中国实用妇科与产科杂志，1994，10（增刊）：127-128.

7. 李宏军，李宏祥. 精索静脉曲张与生殖道溶脲脲原体感染相互关系的研究. 男性学杂志，1994，8（2）：102-104.

8. 李宏军. 精子体外处理技术. 男性学杂志，1994，8（3）：188-190.

9. 李宏军，王彦，李宏祥，等. 生殖道解脲支原体感染与抗精子抗体相互关系的研究，生殖与避孕，1994，14（3）：234-236.

10. 李宏军，王彦，张茹，等. 弓形虫感染与异常妊娠结局. 中国人兽共患病杂志，1995，11（4）：61-63.

11. 李宏军，郭应禄. 己酮可可碱在精子体外处理中的应用. 中华泌尿外科杂志，1996，17（12）：765-767.

12. Li HJ, Guo Y, Wang Y, et al. Genital Ureaplasma urealyticum infection in varicocele-related infertility. Chin Med J（Engl）, 1997, 110（11）: 865-868.

13. 李宏军, 孙晓玲. 男性不育症的抗精子抗体对异常妊娠结局的影响. 北京医科大学学报, 1997, 29（1）: 90-90.

14. 李宏军, 郭应禄. 尿路复发性钙结石的预防方法. 中华泌尿外科杂志, 1997, 18（2）: 761-764.

15. 李宏军, 郭应禄, 郝丽, 等. 生殖道支原体感染与精索静脉曲张相关的男性不育. 临床泌尿外科杂志, 1997, 12: 131-134.

16. 李宏军, 孙晓玲, 王彦, 等. 弓形虫和巨细胞病毒感染与异常妊娠结局. 生殖医学杂志, 1997, 6（2）: 119-120.

17. 李宏军, 等. 精浆及血清抗精子抗体在男性不育症中的作用. 生殖与避孕, 1997, 17（5）: 308-310.

18. 李宏军, 等. 经耻骨后前列腺内注射治疗慢性前列腺炎. 男科医学杂志, 1998, 2（4）: 27.

19. 李宏军, 俞莉章, 郭应禄. Fas 系统在肿瘤研究中的应用. 中华外科杂志, 1997, 35（1）: 59-62.

20. 李宏军, 张志文, 郭应禄. 男性年龄的增长与生殖功能的改变. 中华泌尿外科杂志, 1998, 19（7）: 441-443.

21. 李宏军, 俞莉章, 杨宝龙, 等. 凋亡相关基因产物 Fas 及 Bcl-2 蛋白在肾癌组织中的表达及意义. 中华外科杂志, 1998, 36（7）: 409-411.

22. 李宏军，俞莉章，郭应禄，等. Fas/APO-1 在泌尿系肿瘤细胞中的表达. 中华泌尿外科杂志，1998，19（5）：303-305.

23. Li HJ, Yu L, Guo Y, et al. Detection of Fas/APO-1 in six human urinary malignant cell lines with flow cytometry. Chin Med J, 1998, 111（5）：408-411.

24. 杨宝龙，顾方六，李宏军，等. 肾癌组织中细胞凋亡及相关基因 bcl-2 和 bax 表达的研究. 中华外科杂志，1998，36（6）：373.（本文在 1999 年获得全军科技进步二等奖）

25. 李宏军，俞莉章，庄立岩，等. 不同时相的肾癌细胞系 GRC-1 细胞 Fas 的表达. 中华医学杂志，1999，79（5）：358-359.

26. 李宏军，郭应禄. 印迹基因及其对胚胎发育的调控. 生物化学与生物物理进展，1999，26（1）：19-22.

27. 李宏军，俞莉章，梁云燕. 细胞周期对 Fas/APO-1 在前列腺癌细胞系 PC-3M 中表达的影响. 中华泌尿外科杂志，1999，20（4）：237-239.

28. 李宏军，余志贤，李鸿伟. Fas mRNA 在泌尿系肿瘤组织中的表达. 中华泌尿外科杂志，1999，20（8）：453-455.

29. 李宏军，俞莉章，郭应禄. Fas 在正常睾丸组织及精原细胞瘤中的表达. 中华泌尿外科杂志，1999，20（10）：621.

30. 李宏军，俞莉章，郭应禄，等. Fas 表达水平与抗 Fas 治疗生物学效应的关系. 中华泌尿外科杂志，1999，20（12）：709-711.

31. Li H, Yu L, Guo Y, et al. Expression of Fas in renal cell

carcinoma GRC-1 cell line during cell cycle. Chin Med J, 1999, 112 (11)：1008-1012.

32. 李宏军, 郭应禄 . Fas/FasL 系统与睾丸 . 生殖与避孕, 2000, 20 (1)：7-11.

33. 李宏军, 俞莉章, 郭应禄, 等 . Fas 配体在泌尿生殖肿瘤细胞系及肾癌组织中的表达 . 中华外科杂志, 2000, (3)：201-203.

34. 李宏军, 俞莉章, 郭应禄, 等 . Fas 在正常睾丸组织及精原细胞瘤中的表达 . 中华男科学, 2001, 7 (3)：150-153.

35. 李宏军, 卢春华, 庄立岩, 等 . Fas 配体 mRNA 在睾丸和精原细胞瘤组织中的表达 . 中国男科学杂志, 2001, 15 (4)：221-224.

36. 李宏军 . 老年男性雄激素部分缺乏 . 中华老年医学杂志, 2001, 20 (6)：462-464.

37. 李宏军 . 人类精子发生中的基因异常 . 中国社区医学, 2001, 7 (1)：28-29.

38. 李宏军, 邢念增, 俞莉章, 等 . Fas 抗体对小鼠膀胱癌的体内免疫治疗作用 . 临床泌尿外科杂志, 2002, 17 (4)：176-178.

39. 李宏军 . 血管性勃起功能障碍的研究进展 . 中华男科学, 2002, 8 (6)：438-441.

40. 李宏军, 李志强 . 着床前遗传学诊断概况 . 生殖医学杂志, 2002, 11 (2)：124-127.

41. 李宏军, 王起恩, 俞莉章, 等 . Fas 抗体诱导的膀胱癌细胞凋亡 . 癌症, 2002, 21 (1)：45-49.

42. 郭应禄，李宏军.前列腺炎的预防.中华男科学，2002，8（3）：148-152.

43. 李宏军，俞莉章，郭应禄，等.Fas 在 6 种泌尿生殖系肿瘤细胞系中的表达.癌症，2002，21（5）：456-459.

44. 李宏军，刘军生，郭广，等.慢性前列腺炎与大便异常浅析.中华男科学，2002，8（5）：338-340.

45. 李宏军.宫腔内人工授精治疗男性不育症.中国男科学杂志，2002，16（5）：74-77.

46. 郭应禄，李宏军.男性生殖健康面临的挑战.中华男科学，2003，9（1）：1-7.

47. 李宏军.慢性前列腺炎的局部治疗.临床泌尿外科杂志，2003，18（1）：47-49.

48. 李宏军，周宝林，白丽莉，等.老年男性痴呆病人雄激素补充治疗初探.中华男科学，2003，9（3）：193-196.

49. 李宏军.男性不育症的治疗新进展.中国男科学杂志，2003，17（2）：76-79.

50. 崔英霞，李宏军，黄宇烽.男性不育的遗传学改变及可能对策.中华男科学，2003，9（6）：462-465.

51. 李宏军.肿瘤发生发展的分子机理（1）.生物学通报，2003，38（12）：22-23.

52. 李宏军.肿瘤发生发展的分子机理（2）.生物学通报，2004，39（1）：22-23.

53. 李宏军.肿瘤发生发展的分子机理（3）.生物学通报，2004，39（2）：17-18.

54. 李宏军. 肿瘤发生发展的分子机理（4）. 生物学通报，2004，39（3）：11.

55. 李宏军. 肿瘤发生发展的分子机理（5）. 生物学通报，2004，39（4）：15-16.

56. 李宏军. 肿瘤发生发展的分子机理（6）. 生物学通报，2004，39（5）：8-9.

57. 李宏军. 青春期精索静脉曲张的治疗进展. 临床泌尿外科杂志，2004，19（1）：53-55.

58. 李宏军，黄宇烽. 前列腺炎的流行病学研究进展. 中华泌尿外科杂志，2004，25（3）：213-215.

59. 李宏军. 不断提高慢性前列腺炎基础与临床研究的水平. 中华医学杂志，2004，84（5）：357-359.

60. 李宏军，许蓬，刘军生，等. 男性不育患者慢性前列腺炎的发病调查及其对生育的影响. 中华医学杂志，2004，84（5）：369-371.

61. 李宏军，商学军，黄宇烽. IL-10、IL-8 在慢性前列腺炎中的改变及意义. 中华男科学杂志，2004，10（7）：486-487.

62. 郭应禄，李宏军. 男性更年期综合征. 中华男科学杂志，2004，10（8）：563-566.

63. 李彤，李汉忠，李宏军. 己酮可可碱对精子活力的体外改善作用. 中国男科学杂志，2005，19（3）：34-35.

64. 李宏军，李汉忠，郭应禄. 应加强我国男性更年期综合征的研究. 中华医学杂志，2005，85（13）：870-872.

65. 李宏军，李汉忠，郭应禄．对男性更年期综合征的再认识．中华医学杂志，2005，85（26）：1801-1802.

66. Li HJ，Yao B，Liang W，et al. Localization and potential function of androgen receptor in rat salivary gland. Asian J Androl，2005，7（3）：295-301.

67. 李宏军．慢性前列腺炎对生育能力影响的研究概况．中华男科学杂志，2006，12（2）：99-103.

68. 李宏军．应加强生殖医学的基础研究．中华医学杂志，2006，86（20）：1369-1370.

69. 李宏军．慢性前列腺炎的治疗新策略．江苏中医药，2006，27（5）：7-8.

70. 李宏军．慢性前列腺炎的病因学、分类及病理．医学新知杂志，2006，16（2）：63-65.

71. 李宏军．男性更年期综合征的病因．中国男科学杂志，2006，21（6）：2-5.

72. 李宏军，李汉忠，商学军，等．α 受体阻滞剂治疗Ⅲ型前列腺炎的效果分析．中华泌尿外科杂志，2006，27（6）：424-427.

73. 李宏军．慢性前列腺炎的诊治心得．中国男科学杂志，2006，20（10）：65-67.

74. 李宏军、李汉忠、张学斌，等．男性更年期综合征的临床特点 -112 例临床报道．中国男科学杂志，2006，20（12）：39-42.

75. 刘谦，李汉忠，李宏军．RNAi 及其在前列腺癌研究中的应用．中国男科学杂志，2006，20（2）：66-69.

76. 李宏军，李汉忠. 前列腺癌患者雄激素撤除治疗后的不良事件及对策. 中华泌尿外科杂志，2007，28（6）：427-429.

77. 李宏军，李汉忠，蔡盛，等. 睾丸微石症 52 例报告. 中华泌尿外科杂志，2007，28（10）：707-709.

78. 于宁，李宏军，金伟，等. 弱精子症患者精子蛋白的初步研究. 生殖医学杂志，2007，16（6）：415-418.

79. 于宁，李汉忠，李宏军. 囊性纤维化病相关基因突变及其检测的研究进展. 中国男科学杂志，2007，21（4）：51-53.

80. Li Hongjun, Jin wei, Cai Sheng, et al. Efficacy of Aescuven forte on male infertility with varicocele. J Reprod Med，2008，17（S1）：49-52.

81. 李宏军，杨庆，蔡盛，等. 迈之灵片治疗男性不育伴精索静脉曲张的疗效观察. 中华泌尿外科杂志，2008，29（2）：127-130.

82. 李宏军. 男性高催乳素血症与不育及性功能障碍. 中华妇产科杂志，2008，43（4）：313-315.

83. 李宏军. 男性更年期综合征的研究现状. 现代泌尿外科杂志，2008，13（3）：157-159.

84. 李宏军. 重视我国男性生殖医学基础性研究. 中华医学杂志，2008，88（24）：1657-1658.

85. 李宏军. 抗抑郁药物在男科疾病中的应用. 临床药物治疗杂志，2008，6（6）：21-25，37.

86. 张新宇，李宏军. 特发性男性不育的药物治疗. 中华男科学杂志，2008，14（10）：939-942.

87. 李宏军. 绝育男性选择输精管复通手术要考虑周全. 中国计划生育和妇产科，2009，1（3）：7-8.

88. 李宏军. 抑郁和抗抑郁药物与男性性功能障碍. 中华男科学杂志，2009，15（7）：579-583.

89. Shi BB, Li HZ, Chen C, et al. Differential diagnosis and laparoscopic treatment of adrenal pheochromocytoma and ganglioneuroma. Chin Med J（Engl），2009，122（15）：1790-1793.

90. Shi BB, Li HZ, Zhao L, et al. Paraneoplastic pemphigus caused by Castleman's disease masquerading as an adrenal neoplasm. J Clin Endocrinol Metab，2009，94（6）：1841-1842.

91. Liang CZ, Li HJ, Wang ZP, et al. The prevalence of prostatitis-like symptoms in China. J Urol，2009，182（2）：558-563.

92. Liang CZ, Li HJ, Wang ZP, et al. Treatment of chronic prostatitis in Chinese men. Asian J Androl，2009，11（2）：153-156.

93. 李宏军，严肃，张新宇，等. 米氮平治疗早泄106例临床观察. 中国男科学杂志，2009，23（11）：40-43.

94. 李宏军. 男性不育治疗策略. 中华泌尿外科杂志，2009，30（8）：574-575.

95. 李宏军，张志超，高冰，等. "2009创普健康男科论坛"纪要. 中华男科学杂志，2010，16（2）：187-188.

96. 李宏军，李汉忠. 严格掌握男性不育患者精索静脉曲张的手术适应证. 中华泌尿外科杂志，2010，31（4）：221-222.

97. 李宏军，张志超，高冰，等. 2009 年创普健康男科论坛简介. 中华医学杂志，2010，90（10）：719-720.

98. 李宏军. 早泄的流行病学与病因学. 医学新知杂志，2010，5：413-416.

99. Li HJ，Yu N，Zhang XY，et al. Spermatozoal protein profiles in male infertility with asthenozoospermia. Chin Med J（Engl），2010，123（20）：2879-2882..

100. Liang CZ，Hao ZY，Li HJ，et al. Prevalence of premature ejaculation and its correlation with chronic prostatitis in Chinese men. Urology，2010，76（4）：962-966.

101. 李宏军. 男性激素避孕方法研究进展. 国际生殖健康／计划生育杂志，2010，29（5）：340-342.

102. 宋焱鑫，李宏军. 非梗阻性无精子症病因分析. 中国全科医学，2010，13（27）：3094-3095.

103. 邱智，刘宝兴，李宏军，等. 北京地区老年男性性生活现状初步调查. 中华男科学杂志，2010，16（3）：223-226.

104. 李宏军，李汉忠. 应加强勃起功能障碍临床诊治的规范化. 中华泌尿外科杂志，2011，32（3）：157-159.

105. 黄宇烽、李宏军. 解读我国首个《早泄诊断治疗指南》. 中华男科学杂志，2011，17（11）：963-965.

106. Hao ZY，Li HJ，Wang ZP，et al. The prevalence of erectile dysfunction and its relation to chronic prostatitis in Chinese men. J Androl，2011，32（5）：496-501.

107. 李宏军. 男科学现状与展望. 协和医学杂志，2011，2（1）：89-92.

108. 李宏军. 第 57 届加拿大生育与男科学学会年会纪要. 中华男科学杂志，2011，17（11）：1050-1052.

109. 李宏军. 勃起功能障碍的诊治进展与共识. 中国性科学，2011，20（1）：4-6，22.

110. 李宏军，谷翊群. 男性迟发性性腺功能减退症的发病机制与流行病学. 国际生殖健康/计划生育杂志，2011，30（1）：10-13.

111. 白刚，李宏军. 雄激素在男性不育症治疗中的应用现状. 生殖医学杂志，2012，21（2）：194-197.

112. 李宏军. 男性不育治疗新策略. 中华临床医师杂志，2012，6（13）：3-5.

113. 白刚，李宏军. 男性不育伴精索静脉曲张的诊治进展. 生殖与避孕，2012，32（6）：398-401.

114. Li H, Wen Q, Li H, et al. Mutations in the cystic fibrosis transmembrane conductance regulator （CFTR） in Chinese patients with congenital bilateral absence of vas deferens. J Cyst Fibros, 2012, 11（4）：316-323.

115. 李宏军. 加强对男性不育的认识及诊治规范化. 中华泌尿外科杂志，2013，34（6）：406-409.

116. 李宏军. 复发性流产的男性因素及治疗. 中国实用妇科与产科杂志，2013，29（2）：118-122.

117. 白刚，李宏军 . 睾酮补充治疗的多器官系统效应及时效性 . 中华男科学杂志，2013，19（8）：748-752.

118. 李宏军，张志超，高瞻，等 . 联合迈之灵治疗慢性前列腺炎伴精索静脉曲张随机平行对照的多中心研究 . 中华泌尿外科杂志，2013，34（6）：435-439.

119. 张新宇，白刚，李宏军，等 . 一侧睾丸扭转患者远期生育结局的回顾性研究 . 生殖医学杂志，2013，22（6）：400-403.

120. 李宏军 . 盐酸舍曲林在男科疾病中的应用 . 中国男科学杂志，2013，27（7）：66-69.

121. 白刚，李宏军 . 胰激肽原酶在男科疾病中的应用 . 生殖医学杂志，2014，23（2）：165-168.

122. 李宏军 . 北京医师协会男科专家委员会成立 . 中华男科学杂志，2014，20（1）：95.

123. Li HJ. More attention should be paid to the treatment of male infertility with drugs-testosterone：to use it or not? Asian J Androl，2014，16（2）：270-273.

124. 李宏军 . 女性性功能障碍的治疗进展 . 中华男科学杂志，2014，20（3）：195-200.

125. 李宏军 . 女性性功能障碍的流行病学研究现状 . 中国计划生育学杂志，2014，22（5）：352-355.

126. 李宏军 . 女性性功能障碍的常见病因 . 生殖医学杂志，2014，23（8）：609-613.

127. 李宏军. 人类精子发生中的遗传异常. 发育生物学电子杂志，2014，2（3）：173-177.

128. 李宏军. 应关注男性不育的药物治疗：睾酮，用还是不用. 中国性科学，2014，23（8）：106-110.

129. 李宏军. 迟发性性腺功能减退症的药物治疗. 中华泌尿外科杂志，2014，35（11）：870-872.

130. 李洪涛，李宏军. 医患沟通及其管理. 中国医药科学，2014，4（11）：145-148.

131. Jiang N，Xi G，Li H，et al. Postorgasmic Illness Syndrome（POIS）in a Chinese Man：No Proof for IgE-Mediated Allergy to Semen. J Sex Med，2015，12（3）：840-845.

132. Bai WJ，Li HJ，Dai YT，et al. An open-label，multicenter，randomized，crossover study comparing sildenafil citrate and tadalafil for treating erectile dysfunction in Chinese men naïve to phosphodiesterase 5 inhibitor therapy. Asian J Androl，2015，17（1）：61-67.

133. 王海，严肃，李宏军. 精索静脉曲张手术疑似失败一例报告及再手术指证探讨. 生殖医学杂志，2015，24（2）：134-137.

134. Kang DY，Li HJ. The effect of testosterone replacement therapy on prostate-specific antigen（PSA）levels in men being treated for hypogonadism：a systematic review and meta-analysis. Medicine（Baltimore），2015，94（3）：e410.

135. 李宏军. 芳香化酶抑制剂在男性不育治疗中的应用. 生殖医学杂志，2015，24（7）：597-600.

136. 李宏军, 曹兴午. 精液检测中临床医生和与检验技师的互动. 中华男科学杂志, 2015, 21 (5)：387-390.

137. Li HJ, Kang DY. Prevalence of sexual dysfunction in men with chronic prostatitis/chronic pelvic pain syndrome：a meta-analysis. World J Urol, 2016, 34：1009-17.

138. Li H, Gao T, Wang R. The role of the sexual partner in managing erectile dysfunction. Nat Rev Urol, 2016, 13：168-77.

139. Li H, Bai G, Zhang X, et al. Effects of two different dosages of sildenafil on patients with erectile dysfunction. Am J Mens Health, 2017, 11 (3)：525-530.

140. Bai WJ, Li HJ, Jin JJ, et al. A randomized clinical trial investigating treatment choice in Chinese men receiving sildenafil citrate and tadalafil for treating erectile dysfunction. Asian J Androl, 2017, 19 (4)：500-504.

141. Li HJ, Bai WJ, Dai YT, et al. An analysis of treatment preferences and sexual quality of life outcomes in female partners of Chinese men with erectile dysfunction. Asian J Androl, 2016, 18 (5)：773-779.

142. 杨彬, 祁玉霞, 李宏军, 等. 男性不育患者中勃起功能状况的初步研究. 生殖医学杂志, 2016, 25 (9)：799-804.

143. 王海, 李宏军. 特发性低促性腺激素性性腺功能减退症的药物治疗. 生殖医学杂志, 2016, 25 (11)：1035-1039.

144. 杨彬、李宏军. 先天性双侧输精管缺如的十大临床特点. 中国男科学杂志, 2016, 30 (1)：67-69.

145. 杨彬，王浦，李宏军，等. 腹腔镜下精索内脉管系统的解剖结构特点研究. 中华男科学杂志，2016，22（5）：406-410.

146. Li H，Bai G，Zhang X，et al. Effects of Two Different Dosages of Sildenafil on Patients With Erectile Dysfunction. Am J Mens Health，2017，11（3）：525-530.

147. Yang B，Zhang J，Qi Y，et al. Assessment on Occurrences of Depression and Anxiety and Associated Risk Factors in the Infertile Chinese Men. Am J Mens Health，2017，11（3）：767-774.

148. 王海，杨彬，李宏军. 男性特发性低促性腺激素性性腺功能减退症 2 例报告暨文献复习. 中国性科学，2017，26（3）：5-7.

149. 王海，祁玉霞，薛健，等. 男性继发不育患者临床特点分析. 中华生殖与避孕杂志，2017，37（4）：300-303.

150. 李宏军. 辅助生殖技术前应重视男性不育患者的常规处理. 中华生殖与避孕杂志，2017，37（4）：343-346.

151. 李宏军. 进一步关注男性更年期综合征的诊治与研究. 中华全科医师杂志，2017，16（6）：417-420.

152. 李宏军. 男性更年期综合征的治疗与预防. 中华全科医师杂志，2017，16（6）：427-430.

153. 李宏军. 雄激素与男性生命质量及心理健康. 中华全科医师杂志，2017，16（8）：585-588.

154. 李宏军. 勃起功能障碍治疗理念的深化. 中华男科学杂志，2017，23（4）：291-295.

155. Zhang X，Yang B，Li N，et al. Prevalence and Risk Factors for Erectile Dysfunction in Chinese Adult Males. J Sex Med，2017，14（10）：1201-1208.

156. Yang B，Wang J，Zhang W，et al. Pathogenic role of ADGRG2 in CBAVD patients replicated in Chinese population. Andrology，2017，5（5）：954-957.

157. Yang B，Xu P，Shi Y，et al. Erectile Dysfunction and Associated Risk Factors in Chinese Males of Infertile Couples. J Sex Med，2018，15（5）：671-677.

158. Cai Z，Chen W，Zhang J，et al. Androgen receptor：what we know and what we expect in castration-resistant prostate cancer. Int Urol Nephrol，2018，50（10）：1753-1764.

159. Zhang J，Li X，Yang B，et al. Alpha-blockers with or without phosphodiesterase type 5 inhibitor for treatment of lower urinary tract symptoms secondary to benign prostatic hyperplasia：a systematic review and meta-analysis. World J Urol. World J Urol，2019，37（1）：143-153.

160. Deng C，Zhang Z，Li H，et al. Analysis of cardiovascular risk factors associated with serum testosterone levels according to the US 2011-2012 National Health and Nutrition Examination Survey. Aging Male，2019，22（2）：121-128.

161. Zhang J，Yang B，Xiao W，et al. Effects of testosterone supplement treatment in hypogonadal adult males with T2DM：a meta-analysis and systematic review. World J Urol，2018，36（8）：1315-1326.

中国医学临床百家

162. 李宏军. 男性不育伴精索静脉曲张的治疗策略. 中华男科学杂志, 2018, 24（3）: 195-198.

163. Bai G, Yang B, Tong W, et al. Hypobaric hypoxia causes impairment of spermatogenesis in developing rats at pre-puberty. Andrologia, 2018, doi: 10. 1111/and. 13000.

164. 王海, 李宏军. 芳香化酶抑制剂及其在男科领域的应用. 中国男科学杂志, 2018, 32（2）: 63-66.

165. 张建中, 李宏军. 早泄治疗的新进展. 中华男科学杂志, 2018, 24（10）: 933-936.

166. Yang B, Wang X, Zhang W, et al. Compound heterozygous mutations in CFTR causing CBAVD in Chinese pedigrees. Mol Genet Genomic Med, 2018, 6（6）: 1097-1103.

167. 郭廷超, 韩士广, 孟令波, 等. 误诊为隐睾的低促性腺激素性性腺功能减退一例分析及文献复习. 生殖医学杂志, 2018, 27（11）: 1070-1073.

168. 李宏军. 中老年男性性腺功能减退的诊断和治疗. 医学新知杂志, 2018, 28（6）: 581-583, 587.

169. Cai Z, Zhang J, Li H. Selenium, aging and aging-related diseases. Aging Clin Exp Res, 2018, doi: 10. 1007/s40520-018-1086-7.

170. Zhang J, Li X, Cai Z, et al. Association between testosterone with type 2 diabetes in adult males, a meta-analysis and trial sequential analysis. Aging Male, 2019, 16: 1-12.

171. Zhang J, Xiao Y, Li H. Sleep-related painful erection in a patient with obstructive sleep apnea syndrome. Int J Impot Res, 2019, 31 (2) : 150-151.

172. Zhang J, Yang B, Cai Z, et al. The Negative Impact of Higher Body Mass Index on Sperm Quality and Erectile Function: A Cross-Sectional Study Among Chinese Males of Infertile Couples. Am J Mens Health, 2019, doi: 10. 1177/1557988318822572.

173. Jin BF, Yang WT, Sun DL, et al. Current Situation and Reconsideration on the Study of Integrated Chinese and Western Medicine Andrology. Chin J Integr Med, 2019, doi: 10. 1007/s11655-018-3022-2.

174. Cai Z, Zhang J, Li H. Two Birds with One Stone: Regular Use of PDE5 Inhibitors for Treating Male Patients with Erectile Dysfunction and Cardiovascular Diseases. Cardiovasc Drugs Ther, 2019, 33 (1) : 119-128.

175. Li H, Zhang X, Wang H, et al. A Chinese Cross-Sectional Study on Symptoms in Aging Males: Prevalence and Associated Factors. Am J Mens Health, 2019, 13 (2) : 1557988319838113.

176. Zhang J, Cai Z, Yang B, et al. Association between outdoor air pollution and semen quality: Protocol for an updated systematic review and meta-analysis. Medicine (Baltimore) , 2019, 98 (20) : e15730.